ジョン・ロンソン

古川奈々子・訳

サイコパスを探せ!

「狂気」をめぐる冒険

JON RONSON

THE PSYCHOPATH TEST

朝日出版社

THE PSYCHOPATH TEST
by Jon Ronson

目 次

The Missing Part of the Puzzle Revealed

1 パズルの欠けたピースが見つかった

これは狂気に関する話である。すべてはロンドン中心部のブルームズベリーにあるコスタ・コーヒーショップでの不思議な出会いから始まる。そのコーヒーショップはユニバーシティ・カレッジ・ロンドン神経学部のすぐ近くにあり、神経学者たちがよく行く店だ。そしていまも、神経学者がひとり。サウサンプトン・ロウ通りのほうに体を向けて、ちょっと人目を気にしながら私に手を振っている。彼女の名前はデボラ・タルミ。いかにも朝から晩まで研究室で過ごしている研究者という感じの女性で、カフェでジャーナリストと奇妙な待ち合わせをすることには慣れておらず、不可解なミステリーの渦中にいる自分に戸惑《とまど》っているように見えた。彼女には連れがいた。背の高い不精髭《ぶしょうひげ》の学者肌の青年だ。彼らは椅子に腰を下ろした。

「デボラです」

「ジョンです」

「ぼくはジェームズ」

「それで、持って来ましたか？」私は尋ねた。

デボラはうなずき、黙って包みをテーブルの上に滑らせた。私は包みを開けて、手の中でそれをひっくり返した。

「なかなかきれいですね」と私は言った。


今年7月、デボラは奇妙な小包を受け取った。それは彼女の分類棚に入っていた。消印はスウェーデンのイェーテボリ。パッド入りの封筒には「我戻りしとき、汝《なんじ》はさらに知るであろう！」と書かれていた。しかし、差出人の名前はなかった。

中身は本だった。たった42ページしかなく、しかもそのうちの21ページは白紙だったが、本のすべてが、紙も挿絵も活字も含めてすべてが、非常に高価なつくりに見えた。表紙の絵は、腕から切り離されたふたつの手が互いを描いている不気味な細密画だった。デボラは、この絵はM・C・エッシャーの「描く手」の複製だと気づいた。

著者は「ジョー・K［Joe K］」（カフカの小説に出てくるヨーゼフ・Kに由来するのか、あるいはジョーク［joke］のアナグラムか）となっており、タイトルは『存在か無』。１９４３年のサルトルの著作『存在と無』を意識しているのだろう。出版と著作権の詳細、ＩＳＢＮ番号などが掲載されているはずのページは、慎重にはさみで切り取られていたので、手がかりはまったくなかった。そして、「警告！　本書を読む前にホフスタッター教授への手紙を調べること。幸運を祈る！」

と書かれたステッカーが貼ってある。

デボラは本のページをぱらぱらとめくってみた。それは明らかになんらかの暗号パズルだった。意味不明の韻文、そしてある単語だけが切り抜かれたページなどからして、さあ解いてみよと挑《いど》みかけているのだ。そういえば同僚のひとりがスウェーデンを旅行中だった。ミステリアスな小包を送りつけてくるようなタイプではなかったが、彼が送り主と考えるのが最も理にかなっていた。

しかし、帰国したその同僚に尋ねてみると、まったく心当たりがないという。

デボラは好奇心をそそられ、インターネットで調べてみた。すると、小包を受け取ったのは自分だけではないことがわかったのだった。


「受取人はみんな神経学者だったんですか?」私は彼女に尋ねた。

「いいえ。神経学者が多かったけど、チベットの宇宙物理学者もいたし、もうひとりはイランの宗教学者だったの」

「とりあえず、みんな学者ではあったんだよ」とジェームズが言った。

どの人のところにも、デボラとまったく同じやり方で小包は送られてきた。イェーテボリからのパッド入りの封筒。そしてどれにも、「我戻りしとき、汝はさらに知るであろう!」と書かれていた。彼らはブログと掲示板で連絡を取り合い、暗号を解こうとしていた。

受取人のひとりは、この本はたぶん、キリスト教的寓話《ぐうわ》として読むべきなんだと言った。「あの謎めいた〈我戻りしとき、汝はさらに知るであろう!〉という言葉を見てもわかるだろう(明らかにキリストの復活を意識している)。著者(あるいは著者たち)はどうやら無神論者サルトルの著作『存在と無』(『存在か無』ではない)に反論したがっているようだ」

知覚心理学者のサラ・アルレッドも同じ意見だった。「これは結局のところ、ある種の宗教団体による口コミ商法か広告戦略のたぐいじゃないかしら。それにひっかかった学者やインテリや科学者や哲学者は、赤っ恥をかかされるってわけ」

別の意見もあった。「この金をかけたやり方から見て、口コミ商法説は除外だな。慎重に選択されたターゲットがこのミステリアスな本についてオンラインで取り上げることを見越したキャンペーンだというなら話は別だが」

興味深いのは、受取人の大部分が、答えは自分自身にあると信じていたことだった。彼らは選ばれて、小包を送りつけられたのだ。明らかになんらかのパターンがあるはずだった。だが、いったいどんなパターンなのか? 全員が何年か前に同じ会議に出席していた? もしかすると、ある秘密のビジネスによるヘッドハンティングなのかもしれない。

「たとえば、暗号を最初に解いた人が重要な職に就けるとか?」と、あるオーストラリア人の受取人は書いてきた。

イェーテボリに関連がある聡明な人物あるいは組織が、彼らのような賢い学者たちにさえ解読できないような複雑なパズルを考案したことだけは確かだと思われた。暗号が不完全なために、解読できなかったのかもしれない。たぶん、欠けたピースがあるのだ。「ランプにかざすとか、ヨードの蒸気にさらすとかしてみたらどうだろう。別の種類のインクで秘密の言葉が書き込まれているかもしれない」と誰かが提案した。

しかし、秘密の文字は現れなかった。

お手上げだった。もしもこれが学者たちでも解けないパズルなら、たぶん、もっと野蛮な輩《やから》、たとえば私立探偵やジャーナリストみたいな連中に託せばいいのではないか。そこでデボラは人に聞いて回った。このミステリーに好奇心をそそられ、しかもしぶとく食い下がる記者はいないかと。

彼らは何人か候補者をあたった。

そのとき、デボラの友人のジェームズが、「ジョン・ロンソンはどうかな？」と言い出したのだった。

コスタ・コーヒーでお会いしませんか、というデボラからの誘いのメールを受け取った日、私はかなり深刻な不安発作の真っ最中だった。しばらく前から、デイヴ・マッケイという人物のインタビューを続けていた。彼はオーストラリアにある「ジーザス・クリスチャンズ」と呼ばれる小さい宗教団体のカリスマ的リーダーで、このところ団体のメンバーたちに、自分の腎臓の片方を見知らぬ人に提供することを提案していた。デイヴと私は最初のうち、かなりうまくやっていた。彼にはエキセントリックな魅力があり、おかげで、かなりいかれた面白い発言など、本を書くときに役立ちそうな材料を集めることができていた。しかし、この提案を聞いた私が、「もしかするとメンバーのなかには、あなたを中心とする集団の圧力のせいで、いやいやながら片方の腎臓を差し出さざるをえなくなっている気の弱い人もいるのではありませんか」と言ったため、彼をひどく怒らせてしまった。彼は私を懲《こ》らしめるために、近々予定されている腎臓の提供を中止するとメッセージを送ってきた。臓器受容者《レシピエント》は死ぬだろう。そしてそのレシピエントの死によって、きみは良心の呵責《かしゃく》に苦しみ続けることになる。

私は、レシピエントのことを思ってショックを受ける一方、デイヴがそんな常軌を逸したメッセージを送ってきたおかげで自分の本はますます面白くなる、と内心喜んでもいた。私はある記者に、デイヴという男はかなりサイコパスの気があるぞと話した（当時、サイコパスに関しては何も知らなかったのだが、サイコパスと呼ばれている人たちはそういうことをするんじゃないかと思ったのだ）。その記者はぼくの言葉をそのまま記事にした。数日後、デイヴからメールが来た。「私をサイコパスだと決めつけることは中傷にあたると私は考えている。弁護士に意見を求めたところ、貴殿を訴える十分な論拠があるとの助言をもらった。貴殿の私に対する悪意によって、私の名誉が傷つけられることを許すわけにはいかない」

デボラのメールが受信トレイに届いたとき、私がひどくパニクッていたのはこのせいだったのだ。

「何を考えていたかって？」私は妻のエレインに言った。「自分がインタビューされるのをただ楽しんでいただけさ。しゃべるのが面白かったんだ。だがいまとなっちゃ、すべてがめちゃくちゃだ。デイヴ・マッケイに訴えられるだろう」

「どうしたの？」息子のジョエルが部屋に入ってきた。「なんでみんな叫んでいるの？」

「パパはね、愚かな過《あやま》ちを犯したんだ。ある人をサイコパスと呼んだ。そしたらその人はいま、パパに怒り狂っている」

「その人、ぼくたちに何かするの？」

しばし沈黙。

「何もしないよ」

「でも、その人がぼくたちに何もしないなら、なぜパパは心配しているの？」

「彼を怒らせてしまったことが、心配なだけさ。人を憤慨《ふんがい》させたり、怒らせたりするのって、いやなものだろう。だから困ってるんだよ」

「嘘だ」ジョエルは目を細めた。「パパは人を憤慨させたり、怒らせたりしたって平気じゃないか。隠していることがあるでしょ」

「隠していることなんてないよ」

「ぼくたちを襲ってくるの？」

「違う！　違う！　そんなことは絶対に起こらない！」

「ぼくたち、危険なの？」

「襲われたりはしないって」私は声を張り上げた。「ただ、訴えられるだけだ。お金が目当てなんだよ」

「うわっ、やばっ」とジョエルは言った。

私は、サイコパスと呼んでまことに申し訳なかったとデイヴに謝罪のメールを送った。

彼からすぐに返信が来た。「ありがとう、ジョン。きみに対する敬意はかなり持ち直した。万が一再会することがあるなら、私たちは友人に少しばかり近い間柄と呼んでも差し支えない関係になれるかもしれない」

「ということは、心配事はなくなったということだな」私は心の中で思った。

未読メールをチェックすると、デボラ・タルミからのメールがあった。彼女は自分と世界のあちこちにいる多くの学者が、ミステリアスな小包を受け取っていると書いてきた。私の本を読んだ友人から、このジャーナリストなら、きっと奇妙な推理小説っぽい状況を楽しむタイプだろうと聞いたのだそうだ。メールはこう結ばれていた。「この話全体から受ける気味の悪さと、この話がどれだけ人の心を引きつけているかを、あなたにお伝えできたなら幸いです。冒険小説かバーチャル・リアリティ・ゲームのなかで、私たち全員が駒《こま》にされているような気がします。犯人があの本を研究者たちに送りつけたせいで、私のなかの研究者の血が騒ぎだしました。でも、答えをまだ見つけられずにいます。あなたが引き受けてくださることを心から願っています」

コスタ・コーヒーで、彼女はぼくが手に取ってひっくり返したりしている本にさっと視線を走らせた。

「要するに」彼女は言った。「誰かがすごく謎めいたやり方で、特定の学者たちの注意を引こうとしているの。で、私はその理由が知りたい。個人がやっているにしては手が込みすぎてると思う。この本は何かを私たちに伝えようとしてるんだわ。でも、私にはそれがなんなのかわからない。誰が、そしてなぜ、あの本を私に送ってきたのかを知りたくてたまらないけど、私にはまったく調査能力がないの」

「ふーむ……」
私は黙り込んでじっくりと本を調べた。コーヒーを少し飲む。
「やってみましょう」と私は言った。

私はデボラとジェームズに、調査のとっかかりとして、彼らの仕事場を見学させてもらえないだろうかと頼んだ。デボラが最初に小包を発見した分類棚をぜひ見たいと言うと、彼らは「調査を開始する場所としてはへんてこりんだけど、偉大な探偵のやり方に口をはさむのはやめときましょう」という顔で、目くばせし合った。

いや、彼らの目つきは実際にはそんなことを語っていたわけではなかったかもしれない。じつはこう言っていたのかもしれない。「私たちのオフィスを見学しても、実質的に調査に役に立つとはとうてい思えないし、そもそもそんなことをしたいと言いだすこと自体がちょっとヘン。ダメなジャーナリストを選んだんじゃないといいけれど。彼が変人のたぐいでないことを、なんらかの個人的な目的で私たちのビルの中を見たがっているんじゃないことを祈りましょう」

もしも彼らの目つきがそう語っていたのなら、それは当たっていた。私は個人的な目的のために、彼らのビルの中を見たかったのだ。

ジェームズが所属するユニバーシティ・カレッジ・ロンドン心理学部は、ラッセル・スクエアからちょっと入ったところにある、いかにも地味なコンクリートの建物だった。廊下の壁には1960年代から1970年代にかけて撮影された、恐ろしげな機械に縛りつけられ頭から何本もワイヤーをぶらさげている子どもたちの色あせた写真がかかっていた。子どもたちはまるでビーチにでもいるかのように、興奮気味の顔でわけもわからずカメラに向かって微笑んでいた。

この公共スペースの味気なさを、廊下をしゃれた黄色に塗ることでなんとか改善しようと試みたことが一度あったようだ。なぜかというと——あとでわかったのだが——脳の検査のために赤ん坊がここに連れてこられるからだった。誰かが黄色なら赤ちゃんの心を鎮《しず》める効果があるかもしれないと考えたのだ。いや、そんなことをしたって、焼け石に水だろう。なにしろ、この建物の耐えがたい醜《みにく》さは半端じゃない。死体に赤い鼻をつけて、ドナルド「マクドナルドのマスコット」と呼ぶようなものだ。

私は歩きながらいろいろな研究室をちらちらとのぞき込んだ。どの神経学者も心理学者も、机に覆《おお》いかぶさるようにして一心不乱に何か脳に関係のあることをやっていた。ひとつの研究室では、ウェールズに住むある男性が研究のテーマとなっていた。その男性は自分の飼っているすべての羊を個々に識別できたが、人間の顔となると、自分の妻や、鏡に映る自分の顔さえ判別できなかった。こういう症状を、相貌失認《そうぼうしつにん》、あるいは失顔症という。この疾患の患者はどうやら、仕事仲間や隣人、あるいは自分の配偶者と街角ですれちがっても、笑みを返しもせず知らん顔で通りすぎるなど、悪気はないのに無礼な態度をいつも取ってしまうらしい。それは病気のせいで、傲慢だからではないとわかっていても、人はつい腹を立ててしまう。そして悪感情というのは広まりやすいものなのだ。

別の研究室ではひとりの神経科学者が、１９９６年7月に起

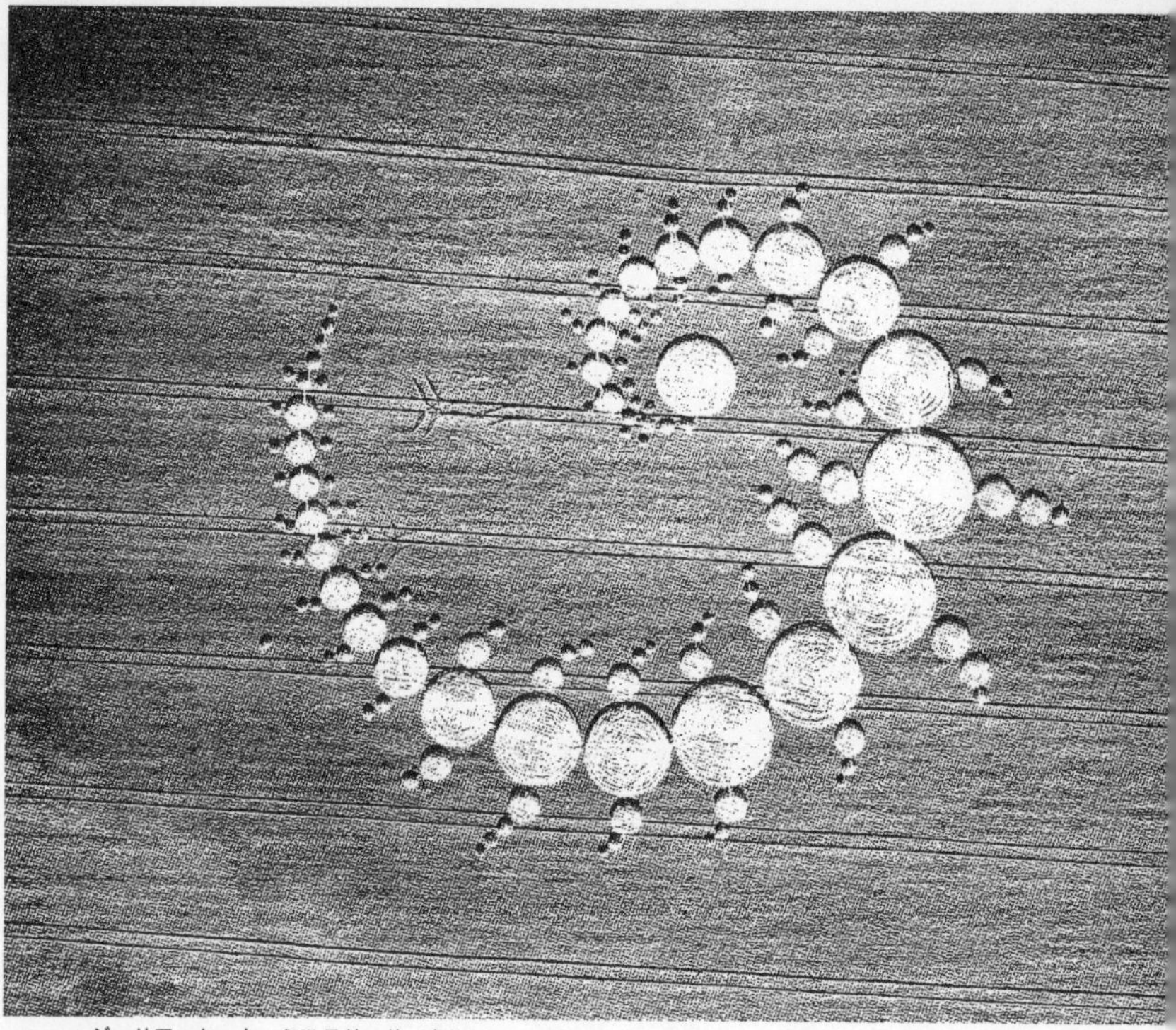

ジュリア・セット・ミステリーサークル

こった事件について研究していた。かつて英国空軍のパイロットだったある医師が、真昼間に、畑の上空を飛行機で通過した。その15分後、帰りにまたその畑の上空を飛んでいると、いきなり広大なミステリーサークルが目に飛び込んできた。それはこつ然と姿を現したように思えた。範囲は10エーカーにおよぶ、151個の円からなる図形だった。フラクタル図形のジュリア集合《セット》にちなんで、「ジュリア・セット」と名づけられたこのサークルは、ミステリーサークル史上で最も有名なものになった。Tシャツの柄やポスターにもなった。学会も開かれた。ジュリア・セットが発見された当時、ミステリーサークル熱はすっかり冷めていた。こうした図形は地球外生命体によってつくられたのではなく、真夜中にコンセプチュアルアーティストたちが、木の板やひもなどを使って描いたものだということがだんだんわかってきたからだ。しかし、ジュリア・セットはパイロットが往復に要したたった15分のあいだにどこからともなく現れたのだった。

この神経科学者は、パイロットの脳がなぜ往《い》きにはこのサークルを認識しなかったのかを解明しようとしていた。サークルはずっとそこにあった。前日の晩、チーム・サタンと称するコンセプチュアルアーティスト集団が木の板とひもを使ってつくったものだったからだ。

3番目の研究室には女性研究者がいた。本棚には『リトル・ミス・ブレイニー』というタイトルの絵本があり、朗《ほが》らかで快活で美しい女性だった。

「あの人は誰ですか?」とジェームズに尋ねると、

「エシー・ヴァイディング」と彼は答えた。

「なんの研究をしているんです?」

「サイコパス」

私はエシーをじっと見つめた。すると彼女もこちらに気づいて、微笑《ほほえ》みながら手を振ってくれた。

「そいつはさぞ危険でしょうね」

「前に聞いた話によると」とジェームズは言った。「あるとき彼女はサイコパスにインタビューしていた。おびえた表情をした顔の写真を見せて、この人の感情を説明してくださいと彼に言った。すると彼は、感情ってのがどんなものかは知らないが、これは人を殺しているときに相手が死ぬ直前に浮かべる表情だと答えたそうだ」

私はそのまま歩き続けた。それからふと立ち止まり、エシー・ヴァイディングのほうを振り返った。私はその瞬間まで、サイコパスについてじっくり考えたことはなかった。サイコパスに会ってみるべきなんだろうか。そんな人間がいるなんて信じられないと思った。ジェームズの話によれば、神経学的な異常が、サイコパスの人格を非常に恐ろしいものに変えてしまうらしい。SF映画に出てくる極悪非道のスペースクリーチャーのように。そういえば心理学者が、企業や政界のトップにはサイコパスがたくさんいると言っていたっけ。そういう環境では人に共感しないことが有利に働くのだという。それは本当なのだろうか？　エシーはまた私に手を振ってくれた。いや、だめだ、サイコパスの世界にちょっかいを出すのは間違いだ。特に、私のように超心配性の人間の場合、すごくやばいことになる。私は手を振り返し、廊下を歩き続けた。

デボラの研究室があるユニバーシティ・カレッジ・ロンドン、ウェルカムトラスト神経イメージングセンターは、クイーン・スクエアのすぐ近くにあった。ジェームズのビルよりも近代的で、ファラデーケージや機能的磁気共鳴画像診断装置《fMRI》が設置されており、漫画の絵がついたTシャツを着ているマニアックな感じの技術者たちが操作していた。彼らがいかにもオタク風なので、そういう装置もあまり恐ろしげには見えなかった。

「我々の目標は、思考と知覚が脳からどのようにして生じるのか、そして神経学的疾患や精神疾患では、そうしたプロセスがどのように障害されているのかを解明することである」とセンターのウェブサイトには記されていた。

私たちはデボラの分類棚がある場所に到着した。私はそれをじっくり調べた。

「なるほど」

私はうなずきながらしばらく立っていた。デボラもうなずき返した。私たちは顔を見合わせた。

私が彼女のビルに入りたかった本当の目的——個人的な秘密の目的——を彼女に明かすのはいましかない。じつはここ数か月、私の不安レベルは屋根を突き抜けるほど高くなっていた。とても正常な状態とは言えなかった。正常な人なら、これほどびくつくことは決してないだろう。正常な人は、ミニチュアのテーザー銃で武装した未来の子どもに体の内部から感電死させられるような気分になったり、牛が隣の牧草地に逃げだすのを防ぐために使われる電気ワイヤーでつつかれているような気分になったりすることはぜったいにないはずだ。だから、コスタ・コーヒー以来ずっと、私がひそかに計画していたのは、なんとかして話題を私の過剰な不安症状に持っていくことだった。うまくいけばデボラがｆＭＲＩ検査を受けさせてくれるんじゃないかと企《たくら》んでいたのだった。しかし、私が『存在か無』の謎解きを引き受けたことを彼女はとても喜んでいるようなので、自分の弱点をさらけだす勇気が持てなかった。そんなことを告白したら、私という人間の神秘性が損なわれてしまいそうだったからだ。

だが、いまが最後のチャンスだ。デボラは私を見ている。私は何か重要なことを言いたげに彼女をじっと見つめ返した。

「何か？」と彼女がきいた。

短い沈黙。私は彼女を見つめた。

「調査をどういうふうに始めるか、お話ししておこうと思いましてね」と私は言った。

格安航空会社ライアンエアの午前6時発イェーテボリ行きはすし詰め状態で、あまりの窮屈さに閉所恐怖症を起こしそうだった。ズボンのポケットに手を入れて手帳を取りだし、やることリストを書こうとしたが、朝食のスナックパックの残骸がうず高く積み上げられているトレーテーブルの下に腿《もも》がぴたりと押さえ込まれていて、動きが取れなかった。イェーテボリでの計画を立てる必要があった。手帳さえあればできたはずだ。私の記憶力は若いころのようではない。事実、最近ではかなり頻繁に、やる気満々で意気揚々と家を出発してしばらくすると、歩みがだんだんのろくなって、ついには歩みが止まり、当惑した面持ちでぼうぜんと立ち尽くしていることがある。そのような瞬間には、すべてが夢のなかのようで、何がなんだかわけがわからなくなる。私の記憶はたぶん、いつか完全に失われてしまうのだろう。私の父がそうだったように。そして、そのときには書くべき本もなくなる。将来に備えて、貯金しておかなきゃなあ。

なんとか手を伸ばして足を掻《か》こうとする。だめだ、できない。閉じ込められてしまったんだ。私は閉じ込められてしまった。私は閉じ込められて……

「ウィーッ！」私は思わず叫んでいた。脚が跳ね上がり、腿がトレーテーブルにぶつかった。隣の席の乗客はびっくりしてこちらに視線を向けた。うっかり悲鳴を上げてしまったのだ。私はショックを受けたような、だが、少々畏敬の念にも打たれたような顔で、まっすぐ前を見すえた。そんなミステリアスで、クレイジーな声が私のなかに存在していたとは意外だった。

イェーテボリには、手がかりがひとつあった。例の「ジョー・K」なる人物の正体を知っているかもしれない人の名前と職場の住所をつきとめてあったのだ。名前はペッター・ノードランド。学者たちに送られてきた小包には本の著者や販売代理店の名前といった手がかりはひとつも含まれていなかったが、私はスウェーデン図書館のアーカイブの奥深くに埋没している資料のなかから、『存在か無』の英語翻訳者としてペッター・ノードランドという名前を見つけていた。グーグル検索しても、彼についてそれ以上の情報は得られなかったが、イェーテボリにあるBIRという会社と何かかかわりがあるらしく、その会社の住所だけは調べることができた。

本を受け取った人たちが疑っているように、宗教のプロパガンダなのかウイルスマーケティングなのかヘッドハンティングなのかは知らないが、とにかく理由のよくわからないこの金のかかった不思議なキャンペーンの背後にいるのが、どこかの小賢しいパズルメーカー・チームであるとしたら、このペッター・ノードランド以外に調査の糸口となるものはなかった。しかし、彼には私が訪問することを知らせていなかった。もし知ったら雲隠れしてしまうかもしれないと思ったからだ。あるいは、この『存在か無』の仕掛け人である謎に包まれた組織に――どんな組織かは知らないけれど――内報するだろう。そしたらたぶん彼らは、私には想像もできないような方法で、調査を妨害しようとするだろう。いずれにせよ、ペッター・ノードランドのところにいきなり押しかけるのが、一番抜け目のないやり方だと私は考えた。それは賭けだった。今回の旅全体が一種の賭けだった。翻訳者というのはクライアントとは大きな距離をおいて仕事をすることが多いから、ペッター・ノードランドはたぶん、まったく何も知らないのだろう。

小包を受け取った人のなかには、『存在か無』は一種のパズルなのだが、不完全であるために解読は不可能だろうと言う人たちもいた。1週間、本をじっくり調べてみた結果、彼らの意見はもっともだと納得した。どのページも答えにたどりつくための謎になっているようだったが、私の手には負えそうもなかった。

冒頭の注には、この原稿は人気《ひとけ》のない鉄道の駅の片隅で「見つかった」ものだと述べられていた。「戸外の、誰からもよく見える場所に置かれてあったが、拾い上げるほど強い好奇心を抱いたのは私ひとりだった」

そのあとにはいくつか、短い謎めいた引用文が。


私の思考はたくましい。

アルバート・アインシュタイン

私は奇妙なループである。

ダグラス・ホフスタッター

人生は楽しい冒険であるべきだ。

ジョー・K

その本は白紙でないページが21ページしかなかったが、印刷されていてもたった一文だけというページもいくつかあった。たとえば、18ページにはただ次のように書かれている。「この本を書くのをやめて6日目、私はビーズ・プレイスという店に座って、この本を書いた」

そして、こうしたすべてに高級感が漂《ただよ》っていた。紙とインクには最高の品質のものが使われていた（あるページにはフルカラーの蝶の細密画があった）。この仕事に、誰かが、あるいはある集団が、多大な金をつぎ込んだにちがいない。

失われたパズルのピースが、あぶりだしインクでこっそり書き込まれた文章でないことは判明していたが、もうひとつの可能性が残されていた。どの本も、13ページ目に一か所、丹念に切り取られた穴があいていて、その部分の単語が読めなくなっている。謎の答えはこの失われた単語に関係があるのか？

イェーテボリ空港でレンタカーを借りた。そのにおい、その掃除し立てのレンタカーのにおいは、過去に行なった追跡の楽しい思い出をいやでもよみがえらせる。私は以前、数週間にわたって、陰謀説を唱えるデイヴィッド・アイクという人物を追いかけたことがあった。彼いわく、世界の秘密の支配者はじつは人間の姿をした、子どもを食べる吸血大トカゲなのだそうだ。あれは面白いネタだった。そして、あの冒険も、掃除されたばかりのレンタカーのにおいとともに始まったのだ。

カーナビに導かれるままリーセベリ遊園地を通りすぎ、翌日の晩にマドンナのコンサートが開かれる予定のスタジアムの前を通りすぎ、商業地区を目指した。ペッター・ノードランドのオフイスはそのあたりにあるのだろうと予想したが、カーナビは意外にも左折の指示を出した。気がつくと、住宅街の並木道を白い正方形の羽目板《はめ》のついた大きな家に向かって走っていた。目的地に着きました、とカーナビが言った。

正面玄関まで歩いていってブザーを鳴らすと、ジョギングパンツの女性が戸口に現れた。

「ここはペッター・ノードランドさんのオフィスでしょうか?」

「彼の自宅よ」と彼女は言った。

「それは失礼しました。ご在宅でいらっしゃいますか?」

「今日は患者さんを診ているの」彼女にはアメリカのアクセントがあった。

「お医者さんでいらっしゃるんですか?」

「精神科医よ」

私たちは戸口の上がり段でしばらく話をした。彼女はリリーという名で、ペッターの妻だった。ふたりは幼なじみで(彼はアメリカの学校に行った)、カリフォルニアに住みつくつもりだったが、ペッターのおじが亡くなって彼がこの大邸宅を相続したため、誘惑に勝てなかったのだという。

ペッターは翻訳者であるだけではなく、非常に成功している精神科医でもあるとリリーは言った(私はあとで彼が利用しているSNS《ソーシャル・ネットワーク・サービス》、リンクトインのページを読んでみた。すると、彼は統合失調症、精神疾患、強迫性障害の患者の治療を専門とする精神科医で、なおかつ「タンパク質化学研究者」でもあり、さらに、ある国際的な投資会社と、「治療用ペプチド発見と開発」を専門とするケンブリッジのバイオ企業の両方で顧問を務めていることがわかった)。彼はイエーテボリから2時間の距離のクリニックで働いているとリリーは教えてくれたが、いいえ、そこまで車で行っても無駄足になるだけよ、と言った。正式な許可を取らなければ、なかに入れてくれることはぜったいないから。

「診療中は、この私だって彼に連絡を取ることさえできないのよ。すごく集中してるの」

「どんなふうに集中しているんですか？」

「そんなこと、私にだってわからないわよ！　数日したら帰ってくるわ。あなたがまだイェーテボリにいるなら、もう一度来てみたらどう？」そこで彼女はちょっと間をおいてから言った。

「ところで、どうしてここへ来たの？　なぜ夫に会いたいの？」

「ご主人はたいへん面白い本を翻訳なさったんです。『存在か無』という本です。その本にすごく興味を引かれましてね、ぜひお会いして、誰が翻訳を依頼したのか、そしてあの本がなぜ書かれたかを教えていただきたいと思ったんです」

「まあ」彼女は驚いているようだった。

「『存在か無』のことはご存じですよね？」

「ええ」彼女は返事をしてから少し間をおいた。「私……ええ、あなたがどの本の話をしているかはわかるわ。私……あの人、いろいろな翻訳をしているの。企業に頼まれたり。そして、あれは……」彼女の声はだんだん小さくなって消えた。それからまた話し始めた。「私たち、お互いの仕事にはタッチしないのよ。正直言って、彼が何をやっているか気にしてもいない！　分子のことに深くかかわっているのは知ってるけど、私にはよくわからない。ときどき『ある会社に頼まれた翻訳がちょうど終わったところだ』なんて彼が言うこともある。それがスウェーデン語の本とかだったら、私にはぜんぜんわからないから、彼の翻訳したものを見てみようとも思わないの」
「でもまあ、とにかく、お話しできてよかったです。数日したら、また顔を出しますけど、よろしいですか？」
「もちろん、かまわないわ」とリリーは言った。

そのあとの数日間はゆっくりと過ぎていった。私はホテルの部屋でベッドに横たわり、みょうちきりんなヨーロッパのテレビ番組を見ていた。言葉がわかれば、きっと筋が通っているんだろうが、なにしろ何をしゃべっているのかさっぱりわからないから、ただ非現実的で不可解に見えた。あるスタジオ収録の番組にはスカンジナビア人の学者が数名出演していた。みんながじっと見つめるなか、そのうちのひとりが冷水の入ったバケツに液体プラスチックを注ぎ込む。プラスチックが固まると、それを取り出し、順番にまわしていく。私の見たところでは、その偶然にできた歪《ゆが》んだ形についてそれぞれがコメントを述べているようだった。私は自宅に電話をかけた。ところが妻は電話に出ない。もしかして妻が死んでしまったのではないか、と不吉な予感がして、パニックになった。そのあと、妻が死んでいないことが判明した。買い物に出かけていただけだった。私は地の果てまで来て、必要もないのにパニックになっていたのだ。散歩に出かけることにした。散歩から戻ると、留守電メッセージが待っていた。デボラ・タルミからだった。容疑者が現れたの。電話をくれる？

困ったことに、容疑者はスウェーデンにはいなかった。彼はインディアナ州ブルーミントンにいた。名前はリーヴァイ・シャンド、ちょうど彼は『存在か無』と自分とのかかわりに関する、にわかには信じがたい話をインターネットに流したところだった。

デボラによれば、リーヴァイ・シャンドの話はこんな感じだったという。彼はインディアナ大学の学生で、特に目的もなしに町をドライブしていた。すると、大きな茶色の箱が鉄橋の下の地面の上に置かれているのにたまたま気づいた。それで車を停めて、調べてみることにした。箱にはラベルはなく、つい最近、そこに捨てられたかのように、とてもきれいだった。もしかすると100万ドル入っているかもしれないが、生首が入っているということだってありうるので、リーヴァイは箱を開こうか、開くまいか、とても迷った。勇気を振り絞《しぼ》って開けてみると、なかには新品の『存在か無』が8冊入っていた。

それぞれの本に貼ってあるステッカーには「警告！　本書を読む前にホフスタッター教授への手紙を調べること。幸運を祈る！」と書いてある。彼は好奇心をそそられた。ホフスタッター教授が誰か、そして、どこに住んでいるか知っていたからだ。

「ホフスタッター教授って誰ですかね。聞いたことないです」私はデボラに言った。「『存在か無』のあちこちで、彼の名前が出てくるけど、実在の人物なのか、それとも架空の人物なのかもわからなかった。彼って有名な人なんですか？」

「いやだ、『ゲーデル、エッシャー、バッハ――あるいは不思議の環』の著者じゃない！　名著よ」彼女は私の知識不足に驚いたらしい。

私は黙っていた。

「もしもあなたがオタクで、インターネットにやっと出会ったばかり、そしてまだ少年だったとしたら、『ゲーデル、エッシャー、バッハ』はあなたのバイブルになるでしょうよ」とデボラはため息まじりに言った。「意識体験を理解するために、ゲーデルの数学理論やバッハのカノンをどうやって使ったらいいかってことが書いてあるの。若い子たちはみんな好きよ。遊び心がいっぱいだから。私は、全部は読んでないけど、本棚にはあるわ」

彼女によれば、ホフスタッターは1970年代後半にその本を出版したのだそうだ。高い評価を受け、ピューリツァー賞に輝いた。才気あふれるパズルや言葉遊び、そして意識と人工知能の意味についての熟考がいっぱい詰まった本だった。たとえば、『禅とオートバイ修理技術』(ロバート・M・パーシグ著)とか『ホーキング、宇宙を語る――ビッグバンからブラックホールまで』といったたぐいの本で、誰もが自分の本棚に並べておきたがるけれど、それを実際に理解できるほど聡明な人はわずかしかいない。

1979年、世界中がホフスタッターに魅了されていたにもかかわらず、彼はスポットライトから退《しりぞ》いて、この30年間はインディアナ大学で認知科学の教授として静かに暮らしていた。しかし、彼は学生のあいだではよく知られていた。頭はアンディ・ウォーホルのようなもじゃもじゃの白髪、そしてキャンパスの隅にあるでっかい家に住んでいた。リーヴァイ・シャンドの話によれば、彼は鉄道橋の下で見つけた箱の中に入っていた8冊の『存在か無』をホフスタッターに届けようと思って、その家まで車を走らせたのだという。

「鉄道橋ねえ。類似に気づきました? あの本の冒頭のダグラス・ホフスタッターに宛てた手紙には、使われなくなった鉄道の駅に、タイプされた数枚の古いページが何気なく置かれているのドが鉄道橋の下に放り出されていた『存在か無』を何冊か見つけた、みたいなことが書いてありましたよね。そして今度はリーヴァイ・シャンドが鉄道橋の下に放り出されていた『存在か無』を何冊か見つけたってわけだ」

「そうだったわ!」

「で、本を届けにホフスタッターの家に行ったとき、どんなことが起こったとリーヴァイ・シャンドは言っているんですか?」

「彼が言うにはホフスタッターの家の玄関をノックすると、ぱっとドアが開いたそうなの。そしたら、なんとまあ驚いたことに、美しいフランス女性がたくさんいたんですって。そして、そのハーレムの真ん中に立っていたのが、ホフスタッターご本人。彼は、あんぐりと口を開けている若い学生を部屋の中に招き入れ、本を受け取って、感謝の言葉を述べると、また玄関へ送りだしたそうよ」

そこでリーヴァイ・シャンドの話は終わりなの、とデボラは言った。

私たちは当惑して黙り込んだ。

「美しいフランス女のハーレム?」

「私は信じていないわよ」

「本当とは思えないな。リーヴァイ・シャンドと電話で話ができるだろうか」

「私、彼についてちょっと調べてみたの。フェイスブックにページを持っているわ」

「おお、すばらしい。じゃあ、フェイスブックを通してコンタクトを取ってみよう」

沈黙。

「デボラ?」

「彼は実在しないんじゃないかしら」デボラは唐突に言った。

「だけど、フェイスブックにページを持っているんですよね？」

「そして、300人もアメリカ人の友だちがいるみたいに見える」とデボラ。

「でも、あなたは……？」

「私は誰かがリーヴァイ・シャンドというふうにいかにも実在しそうな人物をフェイスブック上に創《つく》ったんじゃないかと思うの」

私もその可能性はあると思った。

「彼の名前のこと、考えてみた？」デボラがきいた。

「リーヴァイ・シャンド［Levi Shand］？」

「気づいた？　アナグラムなのよ」

私は黙り込んだ。

「〈気前のよい終わり［Lavish End］〉！」私は大声で言った。

「はずれ」

私は紙を1枚取り出した。

「悪魔は持って……［Devil Has N...］？」しばらく考えてから私は言った。

「〈生きている手《ライブ・ハンズ》［Live Hands］〉よ。ライブ・ハンズのアナグラムなの」

「ああ、なるほど」

「ほら、『存在か無』の表紙の絵。お互いを描いているふたつの手」

「だから、リーヴァイ・シャンドは存在しないって言うんですね。じゃあ、誰が彼を創ったんです？」

「私は全部ホフスタッターのしわざなんだと思うの」とデボラは言った。「リーヴァイ・シャンドも。ペッター・ノードランドも。みんな、ダグラス・ホフスタッター本人なんだわ」

私はイェーテボリの街へ散歩に出かけた。なんだかいらいらして、落ち込んでいた。おそらく犯人はここから4千マイルも離れたインディアナ大学にいる著名な教授だというのに、何日もここでぶらぶらしていたのだ。デボラはこの謎のすべてがダグラス・ホフスタッターのいたずら心の産物であったという自説を裏づけるために、さらなる状況証拠も示した。『存在か無』の件は、まさしく彼ならやりそうな遊びの精神にあふれるいたずらだと、彼女は言うのだ。しかも、国際的なベストセラーの著者だから、こんなことをする財源にも事欠かないだろうし。さらに、彼はスウェーデンと関係がないわけではなかった。ウィキペディアのホフスタッターのページによれば、彼は1960年代の半ばにスウェーデンに住んでいた。しかも、『存在か無』はホフスタッターの本に似ていた。この真っ白の表紙は2007年にホフスタッターが出した『ゲーデル、エッシャー、バッハ』の続編にあたる『私は奇妙なループである（I Am A Strange Loop）』を思わせる。

確かに、インディアナ大学の学生のフェイスブックのページを捏造《ねつぞう》したり、美しいフランス女性のハーレムといったいかにも眉唾《まゆつば》な話をでっち上げたりしたことは奇妙なオマケだが、ホフスタッターのような高い知能の持ち主の動機を推測しても無益に終わるだけだろう。

その上、デボラは自分がパズルを解いたと信じていた。ええ、確かに、足りないピースはあっ

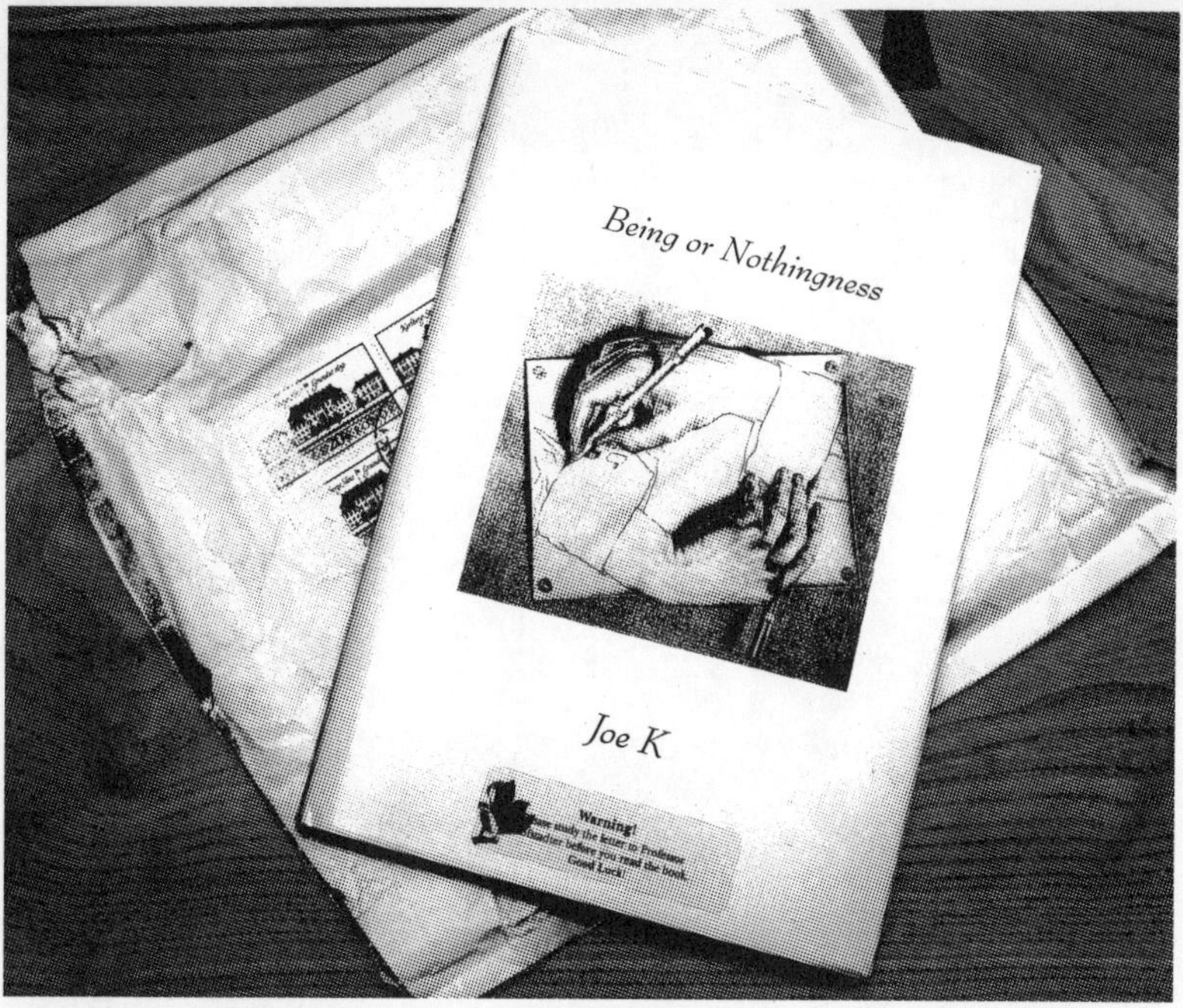

『存在か無』と、それが梱包されていたパッケージ。小包を受け取ったカリフォルニア大学デーヴィス校の歴史学教授エリック・ラウチウェイが撮影した写真を、許可を得て転載

たけど、それはあぶりだしインクや13ページ目から切り取られた重要な単語に隠されていたわけじゃなかったの。この本の目的は、受取人が本来持っていたナルシズムをあばくことだったのよ、と彼女は言った。

「それが『私は奇妙なループである』の意味なの」とデボラは言った。「つまり、私たちは生涯、ある種の奇妙なループを描きながら、ずっと自己について語り続けるってこと。いまじゃ、たくさんの人が、『私は

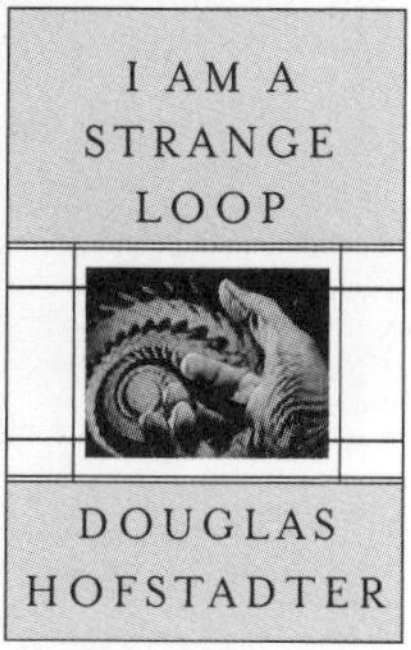

『I Am A Strange Loop』の書影

なぜこの本の受け取り手に選ばれたのか?』と自問している。彼らはこの本のことも、それに含まれるメッセージのことも話題にしていない。話しているのは自分たちのことだけ。だから、『存在か無』によって人々の奇妙な輪ができて、それが彼らにとって自己について語るための手段となったの」彼女は一息ついてから言った。「私はそれがホフスタッターのメッセージだと思う」

なかなか魅力のある説だった。だから私も、これがこの謎の答えなのかもしれないと半ば信じ始めていたのだが、それもその1時間後に、スカイプのビデオ通話でリーヴァイ・シャンドと話をするまでのことだった。リーヴァイはダグラス・ホフスタッターが創り出した架空の人物などではなく、インディアナ大学のれっきとした学生だということが即座に判明した。

彼は黒髪で悲しげな目をした、かなりのハンサムだった。いかにも大学生の部屋らしく散らかったベッドルームにいた。彼を捜すのは簡単だった。彼のフェイスブックのページから彼宛てにメールを出すだけでよかった。彼はすぐに返信をくれて(ちょうどそのときオンライン状態だったそうだ)、数秒後には私たちは互いの顔を見ながら話をしていた。

全部真実ですよ、と彼は言った。彼は本当に鉄道高架橋の下で箱に入った本を見つけ、ダグラス・ホフスタッターの家にはフランス人女性がハーレム状態で住んでいるのだという。

「教授の家を訪問したときのことを、実際に起こったとおりに話してくれるかい?」

「ぼくはすごくびくびくしてました。だって教授は、認知科学じゃ、すごく有名な人だから。すると、若くて美しいフランス人の女の子がドアを開けてくれた。彼女は、ちょっと待ってね、と言いました。隣の部屋をのぞくと、そこには美しいフランス人の女の子たちがもっとたくさんいたんです」

「全部で何人くらい?」

「少なくとも6人はいたな。茶色の髪やブロンドの子たちが、キッチンとダイニングルームのあいだに立っていた。全員、とびきりの美人でしたよ」

「本当かい?」

「うーん、もしかするとベルギー人だったかもしれない」

「それから?」

「ホフスタッター教授がキッチンから出てきました。痩《や》せていたけど、健康そうでした。カリスマ的っていうのかな。先生は本を受け取って、礼を言い、そしてぼくはおいとましました。それでおしまい」

「で、この話は一言一句真実なんだね?」

「一言一句」とリーヴァイは言った。


しかし、なんとなく腑《ふ》に落ちない感じがつきまとった。リーヴァイの話も、そして実際、デボラの説も、ダグラス・ホフスタッターがある種の茶目っ気あふれるディレッタントないたずら者であってこそ成立する。だが、私が調べたかぎりでは彼がそういった人物だと思わせるようなものは何ひとつ出てこなかった。たとえば、2007年に、ニューヨークタイムズ紙のデボラ・ソロモンがちょっとばかりふざけた質問をいくつかしたときの彼の応答から、ホフスタッターがいかにもまじめで、かなりせっかちな人物であることがうかがえる。

質問「あなたのお名前は1979年に、『ゲーデル、エッシャー、バッハ』が発表されて初めて世に知られるようになりました。大学生の古典とも言われるあの本には、バッハとM・C・エッシャー、そして数学者のクルト・ゲーデルの脳には相似性があると書かれていました。あなたの新しいご本、『私は奇妙なループである』では、あなたはご自身の脳に主に関心を寄せているように見えますね」

答え「この本は前の本よりもはるかにまともだ。あれほど常軌を逸してはいない。たぶん、大胆さも薄れている」

質問「じつに、本の宣伝がお上手ですね」

答え「ああ、そうかい。うーん、どうかな。意識と精神の問題――それがこの新刊を書いた動機だ」

質問「ウィキペディアのあなたの項には、先生のご研究によって多くの学生がインスピレーションを与えられ、コンピューティングや人工知能などの分野の仕事を始めたとありますが」

答え「私はコンピューターにはまったく関心がない。ウィキペディアに書いてあることはでたらめばかりで、あれを見ると気分が落ち込むね」

といった具合。調べたところによれば、ホフスタッターの研究のきっかけとなったのはふたつの神経学的な悲劇だった。彼が12歳のとき、妹モリーは言葉を話すことも理解することもできないことがわかった。「私はすでに、自分の心の中で物事がどのように働くかということに強い関心を持っていた」と彼は2007年にタイム誌で語っている。「不運にもモリーがつらい状況にあることが明らかになったとき、すべてが物理的な世界に結びつき始めた。そういうきっかけで私は、脳と自己について、そしてある人物の脳が、その人物がだれであるかを判断する仕組みについて、真剣に考え始めたのだ」

次いで、1993年には、突然、妻のキャロルが脳腫瘍で亡くなった。子どもは2歳と5歳だった。彼は深い悲しみに打ちのめされた。『私は奇妙なループである』で彼は、妻が自分の脳の中で生き続けていると考えることによって自分を慰めていると書いている。2007年には、サイエンティフィック・アメリカン誌のインタビューでこう述べている。「私は、彼女の〝自己〟、あるいは彼女の内面性、彼女の内なる光というか――どうとでも好きな言葉で表現してもらってかまわないのだが――とにかくそういうものの痕跡が私の中に残っていると信じている。そして、私の頭に残されたその痕跡は、彼女の自己――あるいは彼女の魂《たましい》と言っても差し支えないのだが――の確かな痕跡なのだ。もちろん、私の中に存在し続けているものがなんであれ、それは非常におぼろげな彼女のコピーでしかない。その悲しい真実を私は強調しておかなければならない。それは劣化した解像度の低いバージョンというか、粗《あら》い画像といったものでしかないのだ……もちろん、そのことによって刺されるようにつらい死別の苦しみは取り除かれはしない。『まあ、いいさ、私の脳の中で彼女はちゃんと生き続けるのだから、彼女が死んだってかまいやしない』というわけにはいかない。そうだったらどんなにいいか。しかし、とにかく、それで少しは安らぎを得られる」

こういう話からはフランス女性のハーレムを持っていたり、何十冊もの奇妙な本を世界中の学者に匿名で送りつけたりといった、複雑で風変わりな陰謀めいたことをするような人物像は浮かび上がってこなかった。

私は彼にメールを書き、リーヴァイ・シャンドが言っていた鉄道橋の下の箱やフランス女性のハーレムの話は本当ですかと尋ねてみた。部屋に戻ると、次のようなメールが受信トレイの中で私を待っていた。

ロンソン様

『存在か無』には私のことが言及されているが、私はその本とはまったく関係がない。私はその件に関してはただ〝巻き添えを食った犠牲者〟にすぎない。

確かに、シャンド君は私の家に来て、妙な本を何冊か置いていったが、彼の話のそれ以外の部分はまったくの創作である。私の娘はリビングルームでフランス人の家庭教師にフランス語のレッスンを受けていた。だから、おそらくシャンド君はそのふたりの姿を見、彼女たちがフランス語をしゃべっているのを聞いたのだろう。さらに、私は自宅では子どもたちとイタリア語で話すから、シャンド君がイタリア語の音をフランス語と勘違いしたのかもしれない。つまり、「美しいフランス人女性が我が家にたくさんいた」ということはありえないのである。ばかばかしいとしか言いようがない。彼は自分の経験を神秘的かつ刺激的に見せたかったのだろう。人々がこういったたぐいのことをウェブに流すのはじつに嘆かわしいことだ。

ダグラス・ホフスタッター

私はホフスタッターにメールを返した。リーヴァイ・シャンドの話は眉唾としか思えませんでしたし、ハーレムの話も、鉄道橋の下で箱を見つけたというのもいかにもうさんくさい感じでした。じつはリーヴァイ・シャンドが『存在か無』の作者だったという可能性はあるでしょうか？

ホフスタッターからの返事はこうだった。

リーヴァイ・シャンドがあの白い小さな本の作者だということはありえない。私のところへは作者から約80冊（英語版が70冊、スウェーデン語版が10冊）送られてきている。それらはそのまま私のオフィスに置かれている。本を受け取るようになる前には非常に不可解なはがきが何通も続けて送られてきた。すべてスウェーデン語だった（注意深く読んだわけではないが、とりあえず全部に目を通したところ、どのはがきもまったく意味をなさないものだった）。正常な人間（つまり、正気で、分別のある人間）なら、まったく知らない相手に宛てた書簡を、支離滅裂で薄気味悪い不可解なメッセージによって始めようとはしない。

それから、どんどん薄気味の悪さは増していった。最初にあの本が数冊、小包として送られてきて、それから数か月後に、約80冊がオフィスに届き、次に何冊もまとめて「橋の下に置いてあった」という奇怪な話をする者が現れ、そして今度は世界中のさまざまな大学の、人工知能や生物学などになんとなく関係がありそうな分野の研究者に宛てて、その本が届き始めたという。さらに、はさみで単語が切り抜かれていて（超奇妙だ！）、私宛ての手紙がテープで貼ってあった、と。

すべてがどうかしている。もっと言いたいことはあるが、私にはそんな時間はない。

私には、知能は高いが精神のバランスを崩した人々に関する経験が豊富にある。宇宙へのカギを見つけたと考えたりする輩だ。今回の件は異常なほど執拗であることから、そういう人間が犯人であることは明白だ。


確かに、ダグラス・ホフスタッターが言うように、パズルの欠けたピースはあった。だが、受取人たちはそれを誤解していた。彼らはこの企《くわだ》てはすばらしく知的で合理的なものだと考えた。彼ら自身がすばらしく知的で合理的な人間なので、ほかの人もみんな、基本的には自分たちと同類だと無意識に決めてかかってしまう傾向があるからだ。しかし、実際には、欠けていたピースは〈本の作者は変人〉だということなのだった。この本を解読することなどできない。だって、変人が書いた本なのだから。

「ペッター・ノードランドなのか?」と私は考えた。

ペッター・ノードランドがひとりでやったのか? まさか。あれほど成功している人物が――著名な精神科医でタンパク質化学者(どういう仕事なのかよくわからないが)、そして治療用ペプチド(こっちもよくわからないが)の発見と開発を専門とするバイオ企業の顧問も務めている男が、ホフスタッターの言葉を借りれば、「異常なほど執拗な変人」だというのはちょっとありえない気がした。

しかし、その晩午後7時に本人と対面してすぐ、やはり彼が本物の犯人であることが明らかになった。彼は背の高い、魅力的な顔つきの、五十がらみの学者風の人物だった。ツイードの上着を着て、妻と並んで戸口に立っていた。即座に彼に好感を持った。優しげで謎めいた笑みを満面に浮かべ、何かに取りつかれている人のように手を揉みしぼっていた。私もよく同じしぐさをする。たいして重要でない馬鹿げたことにとらわれすぎるという点で、似たもの同士なのだろうと思わずにいられなかった。

「こんなところまで訪ねてくるなんて、驚いたな」とペッターは言った。

「不快に思われたのではないといいのですが」

しばしの沈黙。

「きみは『存在か無』のことを調べているそうだね。だが、決して作者はつきとめられないよ」

「いえ、もうわかりました。あなたですよね」

「それはあまりに安易な……」ペッターの声は次第に小さくなっていった。「あまりに安易な推測だ」

「で、それは正しい推測でしょうか？」

「もちろん、違う」

ペッター（ところで、ペッター・ノードランドは彼の本名ではなく、リリーも実名ではない）は、はっとして軽くぴょんと跳ぶようなしぐさをした。まるで、コンロの上で何かが吹きこぼれそうになっているときに、不意に隣人が訪ねてきたときのようなふるまいだった。彼のその愛想のいいどことなく注意散漫な雰囲気は、私の訪問でかなりあせっていることを隠すための芝居だと私はにらんでいた。

「ペッターさん。これだけは質問させてください。どうして、あの人たちを本の受取人として選んだんですか？」

この質問に、ペッターは小さな喘《あえ》ぎ声をもらした。彼は顔を輝かせた。まるで私が考えうるなかで最もすばらしい質問をしたかのようだった。

「それは……！」と彼は言った。

「どうしてあなたが、誰が本を受け取ったか知っているの？」リリーが鋭く口をはさんだ。「だって、あなたはその本を翻訳しただけなんでしょ？」

そして、そのせいで、チャンスは逃げてしまった。ペッターの顔はまた礼儀正しい注意散漫な表情に戻った。

「そうだ。そうだとも。まことに申し訳ないが、もう行かなければ……私はただ、挨拶して引っ込むつもりだったんだ。しゃべりすぎてしまったようだ……あとは妻と話してくれ」

そう言うとペッターは微笑みながら後ろに下がり、暗い家の奥に引っ込んでしまった。リリーと私は顔を見合わせた。

「私、これからノルウェーに発たなきゃならないの」と彼女は言った。「だから、ごめんなさい」

「おじゃましました」と私は言った。

私は飛行機でロンドンに帰った。

ペッターからのメールが私を待っていた。「きみはどうやらいい人のようだ。プロジェクトの第一段階はもうすぐ終了するだろう。そして次のレベルに進むかどうかは、ほかの人たちにかかっている。きみにも役割が与えられるかどうかはわからない――だが、いずれわかるだろう……」

「どうすればいいのか、なんらかの指示を与えてくれれば、私も喜んで参加したいと思います」と私は返信した。

「いいかね、何をすればいいかというところが難しいんだよ。我々はそれを人生と呼ぶ！　大丈夫、時が来れば、わかるだろう」

数週間がすぎた。時は来なかった、あるいは来ていたのだとしても私は気づかなかった。ようやく私はデボラに電話して、謎は解けたと言った。

私はロンドン中心部、ラッセル・スクエアの近くにあるブランズウィック・ショッピングセンターのスターバックスの表の席に座り、デボラが角を曲がってこちらに向かって急いで歩いてくるのを見ていた。彼女は座って、微笑んだ。

「それで？」彼女がきいた。

「それが……」私は言った。

私はリーヴァイ・シャンドとダグラス・ホフスタッターとの会話、ペッターとリリーと会ったこと、そしてそのあとのメールのやりとりについて詳しく語った。話し終わると、彼女は私を見て、「それでおしまい？」と言った。

「そうです！　これはすべて、この作者が——ホフスタッターによれば——変人だったために起こったことなんです。誰も彼もがパズルの欠けているピースを探していたけれど、欠けていたピースはそれだったんですよ」

「まあ」

彼女はがっかりしているようだった。

「しかし、そうがっかりしたものでもないですよ。そう思いませんか？　これはものすごく興味深い。たったひとりの男の脳がおかしな具合になってしまっただけで、どんなことが起こったかを考えると、ある意味感動的じゃありませんか？　合理的な世界、つまり、あなたたち学者の世界は波ひとつ立っていない静かな池みたいなものです。ペッターの脳は、その池に投げ入れられたごつごつした岩石だ。それが至る所で奇妙なさざ波を立てているんですよ」

この考えに、私は突然、ひどく興奮した。ペッター・ノードランドの狂気が世界に巨大な影響を及ぼしていたのだ。それによって、知的考察がなされ、経済活動が引き起こされ、一種の共同体が形成された。さまざまな大陸に散らばる共通点のない学者たちが、これのせいで、好奇心をそそられ、偏執的になり、ナルシズムに陥った。彼らはブログや掲示板で出会い、何時間も討論を重ね、影のキリスト教組織が存在するなどといった陰謀説を打ち出したりした。そのなかのひとりが果敢にも、コスタ・コーヒーショップで私と会い、私はその謎を解明するためにスウェーデンに飛んだ。そして、かくかくしかじかというわけだ。

私は自分自身の極度に心配性な脳について、私自身のある種の狂気について考えた。それは人生において、私の合理性より強い原動力となってきたのではないだろうか？　私はサイコパスが世界を動かしていると言った心理学者たちの話を思い出した。彼らは本気でそう考えていた。社会はそのような特殊な狂気が表出したものなのだと、彼らは主張していた。

いきなり、至る所に狂気が見えてきた。そして私は、社会が進化していく過程で狂気がどのような影響を及ぼしてきたかを調べようと決心していた。私はこれまでずっと、社会は基本的に合理的なものだと信じてきたが、もしそうでなかったとしたらどうだろう？　社会が狂気の上に築かれているとしたら？

私はこうしたことをすべてデボラに語った。彼女は顔をしかめた。

「その『存在か無』の件だけど」と彼女は言った。「あなたは本当に、そのクレイジーなスウェーデン人がたったひとりでやったと確信しているの？」

The Man Who Faked Madness

2 狂気を見せかけた男

DSM－IV－TR（邦訳『DSM－IV－TR 精神疾患の診断・統計マニュアル』第四版新訂版）は米国精神医学会が発行している886ページの教科書である。価格は99ドル。この本は世界中の精神科診療室の本棚に鎮座しており、既知の精神障害がすべて記載されている。現在、知られている精神障害は374もある。私はデボラとコーヒーを飲んだあと、家に帰るとさっそくその本を買い求めてページをめくり、どうしても権力の座につかずにはいられない、あるいはどうしても他人に影響力を及ぼさずにはいられなくなるような精神障害はないか、探してみた。驚いたことに、この分厚い本には、窃触症《せっしょくしょう》（「公共交通機関の中で、同意していない相手に体をこすりつけること。通常、被害者とふたりだけの愛情関係を空想しながら行為に及ぶ。窃触行為が見られるのは12歳から15歳までが多く、その後は徐々に頻度が減少していく」）のような難解なものをはじめ、たくさんの障害が載っているにもかかわらず、サイコパスに関する記述はまったくなかった。もしかすると、サイコパスの定義について、学会内部でなんらかの意見の対立があったのだろうか？　最もサイコパスに近いと思われたのが、〈自己愛性パーソナリティ障害〉だった。この障害の患者は「自己の重要性と特権意識に関する誇大な感覚」を持ち、「限りない成功の空想にとらわれており」、「他人を利用し」、「共感性が欠如」し、「過剰な称賛」を必要とする。もうひとつは〈反社会性パーソナリティ障害〉で、こちらの患者は「自分の個人的な利益か快楽（たとえば、金、セックス、権力を手に入れること）を得るために、頻繁に嘘をついたり、人を巧《たく》みに操ろうとする」。

「これはいけるかもしれない」と私は思った。「政治家やビジネスリーダーの多くは、本当に反社会性パーソナリティ障害を持っていて、そのせいで彼らは限りない成功と過剰な称賛を求めて異常なまでに努力し、有害で搾取的な行為をするのかもしれない。彼らの精神障害が我々の生活を支配している可能性がある。どうにかしてそれを証明する方法を考えつければ、ベストセラーだって夢じゃないぞ」

私は本を閉じた。

「ひょっとして、自分もこの３７４の精神障害のどれかを持っているんじゃなかろうか」と、ふと思いついた。

再び本を開く。

そして、たちまちのうちに、12種類もの異なる障害を持つという自己診断をくだした。

〈全般性不安障害〉を持つことはすでにわかっていた。しかし、私の全人生が精神障害の寄せ集めからなっていたとはまったく気づいていなかった。まず、足し算がうまくできないこと（算数障害）から始まり、その結果、母親とのあいだに生じた宿題をめぐる緊張状態（親子関係問題）が生まれ、それから現在（まさに今日）まで続いているコーヒーによるいらいら（カフェイン誘発性障害）、そして仕事をなんとかサボろうとする癖（詐病《さびょう》）。全般性不安障害と詐病の両方を合わせ持つというのは（私は生産的でないと不安になるたちだ）、きっと珍しいことなのだろうと思うが、私の場合、まさにそうなのだ。私は確かに両方の障害を持つ。睡眠さえも、精神障害の種《たね》になる。〈悪夢障害〉というのがあって、「追いかけられたり、負け犬とののしられたりする」夢を見ると、そう診断される。私の悪夢はどれも、「おまえは負け犬だ！」と大声でわめきながら誰かが追いかけてくるという内容だ。

私は想像以上にたくさんの精神的異常を抱えていた。いや、たぶん、研鑽《けんさん》を積んだ専門家でもないのにDSM-Ⅳを読むのはよくないのだろう。あるいは米国精神医学会には、あらゆる生き物に精神障害のラベルを貼るという、いかれた願望があったのかもしれない。

私は精神病にかかった親類を見てきたのでわかるのだが、うつ、統合失調症、強迫性障害といった、リストに挙げられている障害の多くが本物の病気であり、患者に多大な苦しみを与える。しかし、ハーパーズ誌のL・J・デイヴィスが、DSMの書評でかつて述べたように、「窃触症の患者は、自身の強迫観念に拘束された無力な犠牲者であるかもしれないが、単に安手のスリルを求める退屈しきった変態男だという可能性もないわけではない」。

私には判断がつきかねた。もしも高い地位についている精神障害者を探す旅に出るつもりなら、精神疾患のラベルの信憑性についてセカンドオピニオンを求める必要があるだろう。

そこで私はあちこち聞いて回った。もしも精神科医たちが精神疾患に名前をつけることに熱心になりすぎて、間違ったラベルづけをしてしまったのだとしたら、それをあばくことに専念している組織みたいなのはあるのだろうか？　それから3日後、ブライアン・ダニエルとランチをいっしょに食べることになったのは、そういういきさつからだった。

ブライアンはサイエントロジスト［L・ロン・ハバードが創始したサイエントロジー教会の信奉者］だった。彼はCCHR（市民の人権擁護の会）と呼ばれるサイエントロジスト国際ネットワークの英国支部で働いている。CCHRは、「精神科医たちは邪悪であり、彼らを阻止しなければならない」ということを世界中の人々に証明してみせようとしている精鋭集団だ。全世界のCCHR支部にはブライアンのようなサイエントロジストがたくさんいる。彼らは、精神医学を攻撃し、個々の精神科医に対しては、恥をかかせ、抹殺するためのネタを探し出すことに日夜努力を重ねている。もちろん、ブライアンが信じられないほど偏見に満ちていることは確かだった（サイエントロジストとして有名なトム・クルーズは以前に、テープ録音されたサイエントロジストに向けたスピーチで、「心の権威は、我々なのだ！」と述べたことがある）。しかし私は、精神科医が本当に間違った診断をくだしてしまった例を知りたかった。そして、こういう話に関して、ブライアンほど詳しい人はいなかった。

一流のサイエントロジストに会うというので、私はかなりびびっていた。彼らにサイエントロジー教会の敵と見なされたら最後、執拗に追いまわされるという評判を聞いていたからだ。うっかりランチの席で失言してしまい、気づいたときには執拗に追いまわされていたなんてことにならないだろうか？　しかし、蓋《ふた》を開けてみれば、ブライアンと私はうまが合った。どちらも精神医学を信用していなかったからだ。とはいえ、ブライアンの不信感のほうが明らかに根が深く、長期にわたるものであるのに対し、私のほうはほんの数日前に始まったばかりで、ＤＳＭ－Ⅳによる自己診断に失望したからというのがその主な理由なのだが、それでもランチをとりながらしゃべるにはうってつけの話題になった。

ブライアンは、最近のお手柄について詳しく話してくれた。大いに世間の注目を集めることになったその事件が起こったのは、つい数週間前のことだった。彼の支部が、昼間のテレビに出演している英国の超人気精神科医、ドクター・ラジ・パソードをこっぴどくやっつけたのだ。ドクター・パソードは長年お茶の間で愛されてきた有名人だが、新聞のコラムにわかりきったことを書くため、たびたび批判されてきた。ライターのフランシス・ウィーンは１９９６年にガーディアン誌で次のように詳しく述べている。

［１９９５年、ロサンゼルスで娼婦ディヴァイン・ブラウンと不適切な行為をしたかどで］ヒュー・グラントが逮捕されたのち、タブロイド紙デイリーメールで、ラジ・パソードはこの件に関するエリザベス・ハーレーのコメントを分析し、こう書いた。「彼女が〈いまだにうろたえている〉という事実は、彼女のヒューに対する信頼はもろくも崩れ、それがまだ再建されていないことを示している……〈未来について何らかの結論を出せるような安定した精神状態〉にはないという彼女の発言は不吉である。これはすなわち……未来のことはまだわからないということを示唆する」

１年前、生まれたばかりの赤ん坊アビー・ハンフリーズが病院から連れ去られた事件で、ディリーメール紙はそんなことができるのはいったいどんな女性だろうと考えた。すると運よく、ドクター・パソードからコメントをもらえた。彼はこう説明したのである。「誘拐者にはなんらかの理由で〈赤ん坊が必要〉だった可能性がある」

とまあ、こんな具合。2007年後半、ドクター・パソードは、ブライアンにけしかけられた英国医事委員会《GMC》から盗作の容疑をかけられ、調査された。ドクター・パソードは、精神医学に対するサイエントロジーの攻撃を誹謗《ひぼう》する記事を書いていた。その単語数300の記事は、どうやらカナダのアルバータ大学の社会学教授スティーヴン・ケントが以前に書いた、教会に対する攻撃文書を一語一句たがわず写したもののようだった。サイエントロジストがいかに目ざといかを知っていれば、かなり無謀な行為としか言いようがない。ほかの盗作の事実も次々に明るみに出て、彼は有罪を宣告され、精神科医として3か月間の業務停止処分を言い渡された。

ドクター・パソードにとってはさぞかし屈辱的だったことだろうが、有名人のパーソナリティ障害を調べる医師が、調べられる側にまわったのだ。

「パソードはナルシストか?」と、ガーディアン紙は問いかけた。「それとも、自信喪失して、自分はもう学会に属す資格がないと考え、その規則に従わなくなってしまったのか?」

いまや彼は、テレビにも新聞にも登場しなくなっていた。ブライアンはこの成功に、ひそかな満足を感じているように見えた。

「じつは、ある興味深い意見がありましてね」と私は彼に言った。「リーダーたちの多くが精神障害を持っているというのですが……」

ブライアンは〈精神障害〉という単語にちらりと目を上げた。

「しかし、まずは診断をくだす側の人々を信頼できるかどうかを確かめたかったんです。それでうかがいたいのですが、あなたがいま扱っていらっしゃる大きな案件で、精神科医は信用できないということをはっきり証明できるようなものってありますか？」

沈黙があった。

それからブライアンは答えた。「ええ、トニーの件があります」

「トニーって誰です？」

「ブロードムーアにいるトニーですよ」

私はブライアンを見た。


ブロードムーアとは、ブロードムーア精神病院のことである。かつてはブロードムーア犯罪精神病院として知られていた。１９６０年代に３人の子どもと２人のティーンエイジャーを殺した〈荒地の殺人者〉イアン・ブレイディや、１９７０年代に、被害者の背後から忍びよって頭をハンマーで殴りつけ、13人の女性を殺した〈ヨークシャーの切り裂き魔〉ピーター・サトクリフ、１９８６年に７人の高齢者を殺害した〈ストックウェル・ストラングラー〉ケネス・アースキン、１９９２年７月にウィンブルドン・コモンでレイチェル・ニッケルを殺したロバート・ナッパー（彼は３歳になるレイチェルの息子の目の前で49回彼女を突き刺した）が送られた場所だ。ブロードムーアは小児性愛者や連続殺人犯や子どもを狙った殺人者など、自分を抑えられなかった者たちが送られる施設だ。

「トニーはいったい何をやらかしたんです?」

「彼の精神はまったく正常なんですよ!」とブライアンは言った。「しかし、精神病のふりをしたため、あそこに入れられてしまった！　そして、出ることができなくなっているんです。誰も、彼が正常だと信じようとしないからです」

「どういうことです？」

「彼は何年も前に、事件を起こして逮捕されました。誰かを怪我《けが》させたとかそんなところだろうと思うのですが、とにかく彼は懲役刑を逃れるために精神病のふりをすることにしたのです。お気楽な田舎の病院にでも入れられると高をくくっていたら、なんと、ブロードムーアに送られてしまった！　そして、いま、そこから出られなくなっている！　自分は正気だということをトニーが精神科医にわかってもらおうとすればするほど、精神科医たちはそういう行動こそがトニーの狂気を示す証拠だと確信を深める。トニーはサイエントロジストではありませんが、私たちは退院のための審査で彼を助けています。精神科医は頭がおかしいし、彼らは自分たちが話していることをまるっきりわかっていないし、その場その場で病気をでっちあげているのだという証拠が欲しいなら、あなたはトニーに会うべきです。ブロードムーアで面会できるよう手配してあげましょうか？」

これはすべて真実なのか？　本当に、正気の人間がブロードムーアに入院させられているのか？　もしも自分の正気を証明しなければならなくなったら、自分はどうするだろう、と私は無意識のうちに考え始めていた。まあまあ正常な自分自身を見せればそれで十分だと思いたいが、私はおそらく、目にパニックの色を浮かべた頭のおかしい執事のように、異常に礼儀正しく、有能で役に立つ人間に見せかけようとするだろう。さらに、まわりに狂気が満ちた環境におかれると、私はほとんど即座に普段よりおかしくなってしまう傾向がある。最近、イェーテボリ行きのライアンエアの飛行機の中で、「ウィーッ!」と叫んだことからも明らかだ。

トニーに会ってみたいか?

「お願いします」と私は言った。

ブロードムーアのビジターセンターは、市の総合レジャー施設かと見間違うような心休まる色に塗られていた。すべてがピンクかサーモンピンクかグリーンだった。壁紙はいかにも大量生産品という感じの、朝日が昇り始めた時刻のビーチに向かってフレンチドアが開かれているパステル画風の図柄だった。建物はウェルネスセンターと呼ばれていた。

私はロンドンから電車に乗ってきた。ケンプトンパークを通過するころ、やたらとあくびが出て止まらなくなった。これはプレッシャーに直面するとよく起こる現象だった。どうやら、犬も同じらしい。彼らも不安になるとよくあくびをする。

ブライアンが駅に迎えに来てくれて、私たちは病院までの短い距離をドライブした。2か所の検問所を通り抜けた。守衛はまず、「携帯電話を持っていますか?」と私に尋ねた。「録音機は? 弓鋸《ゆみのこ》が隠されているケーキは? はしごは?」そのあと、ゲートのついた高い防護壁をいくつもいくつも通り抜けた。

「ウェルネスセンターでの面会が許されているのはDSPDユニット全体でトニーひとりだと思

います」待っているあいだに、ブライアンが言った。

「DSPDって?」

「危険な重度パーソナリティ障害(Dangerous and Severe Personality Disorder)の略ですよ」

沈黙が流れた。

「トニーはブロードムーアのなかで最も危険な人々を収容する場所にいるんですか?」

「クレイジーでしょう?」とブライアンは笑った。


患者たちが部屋に入ってきて、親族とともに床に固定されたテーブルと椅子に座り始めた。みんなよく似た感じで、とてもおとなしく、悲しげな目をしていた。

「彼らは投薬されているんですよ」ブライアンがささやいた。

ほとんどの患者が太り気味で、楽《らく》そうなゆるめのTシャツとストレッチ素材のスウェットパンツを着ていた。たぶん、ブロードムーアでは食べる以外にあまりすることがないのだろう。

このなかに有名人はいるのだろうか、と私は考えた。

彼らは訪問者といっしょにお茶を飲み、自動販売機で買ったチョコレートバーを食べている。大半は若く、20代といったところで、訪問者は彼らの親たちだった。もう少し年長の患者も何人かいて、パートナーや子どもたちが会いに来ていた。

「ああ! ほら、トニーが来ましたよ!」ブライアンが言った。

私は部屋の向こう側を見た。20代後半の男性が私たちに向かって歩いてくる。彼はほかの者たちと違って、足を引きずるような歩き方はしていなかった。ゆったり堂々と歩いている。両腕を広げていた。スウェットパンツではなく、ピンストライプのジャケットとズボンといういでたちだった。その姿はまるで、出世を目指している若いビジネスマン。自分は、とても、とても良識のある人間だということを、世間の人々にわかってもらいたがっている青年みたいに見えた。そしてもちろん私は、テーブルに近づいてくる彼を見つめながら、このピンストライプは彼の正気さを示す手がかりなのか、それとも彼が正気でないことを示す手がかりなのかと考えていた。

私たちは握手を交わした。

「トニーです」と彼は自己紹介して、椅子に腰かけた。

「ブライアンに聞いた話では、きみは、精神病のふりをしたせいでここに入れられてしまったそうだね」

「そのとおりなんですよ」

人の役に立ちたいという熱意にあふれた、ごく普通の感じのいい青年の声だった。

「重傷害《GBH》で逮捕されて」と彼は言った。「房《ぼう》の中で考えたんですよ。『5～7年は食らうな』ってね。それで、どうしたらいいかほかの囚人にきいてみた。そしたら彼らは『ちょろいもんよ！　やつらに、おれは気が狂っていると言えばいいのさ！　そしたら郡の病院に入れてくれる。衛星放送とプレイステーション付きだ。しかも、ナースがピザを運んできてくれるんだぜ』って教えてくれた。だけど、おれは楽な病院に行かせてもらえなかった。代わりに、この最悪なブロードムーアに送られたんだ」

「それはどれくらい前のこと？」私は尋ねた。

「12年」トニーは答えた。

私は思わずにやりと笑ってしまった。

トニーもにやりと笑い返した。

トニーは、狂気を見せかけるのは簡単なんです、と言った。とりわけ、17歳でドラッグをやっていて、おっかない映画をたくさん見ていれば。本当に精神に異常をきたしている人々がどのようにふるまうかなんて知らなくても大丈夫。ただ、映画『ブルー・ベルベット』でデニス・ホッパーが演じた犯人の真似をすればいい。それがトニーのやったことだった。彼は往診に来た精神科医にこう言った。「おれは自分のハートからストレートに相手にラブレターを送るのが好きだ。そのラブレターっていうのは、銃から飛び出す弾丸のことさ。だから、おれからのラブレターを受け取ったら、あんたは真っ直ぐ地獄行きってわけだ」

有名な映画のセリフを借用するのはギャンブルだったけど、うまくいったんだ、と彼は言った。さらに多くの精神科医が彼の房を訪問し始めた。彼はレパートリーを広げて、『ヘルレイザー』と『時計じかけのオレンジ』、そしてデイヴィッド・クローネンバーグ監督作品『クラッシュ』(交通事故を起こすことで性的な喜びを感じる人々の話)からも少しずつ盗用するようになった。トニーは、性的な快楽のために壁に車をぶつけるのが好きだし、死にゆく女たちの目を見つめていると自分が正常だと感じられるから女を殺したいんだ、と精神科医に話した。

「それはどこからヒントを得たんだい?」私はトニーに尋ねた。

「テッド・バンディの伝記ですよ。刑務所図書館にあったんです」

私はうなずきながら、刑務所図書館にテッド・バンディに関する本を入れるのはあんまりいいアイデアとは言えないなと思った。

隣にすわっていたブライアンは、精神科医の騙されやすさと彼らの判断の不正確さを、皮肉っぽく嘲笑《あざわら》った。

「彼らはおれの言葉をすっかり真に受けてしまったんです」とトニーは言った。

ブロードムーアに到着したその日、この施設の中を一目見ただけで、トニーは自分が途轍《とてつ》もなくまずい決断をしてしまったことに気づいた。彼は緊急に精神科医と話したいと申し出た。

「おれは精神病じゃない」とトニーは彼らに訴えた。


頭がおかしいと彼らに思わせることよりも、正気だと信じてもらうことのほうがはるかに難しいんですよ、とトニーは言った。

「おれが思うに、正常に見せるのに一番いい方法は、サッカーのこととか、テレビ番組のこととか、ごく普通のことについて、人とごく普通に話すことなんです。そんなの、あたりまえだと思うでしょ？　おれは科学雑誌ニューサイエンティストを定期購読しています。科学の大発見のことを読むのが好きだから。あるとき、米国陸軍が爆薬を嗅ぎつけられるようマルハナバチを訓練しているという記事が載っていた。だからナースに言ったんですよ。『米国陸軍が、爆薬を嗅ぎつけるためにマルハナバチを訓練しているって知ってた？』って。あとでカルテを読んだら、『彼はハチが爆薬を嗅ぎつけると考えている』と書かれていたんです」

「私に会うのに、ピンストライプを着ると決めたのはいつだい？　そういう服装をしていると、どちらにも取られかねないって、気づいていたかな？」

「ええ」とトニーは言った。「だけど、賭けに出ようと思ったんです。それに、ここの患者の大部分は顔も洗わないし、何週間も着替えないだらしないやつらばかりだから、いいかげんうんざりなんですよ。それにおれはきれいな格好をしているのが好きだし」

私はウェルネスセンターをぐるりと見回し、患者たちをながめた。彼らはチョコレートバーをがつがつ食べている。いっしょにいる親たちは子どもとは対照的に、身なりにかなり気を使っていた。その日はちょうど日曜日、しかもお昼時だったから、彼らは古風な日曜のランチのためにおしゃれしているみたいに見えた。父親たちはスーツ、母親たちはこぎれいなドレスを着ていた。私たちのところからいくつかテーブルを隔《へだ》てたところに座っている気の毒な女性は、ふたりの息子がブロードムーアに入院していた。私は、彼女が身を乗り出して、順番に息子たちの顔をなでるのを見つめた。

「みんな、おれの精神的な状態を示す〈非言語的な手がかり〉に目を光らせているんだ」トニーはしゃべり続けていた。「精神科医ってのは、〈非言語的な手がかり〉が大好きなんですよ。彼らは体の動きを分析したがる。だけど、正気に見えるように行動しようとしている者にとってはひどく厄介なんだ。正気っぽく座るって、どうしたらいいんです？　正気っぽく足を組むのは？　しかも、彼らはものすごく注意深くこちらを観察しているから、いやでも自意識過剰になってしまう。正気っぽく微笑《ほほえ》んでみてくださいよ。とにかく、それは……ただ」トニーは少し間をおいた。「ただ……不可能なんだ」

私は、急に自分の姿勢が気になりだした。ジャーナリストらしく座っているだろうか？　ジャーナリストらしく足を組んでいるだろうか？

「それできみは、しばらくのあいだ普通に礼儀正しくしていれば、ここから出られるだろうと思っていたわけだね」と私は言った。

「そのとおりなんですよ」と彼は答えた。「おれは病院の庭の草とりを買ってでた。だけど、彼らはおれがとても行儀よくふるまっているのを見て、それはおれが精神病院という環境内では行儀よくふるまえることを示している、つまり、それはおれが精神異常であるという証拠だと決めつけたんです」

私は疑うような目でちらりとトニーを見た。直感的に、この話はうさんくさいと思った。あまりに〈キャッチ＝22〉的［同タイトルのジョーゼフ・ヘラーの著書に由来。どう転んでも勝ち目のない状態を意味する］すぎるし、陰湿でバカバカしい。しかし、あとでトニーが送ってくれたカルテの写しを読んだところ、まさにそのとおりのことが書かれていたのである。

「トニーは陽気で愛想がいい」と、ある報告書に書かれていた。「病院に拘留《こうりゅう》されていることによって、彼の病気は悪化を食い止められている」

（トニーが自分のカルテを読むことができて、さらにそのコピーを私にも見せることが許されているという状況は奇妙に思われるかもしれないが、これはまぎれもなく実際に起こったことなのである。それよりも、私がブロードムーアを訪問できるように、サイエントロジストが手配したという事実のほうがよっぽど奇妙だ。ブロードムーアはジャーナリストの出入りがほとんど許されない場所だ。サイエントロジストたちは、いったいどんな手を使ったのだろうか？　私には見当がつかなかった。謎につつまれた特別なコネがあるか、あるいは、煩雑な役所の手続きの抜け道を見つけるのが非常にうまいか、といったところなのだろう。）

トニーはその報告書を読んだあと、行儀よくするのをやめた。代わりに、非協力作戦を始めた。房に長い時間こもるようになったのだ。正直なところ、彼は強姦魔や小児性愛者とつるむのはぁまり好きでなかった。いっしょにいるのは不快だったし、ひどく恐ろしくもあった。たとえば、最初のころ、ストックウェル・ストラングラーの部屋に入って、レモネードを1杯くれないかと頼んだことがあった。

「いいとも！　ボトルごと持ってけ！」とストックウェル・ストラングラーは言った。

「1杯だけでいいんだ、ケニー」

「ボトルを持ってけ」

「本当に、1杯だけでいいんだってば」

「**ボトルを持っていけ！**」ストックウェル・ストラングラーは威嚇するように言った。

病院外では、精神異常の犯罪者と交わりたがらないのはごくまともなことだ、とトニーは言った。ところが病院内でそういうことをすると、「内向的な引きこもり、自分は重要人物だという誇大妄想的な考えにとりつかれている」とみなされる。ブロードムーアでは殺人者とかかわりたがらないのは狂気の兆候とされるのだ。

「この患者の行動は、ブロードムーアで悪化している。彼は［ほかの患者と］かかわろうとしない」とトニーの非協力期間に書かれた報告書にはある。

そこでトニーは、新しい過激な計画を考え出した。スタッフとも話すのをやめたのだ。セラピーを受ければ、それは患者が回復しているというしるしであり、回復しつつある患者に対して、病院側は入院加療を続ける法的権利がある。だから、セラピーをまったく受けなければ、患者は回復を望めず、治療不能とみなされて、病院はその患者を退院させなければならないだろうということに彼は気づいたのだ（イギリスの法律では重傷害程度の比較的軽い罪を犯した者が「治療不能な」患者である場合、永久的に入院させておくことは禁じられている）。

問題は、ブロードムーアではランチタイムにナースが患者の隣に座って軽く雑談することになっていて、それがセラピーの一部と考えられていたことだった。それでトニーは「あんたたちみんな、別のテーブルに座ってくれないかな？」と言わなければならなかった。

精神科医はそれを戦略的駆け引きと見抜いた。そして彼らは、「これは彼が〈狡猾で〉、〈人を操ろうとする〉性癖がある証拠であり、さらに彼は自分が精神異常だとは信じていないため〈認知の歪み〉が起こっている」と報告書に書いた。

いっしょに過ごした2時間、トニーはおおむね愉快で魅力的だったが、面会が終わりに近づくと、悲しげにふさぎ込むようになった。

「おれは17歳のときにここに来ました。いま、29歳です。おれは、ブロードムーアの病棟を歩き回りながら大人になった。隣には〈ストックウェル・ストラングラー〉、反対側の隣には強姦魔〈ティプトー・スルー・ザ・チューリップ〉、ということもあった。本来なら、人生で一番いい時期だったはずなのに。自殺も見た。男が別の男の片目をえぐり出すのも見た」

「どうやって？」と私は尋ねた。

「釘が刺さっている木片を使ったんですよ。やられたほうが自分の目を眼窩《がんか》に戻そうとしたんで、部屋から出ました」

ただここにいるだけで、頭がおかしくなるには十分なんです、とトニーは言った。看守のひとりが大声で「時間だ」と言うと、トニーはほとんどさよならも言わずに、さっとテーブルから離れて部屋を横切り、自分の病棟へと続くドアに向かった。すべての患者が同じように出ていった。それは恐ろしいほど極端に行儀のよい行動だった。ブライアンは車で駅まで送ってくれた。

どう考えたらいいかわからなかった。まわりにいた悲しげな目をした薬漬けの患者たちと違って、トニーは完全にノーマルで正気に見えた。しかし、私に何がわかる？　ブライアンは、わかりきったことだと言った。トニーがこうして長い年月ブロードムーアに閉じ込められていることからも、精神医学がいかに腐りきっているかがわかる。トニーの退院は早ければ早いほどいい。ブライアンはそのために最善の努力をする決心していた。

翌日、私はブロードムーアのトニーのユニットの医長であるアンソニー・メイドン教授に次のような手紙を書いた。「お手紙を差し上げたのは、トニーから聞いた話をどこまで信じていいのか、教えていただけるかもしれないと考えたからです」。返事を待つあいだ、私は考えた。そもそも、サイエントロジーの創設者、L・ロン・ハバードはなぜ、ブライアンの組織（CCHR）を創設することにしたのだろうか？　精神医学に対するサイエントロジーの戦いはどのように始まったのか？　私はブライアンに電話をかけてきいてみた。

「セントヒルで調べたらいかがですか」とブライアンは言った。「たぶん古い文献があると思います」

「セントヒル？」

「L・ロン・ハバードの昔の屋敷ですよ」

L・ロン・ハバードが1959年から1966年まで暮らしたセントヒル荘は、ロンドンから35マイルほど南にあるイーストグリンステッドという田舎町に、完璧な状態で保存されている、宮殿のような邸宅だ。新品同様の柱、非常に貴重な12世紀イスラムのタイル、そしていくつもの夏の部屋や冬の部屋があり、ある部屋の床から天井まではイギリスの偉人たちを猿に似せて描いた壁画で覆《おお》われていた。以前の所有者の注文によって20世紀に描かれた、奇妙で、形式ばった滑《こっ》稽《けい》さのある風刺画だ。そしてサイエントロジーのボランティアたちによって建てられた、外観は中世の城ふうの、大きくて現代的な増築部分。ハバードの人生をしのばせるささやかな思い出の品として、彼が使っていたカセットテープレコーダーや名前入りの便箋、日よけ帽《ソラトピー》などがサイドテーブルの上に置かれていた。

私は車を停めた。きっとブライアンが迎えてくれて、精神医学とサイエントロジー教会の初期の戦いについて詳しく書かれている文献を静かに読める部屋へ案内してくれるだろうと思っていた。ところが驚いたことに、角を曲がると、世界の主要なサイエントロジスト数名からなる歓迎団が私を待っていた。彼らは、私を迎えて邸内を見せるためだけに、何千マイルもの距離を飛行機に乗って駆けつけてくれたのだった。ぱりっとしたスーツに身をつつみ、期待に満ちた笑みを浮かべて、砂利の敷かれたドライブウェイに立っていた。

ここ数週間、メディアではサイエントロジー教会に関する否定的な報道が続いていた。きっと教会幹部の誰かが、私が形勢を逆転させる救世主となるかもしれないと考えたのだろう。いったい何が起こっていたかというと、数週間前、3人の元幹部職員（マーティ・ラスバン、マイク・リンダー、エイミー・スコビー）が、ショッキングなことに、彼らのリーダーであるL・ロン・ハバードの後継者、デイヴィッド・ミスカビッジを告訴したのだ。ミスカビッジは、上層部の者たちがアイデアマンとしての役目を満足に果たしていない罰として、日常茶飯事的に彼らを平手や拳固《げんこ》で叩き、「ぼこぼこにし」、床に倒して蹴り、顔を殴りつけ、顔が紫色になるまで首を絞め、思いもよらないときに一晩中椅子取りゲームをさせるなどといった虐待を加えたのだという。

私に会うためにロサンゼルスから飛んできた教会のチーフスポークスマン、トミー・デイヴィスはこう説明した。「ええ、確かに、殴られた人たちもいますし、床に倒されて蹴られた人たちも、顔が紫色になるまで首を絞められた人たちもいました。だが、加害者はミスカビッチ氏ではありません。じつはマーティ・ラスバン本人がやっていたのです！」

（あとで知ったことだが、マーティ・ラスバンはこうした暴力行為を認めているものの、すべてはデイヴィッド・ミスカビッチの命令によってやったことだと申し立てている。教会はその主張を否定している。）

トミーは私に言った。「あなたは一般のジャーナリストと違って自由な思想をお持ちだし、サイエントロジーに反対する者たちに雇われているわけでもない。そして予想外の現実を喜んで受け入れる方だとお見受けします」

彼はサイエントロジーが刊行する雑誌フリーダムを私に差し出した。フリーダム誌では、デイヴィッド・ミスカビッチを訴えたその3人を、中心人物《キングピン》、詐欺師《コンマン》、姦婦《アダルトレス》と呼んでいた。実際、アダルトレスは「札《ふだ》付きの姦婦」であり、「奔放な性的なふるまいを抑止する」ことを拒み、「5回も無分別な不貞行為」を犯し、「聖職者にあるまじき罪を犯したことによって教会から破門」されていた。

私は雑誌から顔を上げた。

「それで、一晩中続く椅子取りゲームの件はどうなんですか?」と私は尋ねた。

短い沈黙があった。

「ええ、まあ、ミスカビッチ氏は確かに私たちにそれを強要しました」とトミーは答えた。「しかし、報道されたような虐待ではなかったのです。とにかく、見学を始めましょうか。そうすれば、サイエントロジーの真の姿をおわかりいただけるでしょう」


トミーは、見学ガイドの仕事をボブ・キーナンに引き継いだ。「私はイギリスで、個人としてのL・ロン・ハバードの広報を担当させてもらっています」とボブは言った。彼はイギリス人の元消防士で、本人の語るところによれば、彼がサイエントロジーに出会ったのは「ロンドン東部の日雇い労働者用アパートで消火活動をしていた際、背骨を折ったあと」だったという。「バカなやつがまだ部屋に残っていたんですよ。そいつを見つけて、角を曲がったところ、床を踏み抜いて転落してしまいました。療養中に『ダイアネティックス』〔ハバードのセルフヘルプ本〕を読み、それが痛みに耐えるためのよすがとなってくれたのです」

セントヒル荘は、昨今の邸宅ではめったに見られないほど手入れが行き届いていた。イギリス貴族が実際の権力とふんだんな金を持っていた古き良き時代を描いたドラマに出てくる邸宅のように、汚れひとつなくピカピカだった。私が見つけた汚れは1か所だけだった。冬の間の床に敷きつめられた輝く大理石のタイルの何枚かがほんの少しだけ変色していたのだ。

「ここはロンのコカコーラマシンがあった場所です」ボブは説明しながら微笑んだ。「ロンはコカコーラが大好きでした。いつも飲んでいたんです。いかにも彼らしい。とにかく、ある日、マシンからシロップが漏れだしたんです。それがそのしみです。しみ抜きをすべきかどうかで、多くの議論が交わされましたが、私は残したほうがいいと思っています。なかなか味があるでしょう」

「故人の遺物ですね」と私は言った。

「まさしく」とボブは言った。

「トリノの聖骸布《せいがいふ》のコカコーラ版といったところでしょうか」

「どうとでも、お好きなように」

反サイエントロジストは、サイエントロジーという宗教と、その名のもとに行われる反精神医学運動などのすべてが、L・ロン・ハバードの狂気を表していると信じている。ハバードはパラノイアで、うつだったと言われている（どうやら、ときどき、感情を抑えきれずに泣きわめいたり、壁に物を投げつけて叫んだりしていたらしい）。トミーとボブは、ハバードは天才で、偉大な人道主義者だったと言った。彼らはハバードの経歴を語った。ハバードは国際的なボーイスカウト団員であり（「アメリカで最も若くしてイーグルスカウト団員となり、21個も勲章を受けた」とボブは言った）、パイロット、冒険家（溺《おぼ》れているクマをたったひとりで救ったという逸話もある）、信じられないほど多作なSF作家（夜行列車の中でたった一晩のうちにベストセラー小説を1冊書き上げた）、哲学者、船員、導師、そして、邪悪な精神医学による被害の告発者であった。精神科医たちが、CIAの資金による陰謀に加担して、患者に大量のLSDを投与し、電気ショック療法を施して彼らを洗脳し、暗殺者をつくりだそうとしていると最初に告発したのはハバードだったと言われている。彼は1969年にそうした実験に関する論文を発表していたが、ワシントンポスト紙がそのようなプログラム（MK－ULTRA作戦と呼ばれる）が実際に存在することを、何も知らない一般大衆にようやく公表したのは、1975年6月になってからだった。

ある人に薬と電気ショックを与えてから殺人を命じ、殺す相手や殺し方、そして殺害のあとの供述まで指示することは可能だ。精神科医よりも技術的に優れ、道徳的にはほぼ百光年も勝っているサイエントロジストは、薬物‐電気ショック療法に対する公《おおやけ》の無関心に真剣に抗議する……将来、警察が精神科医を逮捕しなければならない日が来るだろう。精神科医の悪事は暴かれるのだ。

——L・ロン・ハバード『痛み‐薬物‐催眠術』1969年

自分に対する政治的攻撃の裏には、私利私欲にかられた集団——すなわち精神医学界や製薬業界——の陰謀があるとハバードは信じるようになったと言われている。なぜなら、彼のダイアネティックスのセルフヘルプ原則（私たちはすべて〈エングラム〉と呼ばれる過去の生《せい》の痛ましい記憶に苦しめられており、それを自分から取り払うことができたとき、私たちは無敵になり、歯の再生も、盲目を治すことも、正気になることも可能になる、というもの）は、どんな人も精神科を受診したり、抗うつ剤を服用したりする必要はないということを意味しているのだから。

教会がつくったハバードの伝記ビデオではこう語られている。「L・ロン・ハバードはおそらくこの地球上に生まれた者のなかで、最も賢い人だった。L・ロン・ハバードはイエス、モーセ、モハメッドなどと肩を並べる偉大な人物なのである」

私のガイド付きツアーの最後の見学場所はL・ロン・ハバードの寝室だった。

「彼がこのベッドで最後に眠ったのは」とボブは言った。「1966年12月30日の夜でした。翌日の大晦日に彼はイギリスを離れ、二度と戻りませんでした」

「なぜですか」と私は尋ねた。

「彼が当時行なっていた研究が、ただ、とても……」ボブは黙り込んだ。彼はまじめくさった目で私を見た。

「彼の研究が重大なものになりすぎて、命の危険が迫っていることを恐れ、イギリスを出なければならなかった、とおっしゃりたいのですか？」と私は尋ねた。

「彼が到達しかけていた結論は……」ボブの声に不吉な調子が忍び込んできた。

「L・ロン・ハバードが恐れることなど、決してなかった」トミー・デイヴィスが鋭く口をはさんだ。「彼はどんな場所からも決して逃げ出したりしませんでした。彼が逃げたと人々が考えるのは間違っています。彼はただ、自分の思うとおりに行動しただけなのです」

「安全な楽園を求めて彼は去ったのです」私に会うためにワシントンDCから飛行機でやってきた教会の主席弁護士のひとり、ビル・ウォルシュが明言した。

「どのような研究だったのですか?」と私は尋ねた。
しばし沈黙。それからボブが、「反社会的パーソナリティについて」と静かに答えた。

反社会的パーソナリティ

[このタイプのパーソナリティは]後悔や恥といった気持ちを感じることができない。彼らは破壊的行動のみを承認する。彼らはかなり理性的に見え、非常に説得力がある場合がある。

――L・ロン・ハバード『サイエントロジーのエシックス入門』1968年

ハバードはセントヒルに住んでいるあいだに、米国精神医学会など、彼に敵対する者たちは反社会的パーソナリティの集まりであり、彼らはその邪悪さをハバードに向けることに取りつかれていると説き始めた。彼らの悪意は数えきれないほどたくさんの生《せい》を通して、何百万年間もかけて熟成されてきたもので、それは実際、強大な力となっている。「彼らを完全に叩きのめし……黒いプロパガンダを用いて評判を破壊することが」すべてのサイエントロジストの義務であると彼は書いた。のちに彼はその命令を取り消したものの(「それがマイナスの宣伝効果になったため」と彼は書いている)、この妥協しない態度こそが――「我々はイギリスのすべての精神科医に、殺人、暴行、強姦の少なくともどれかひとつ、または複数の罪を犯したという不名誉を与えたい……学会に属する現代の精神科医のなかで、通常の刑法によって、強要、暴力、および殺人の罪で、召喚および有罪宣告できない者はひとりもいない」――1969年の反精神医学部門CCHRの設立に結びついたのだった。

CCHRは、精神医学を、ハバードが描写したとおりのものと見た。精神医学は数千年も存続してきた暗黒の帝国であり、自分たちは巨人《ゴリアテ》を倒すという仕事を課せられた寄せ集め反乱軍なのだと考えた。

そして、彼らはいくつか見事な勝利を収めている。たとえば、1970年代と1980年代には、オーストラリアの精神科医ハリー・ベイリーに対し、作戦が遂行された。ベイリーはシドニーで、いかにも都市近郊にありそうな小さな私立精神病院を経営していた。病院には不安、うつ、統合失調症、肥満、月経前症候群などの患者がやってくる。ハリー・ベイリーは患者をにこやかに迎え、これを飲んでくださいと錠剤を差し出す。患者のなかには次に何が起こるかを知っている人もいたが、知らない人もいた。これはなんの薬ですか、と尋ねた患者には、「ああ、診察のときにはいつも飲んでもらうのですよ」とベイリーは説明する。

それで彼らは薬を飲み、深い昏睡《こんすい》状態に陥る。

ハリー・ベイリーは、どんな精神疾患の患者でも、昏睡状態にあるあいだに本人の心が自然に治癒していくと信じていた。しかし、彼の患者のうち26人から85人が、昏睡が深くなりすぎて死亡した。自分の吐瀉物《としゃぶつ》で窒息した患者もいたし、心臓発作、脳傷害、肺炎、深部静脈血栓症が原因で死亡した患者もいた。サイエントロジストはついにそのスキャンダルを嗅ぎつけて、ベイリーを調査するチームを結成した。そして生存者には訴訟を起こすよう、裁判所には彼を起訴するよう促《うなが》し、彼らはその通りにした。自分の研究は先駆的なものだと信じていたハリー・ベイリーは、非常に憤慨したのだが。

1985年9月、刑務所行きが決定的となったベイリーは「サイエントロジストと狂気の力が勝利したことを世間に知らしめよ」というメモを残して車に乗り、睡眠薬1瓶分をビールで飲みくだした。

ハリー・ベイリーは死んだ。彼が、恐るべき来世においてさらに悪の力を高め、それを人類に対して用いたりしないことを願うばかりだ。

私はセントヒルから自宅に戻り、『精神医学――死を生み出している産業』というタイトルのＣＣＨＲのビデオを見た。大部分はこれまでに起こった精神科医によるさまざまな虐待事件に関する綿密な調査結果だった。たとえば、サミュエル・カートライトというアメリカ人の医師がいた。彼は１８５１年に、奴隷だけに見られる、〈極度の放浪癖《ドラペトマニア》〉という精神疾患を見つけた。その疾患の唯一の兆候は「奴隷制度から逃げる願望」であり、治療法は再発防止策として「鞭でしたたかに打つ」こととされた。また、神経科医のウォルター・フリーマンは１９５０年代に、患者の眼窩にアイスピックを打ち込んだ。フリーマンは「ロボトモービル」と名づけたキャンピングカーのような車でアメリカ中を旅し、許可が下りた場所ではどこでも熱心に脳葉切除術《ロボトミー》を行なった。さらに、赤ん坊に正体のわからない透明な液体（酸でなかったことを願うが）をスプレーした行動心理学者のジョン・ワトソンという人もＤＶＤに出てきた。そこまで見たところで、私は、こういうやつらなら、どんなことでもやりかねないな、と思った。

しかし、ＤＶＤはそこで、推定の領域へと方向転換した。ハーバード大学の心理学者Ｂ・Ｆ・スキナーはどうやら、赤ん坊だった自分の娘を残酷にも1年間風防用アクリル樹脂でできた箱の中に隔離していたらしい。このアーカイブには実際に箱の中に入れられてニコニコ笑っている赤ん坊の映像もあった。私がのちに事実確認をしたところ、スキナーの娘は、その箱はただのベビーベッドであり、しかもそのベビーベッドに入れられていたことすらほとんどなく、自分の父親はりっぱな人物だったと生涯主張し続けたことがわかった。

DVDでは「あらゆる都市、あらゆる州、あらゆる国に、強姦や性的虐待や殺人、そして詐欺を犯している精神科医がいる」と解説されていた。

数日後、ブロードムーアのトニーから手紙が届いた。「ジョン、ここは夜になるとものすごく恐ろしい。この雰囲気は言葉ではとうてい表現できない。今朝、野生の水仙が咲いているのを見つけた。子どものときに母といっしょにしたみたいに、水仙の花のあいだを駆け抜けてみたくなった」

トニーは小包に自分のカルテのコピーを同封してきた。おかげで、トニーが1998年に自分は精神病だと偽り、精神科医にそれを納得させるために使用した正確な言葉を読むことができた。彼が話してくれたデニス・ホッパーの『ブルー・ベルベット』のセリフはだいたいそのとおりだった。「おれは自分のハートからストレートに相手にラブレターを送るのが好きだ。そのラブレターっていうのは、銃から飛びだす弾丸のことさ。だから、おれからのラブレターを受け取ったら、あんたは真っ直ぐ地獄行きってわけだ」というくだりだ。だが、ほかにもいろいろとあった。彼は本当に上手にやったのだ。彼はこんなことを精神科医に話していた。自分はCIAに尾行されている、街ゆく人々の目は偽物で、目があるべきところにあるのは青あざだ、頭の中で聞こえる声を黙らせるには誰かを傷つければいい、そうだ、男を人質に取って、そいつの目を鉛筆で突き刺せばいい。車を盗むくらいじゃスリルを感じないから、飛行機を盗もうと思っている。他人のものを盗るのは、持ち主が困ると思うから楽しいんだ、人を痛めつけるのはセックスよりずっといい。

こういうアイデアをどの映画から採用したのか、私にはわからなかった。映画のセリフを本当に真似たのかどうかもわからなかった。足の下で地面が揺らぐ気がした。突然、少しばかり精神科医の側につきたくなった。トニーは当時、きわめて薄気味悪い患者に見えたにちがいない。

ファイルにはもう1枚ページがあり、彼が1997年に犯した罪に関する記述があった。犠牲者はグラハムと呼ばれるアルコール中毒のホームレスで、たまたま近くのベンチに座っていた。彼はどうやらトニーの友人の10歳になる娘について「不適切なコメント」をしたらしい。コメントは女の子のドレスの長さに関するものだった。トニーは黙れと言った。グラハムはトニーを1発殴った。トニーはその報復として彼を蹴った。グラハムは倒れた。グラハムがおとなしくしていればそれで終わっただろう、とトニーはのちに語った。しかし、グラハムはそうしなかった。おとなしくする代わりに「それだけかい？」と言ったのだ。トニーは〈かっとなった〉。トニーはグラハムの腹や股間を7度か8度蹴りつけた。それからグラハムを置き去りにして、友だちのところへ歩いて戻り、もう1杯飲んだ。飲んだあと、再びグラハムのところへ行ってみると、彼は地面の上にぐったりと横たわっていた。トニーは体を屈めて何度も頭突きを食らわした上、さらに蹴りつけた。最後にもう1発顔を蹴ってから、トニーは歩き去った。

トニーが精神病に見せかけるために盗用したという映画のリストを私は覚えていた。リストの中には『時計じかけのオレンジ』もあった。あの映画は地面に倒れているホームレスをギャングの一団が蹴っている場面から始まる。

電話が鳴った。覚えのあるナンバーだった。トニーからだ。私は電話に出なかった。

・・・

1週間が経過し、やっと、待ち続けていたメールが届いた。トニーが入っているブロードムーア病院のDSPDユニットの医長アンソニー・メイドン教授からのメールだ。

「トニーは、刑務所よりも病院のほうが望ましいと考え、精神病のふりをしたことによってここへやってきました」とメールには書かれていた。

それは確かなことだと思うし、過去数年間トニーと会った多くの精神科医も同意見だと彼は書いてきた。現在、それが一致した見解である。刑務所に再拘留されていたときにトニーが述べた妄想は、あとから考えれば、真実味がなかった。あまりにもおぞましく、いかにもありきたりだった。さらにブロードムーアに入院して、まわりを見回し、自分が地獄のような場所に来てしまったことを悟ると、瞬時にして症状は消え失せた。

「なんと!」うれしい驚きだった。「よかった! そいつはすばらしいぞ!」

私はトニーと面会したとき、彼に好意を持ったが、この数日間、彼を警戒するようになっていたので、専門家によって彼の話が本当だと証言してもらえたのはうれしかった。

しかし、メイドン教授のメールには続きがあった。「彼を評価したほとんどの精神科医が――

たくさんの精神科医が彼を診察してきたのですが——彼は精神病ではないが、サイコパスだと考えています」

私はメールを見つめた。「トニーはサイコパスだって？」

私は当時、サイコパスについてはほとんど何も知らなかった。知っていることといったら、『存在か無』の謎を解こうとしていたときに、ジェームズから聞いたエシー・ヴァイディングの話だけだ。「彼女は、おびえた表情をした顔の写真を彼に見せ、この人の感情について説明してくださいと彼に言った。すると彼は、感情ってのがどんなものかは知らないが、これは人を殺しているときに、相手が死ぬ直前に浮かべる表情だと言ったそうだ」とジェームズは話してくれた。だから、サイコパスに関してはほとんど何も知らなかったが、これだけはわかっていた。サイコパスのほうがずっとたちが悪そうだ。

メイドン教授にメールを返した。「映画『ゴースト』に、ウーピー・ゴールドバーグが霊媒《れいばい》のふりをしたら、じつは彼女は本当に死者と交信できることがわかったというシーンがありましたが、それに似た感じでしょうか？」

「いや」彼は返信をくれた。「ウーピー・ゴールドバーグの場合とは違います。トニーは精神病だと見せかけた。精神病になると、幻覚や妄想といった症状が現れる。精神病は発症したり、また治ったりするのです。そして、薬物療法で回復が可能です。だが、トニーはサイコパスです。サイコパスには発症も治癒もない。その人の本質なのです」

懲役刑を逃れるために精神病のふりをすることは、いかにもサイコパスらしい、人を欺《あざむ》き、操ろうとする行為だと教授は説明した。トニーが自分の脳はおかしくなりそうだと見せかけたことは、彼の脳がすでにおかしくなっている証拠だった。

「トニーの診断には疑問の余地がまったくない」と教授のメールは結論づけた。

またトニーからの電話。私は出なかった。


「典型的なサイコパスだわ！」エシー・ヴァイディングは言った。

沈黙。

「本当ですか？」私は尋ねた。

「ええ！　あなたに会ったときの彼のようす！　典型的なサイコパスよ！」

メイドン教授からメールを受け取ったあと、私はエシーに電話をかけて会う約束をした。ちょうど、最初にトニーに会ったときのことを彼女に話したところだった。トニーがテレビ番組の『アプレンティス』〔参加者が会社に採用されることをめざし、見習い（アプレンティス）としてさまざまな課題をこなす、視聴者参加番組〕の出演者よろしく、ピンストライプのスーツを着て、両手を大きく広げて、意味ありげにゆっくりとブロードムーアのウェルネスセンターの部屋を横切って歩いてきたときのことだ。

「それが典型的なサイコパスのやり方なんですか？」

「私も一度、ブロードムーアにいるサイコパスを訪問したことがあるの。私はあらかじめ彼の関係書類に目を通しておいた。彼には、女性をレイプして殺し、その乳首を食いちぎるという、ぞっとするような経歴があった。読むだけで、恐ろしく、痛ましかった。ある心理学者が、『きみはこいつに会ったら、完全に魅了されてしまうよ』と私に言ったわ。『まさか！』と私は思った。

そしたら、どう？　完全にやられちゃったの！　彼のことをセクシーだとすら思った。すごくハンサムで、体は引き締まり、とても男らしい態度だった。ひりひりするほどのセックスアピール。殺された女性たちがなぜ彼についていったかがよくわかったわ」

「ファッショナブルなスーツを着るという考え自体が、サイコパスの目印かもしれないってことですね」と私は言った。「それはどこから得た知識ですか？」

「ヘアのチェックリストよ。ＰＣＬ－Ｒ」

私はぽかんと彼女を見た。

「ロバート〔ボブ〕・Ｄ・ヘアというカナダの心理学者が考案した一種のサイコパス・テストよ。サイコパス診断の究極の判断基準とされているの。チェックリストの最初の項目は〈口達者／うわべの魅力〉」

エシーはボブ・ヘアのサイコパス・テストについて少し教えてくれた。彼女の説明を聞くかぎり、それはかなり奇妙なものに思えた。彼女は講座もあるのよと言った。その講座ではヘア本人が、ボディーランゲージや文章の構成などを読み取って、こっそりサイコパスを見つけ出す方法を教えてくれるのだそうだ。

「トニーは何歳？」

「29です」

「メイドン教授もご苦労なことね。彼はまだまだ手を焼かせるわよ」

「どうしてわかるんです？」

突然、彼女が、ほとんど誰も気づかない手がかりを見つけて希少なワインを言い当てる天才ワイン鑑定士のように見えてきた。というよりも、実在することを証明するのがとても難しい、何か非常にとらえどころのないものを心から信じている賢い聖職者のようだと言ったほうがいいかもしれない。

「サイコパスは変わらないの。彼らは罰を受けても学ばない。いずれ年を取って怠惰になり、人を困らせるのが面倒くさくなるまで待つしかないわね。しかも、彼らは堂々とした姿を装うことができる。カリスマ的なの。人々は幻惑される。だから、ええ、彼らが表の世界で大成功を収めたりすると、本物の問題が始まるわけ」

私はエシーに、ペッター・ノードランドのクレイジーな本が、彼女の同僚たちのそれまでは合理的だった世界を短期間めちゃくちゃにした話をした。もちろん、ペッターにはサイコパス的要素はひとつもなかった。彼から感じられたのは、不安と強迫観念だった。それは私にも言えることだが、私よりも彼のほうがかなり重症なようだった。しかし、『存在か無』をめぐる冒険の結果、私は狂気が――我々のリーダーたちに見られる狂気が、普通の人々の日常生活にどんな影響を与えているかを調べてみたいと思うようになった。エシーは本当に、リーダーたちの多くが、トニーと同じように病んでいると信じているのだろうか？　彼らの多くがサイコパスなのか？

彼女はうなずいた。「刑務所に入っているサイコパスに関しては、実際に彼らがどれだけ大混乱を引き起こしているか数量化できるの。サイコパスは刑務所人口の25％にすぎないけど、刑務所内で起こる凶悪犯罪の60～70％は彼らのしわざなのよ。数こそ少ないけど、そういう人たちとかかわりたいとは思わないでしょ」

「刑務所に入っていない人口の何％がサイコパスなんですか？」

「1%」

エシーはサイコパスとはなんであるか、そして彼らは時として業界のトップに上り詰めることがあるが、どうやってそれをやってのけるのかを知りたいなら、現代サイコパス研究の父であるボブ・ヘアの著作を読んだらいいわと薦めてくれた。トニーはきっと、ボブ・ヘアのチェックリストで高得点を取るでしょうから、間違いなくずっと病院に閉じ込められるわよ、とエシーは言った。

そこで私は彼女のオフィスを出てから、ヘアの論文を探し出した。それによると、サイコパスは「魅力や巧妙な手口、威嚇《いかく》、セックス、そして暴力を用いて他人を支配し、自らの利己的な要求を満たす捕食者である。彼らは良心や共感といった感情を欠き、自分が欲しいものを手に入れ、好きなようにふるまい、罪の意識も後悔もなく社会規範を破り、期待を裏切る。言い換えれば、彼らに欠けているものは、人間が社会の調和のなかで生きていくために必要とする特質なのである」。

トニーから電話がかかってきた。無視し続けることはできなかった。息を吸い込み、電話を取った。

「ジョンかい?」と彼は言った。

その声は小さく、遠くから聞こえてくるようで、こだまがかかっているみたいだった。長い廊下の先に設置されている公衆電話から電話をかけている姿を想像した。

「やあ、トニー」私は事務的に答えた。

「しばらく連絡をくれなかったね」

明らかな理由もなく突然両親に冷たくされた子どものような口ぶりだった。

「メイドン教授は、きみはサイコパスだと言っている」

トニーはいらだったように息を吐いた。

「おれはサイコパスじゃない」

短い沈黙。

「どうしてわかる?」

「サイコパスは良心の呵責《かしゃく》を感じないと言われているけど、おれはたくさん感じている。でも、おれは良心の呵責を感じるといくら言っても、彼らは、サイコパスは後悔などしてもいないのに深く後悔しているふりをするのだ、と言うんだ」トニーはちょっと間をおいてから言った。「魔法使いの魔法みたいなもんですよ。彼らはなんでもかんでもあべこべにしちまうんだ」

「どうして彼らはきみがサイコパスだと思うのかな?」

「ああ、それはね、精神病に見せかけていた1998年に、おれは愚かにも、サイコパスの要素をちょっと入れちゃったんですよ。テッド・バンディみたいな。テッド・バンディの本から盗用したって話したのを覚えてるでしょう? テッド・バンディは間違いなくサイコパスだった。それが問題なんだと思う」

「そうかい」私は納得しかねるという声で言った。

「精神病じゃないと証明しようとするより、サイコパスじゃないと証明しようとするほうがもっとたいへんだ」

「どんなふうにして診断されたんだい?」

「サイコパス・テストを受けさせられました。ボブ・ヘアのチェックリスト。20項目のパーソナリティ特性で評価されるんです。リストに従って、1項目ずつ順番に点をつけていく。たとえば、うわべの魅力、退屈しやすい、共感性の欠如、良心の呵責の欠如、自己価値に対する誇大な感覚、とか。そんな感じ。各項目につき0点、1点、2点のどれかをつけるんです。40点中、30点以上ならば、サイコパスってわけ。それだけ。そして、それで運命が決まる。一生、サイコパスのラベルを貼られるんです。彼らは、きみは変わることはできないと言う。治療不可能だと。社会に危険を及ぼすと。そうして、こういうところに閉じ込められて……」

怒りと欲求不満でトニーの声は大きくなった。その声がDSPDユニットの廊下に響き渡るのが聞こえた。それから彼はまた自制心を取り戻し、再び声をひそめた。

「そうして、こういうところに閉じ込められる。普通に服役してれば、7年前に出られたはずなのに」

「サイコパス・テストのことを、もう少し教えてくれないか」

「〈無責任〉という項目を評価するときにはこんな質問をされるんです。『犯罪者と交流がありますか』もちろん、犯罪者と交流がありますよ。おれはこのくそブロードムーアにいるんだから」

確かに、彼の言い分には一理あった。しかし、それでもブライアンは、私の心がトニーから離れつつあるのを感じていた。彼は電話をかけてきて、最後にもう1回、トニーを訪問してみませんか、と誘った。ブライアンはトニーに不意打ちをかけて尋ねたいことがあると言った。それを私に聞いてもらいたいのだと。そういうわけで私たち3人は、再び日曜のランチタイムにブロードムーアのウェルカムセンターでチョコレートを食べ、PGティップスの紅茶を飲みながら話をすることになった。

トニーは今回、ピンストライプのスーツを着ていなかったが、それでも、同じ室内にいる危険な重《D》度《S》パ《P》ーソナリティ障《D》害とされる人々のなかでは、最もよい服装をしていた。私たちはしばらく世間話をした。私は、この話を本に書くときにはきみの名前は仮名にしたいから、名前を選んでくれないか、と言った。それで、私たちはトニーという仮名を使うことに決めた。トニーは、運よく彼らがこれを読んでくれて、自分を解離性同一性障害と診断したら、万事うまくいくかもしれないねと言った。

そのとき、突然、ブライアンが身を乗り出し、

「きみは後悔しているかい？」と尋ねた。

「おれが後悔しているのは」トニーも身を乗り出し、即座に答えた。「被害者の人生をめちゃくちゃにしたことだけじゃなく、自分自身の人生も、家族の人生も台無しにしてしまったことですよ。それがおれにとっての後悔だな。いろんなことができたはずだったのに。毎日、それが悔しくてたまらないんだ」

トニーは私を見た。

後悔について、ちょっとぺらぺらしゃべりすぎじゃないか？　私はトニーを見た。彼らは予行演習していたのか？　これは私のために仕組んだショーじゃないのか？　それに、本当に後悔しているなら、『おれが後悔しているのは自分自身の人生を台無しにしてしまったことだけでなく、

被害者の人生を……』とくるんじゃないか？　後悔について語るなら、そういう順番になるんじゃないだろうか？　いや、きっとこれが正しい順番なんだろう。よくわからないが。私は彼を釈放してやりたいと思うべきなのか？　それとも、思うべきでないのか？　そんなことわかるわけがない。ふと、活字で彼の釈放を求める運動をするのも悪くないな、と思った。擁護運動を装っているが、実際にはたいした効果はないというやり方で。文章のなかに、ほとんど誰も気づかないような疑惑の種《たね》をまいておく、といった程度。そう、とても微妙に。

気がつくと私は、おのれの視線でトニーの頭蓋骨に穴を開け、脳の中をのぞき込もうとするかのように、目を細めてじっと彼を見つめていた。私の顔に浮かんだこの好奇心に満ちた真剣な表情は、デボラがあのコスタ・コーヒーで、初めて『存在か無』を私に見せたときの表情と同じだった。トニーとブライアンは私の考えていることがわかったのだろう。ふたりとも、がっかりしたようすで椅子の背にもたれかかった。

「あなたはそこに座って、素人探偵のように人の心を探ろうとしている」とブライアンは言った。

「そのとおり」私はうなずいた。

「そういうのは精神科医にまかせておきなさい！」とブライアンは言った。「わかりませんか？　彼らは素人探偵と変わらないんですよ！　それなのに彼らには仮釈放委員会に影響を及ぼす力がある。ボブ・ヘアのサイコパス・チェックリストでしくじると、トニーのような人は永遠に隔離されてしまうんです！」

そのとき、2時間の面会時間が終わった。看守が時間だと呼ぶと、トニーはほとんどさよならも言わず、従順にウェルネスセンターを足早に横切り、姿を消した。

3　サイコパスはモノクロの夢を見る

19世紀の初めに、躁《そう》やうつや精神病とは関連しない狂気があると最初に提唱したのはフランスの精神科医のフィリップ・ピネルだった。彼はそれを妄想のない精神病《マニ・サン・デリル》と呼んだ。患者は表面的には正常に見えるが、衝動を抑えることができず、暴力激発傾向があると彼は述べた。サイコパスと呼ばれるようになるのは１８９１年になって、ドイツの医師のJ・L・A・コッホが『サイコパス的劣等性（Die psychopathischen Minderwertigkeiten）』という本を出版したときからだ。

振り返ると、ボブ・ヘアが登場する前には、定義はまだ固まっていなかったことがわかる。１９５９年の「イングランドおよびウェールズの精神保健法」では、サイコパスは単に「知能の遅れの有無にかかわらない持続的な精神の異常または障害であり、その結果、患者は異常な攻撃的行為、あるいははなはだしく無責任な行為に至り、医学的治療が必要となる、あるいは治療によって治る可能性がある」と説明されている。

最初からみんなの意見が一致していたのは、サイコパスが占める割合は人類のたった1％にすぎないにもかかわらず、彼らが引き起こす混乱の影響は甚大で、実際、社会がつくり変えられる——しかもすべて悪い方向に——場合があるということだった。たとえば、足の骨を折ったときに、変な具合にギプスをはめられれば、骨がおかしな方向に突き出してしまう可能性もあるわけで、それと同じようなことと考えてもらえばいいだろう。だから、差し迫った疑問は、「どうしたらサイコパスを治療できるか？」だった。

・・・

1960年代後半、若いカナダの精神科医が、その答えを見つけたと確信した。彼の名前はエリオット・バーカー。彼の数奇な物語は、いまではほとんど忘れ去られている。名前を見ることがあったとしても、救いようのないカナダの連続殺人犯などの死亡記事でちらりと触れられることがあるといった程度だ（まるで、かつての輝きはすっかり失われ、いまは見る影もなくなった60年代のロックスターのように）。しかし当時、同じ研究分野の仲間たちは、胸を躍《おど》らせながらバーカーの実験を見守っていた。バーカーは、何かものすごいことをやりそうな男に見えた。

ブロードムーアでトニーと会い、エシー・ヴァイディングのオフィスを訪ねたあと、私は数週間かけて、サイコパスとはどんなものなのかを知るために文献をあさった。そのなかで、たまたまバーカーのことが言及されている文章に出くわした。彼の温かな心、無邪気さ、少々変わった理想主義、サイコパスを治療するためならどんなに遠いところへでも出かけて行こうとする意欲などが、その文章からうかがえた。こうした表現は、精神に障害がある犯罪者を収容する施設内での精神医学的取り組みに関する報告のなかでは、まず見られないたぐいのものだった。そこで私は、彼本人と彼の友人にメールを送り始めた。

「エリオットは身をひそめていて、どんなインタビューも応じない」と彼の元同僚がメールで教えてくれた。「彼はとても心の優しい人で、いまは人々を助けることに熱意を燃やしている」

「私は、エリオット・バーカーが行なった研究に匹敵する研究はないと思っている」と、トロントのヨーク大学の社会科学教授リチャード・ワイスマンもメールをくれた。彼はザ・インターナショナル・ジャーナル・オブ・ロー・アンド・サイキアトリー誌［法律と精神医学の国際雑誌］に、「触法精神障害者を対象としたオークリッジ実験に対する考察」というタイトルで、エリオットに関するすばらしい論文を書いていた。「この実験は60年代のカナダで見られた多くの異なる文化的傾向を独特な形で統合したものであり、エリオットが非常に自由に実験できたことは彼にとっての幸運であった」

私は取りつかれたように、いろいろなピースをつなぎ合わせてオークリッジの話を再現しようとした。メール攻撃を開始したものの、収穫はなし。「親愛なるエリオット様、私は普段、これほどしつこいことはありません。どうか、しつこくメールすることをお許しください」とか、「私と会っていただくために、あなたを説得する方法はないものでしょうか？」とか、「もしこのメールに返事をいただけなければ、これで最後にするとお約束します！」とか。

そのとき、思いがけない幸運が訪れた。おそらく、インタビューを申し込んだ相手がほかの人だったら、私の少々常軌を逸した猛進を奇妙だと、いやうっとうしいとさえ感じたかもしれないが、エリオットと彼の仲間の元オークリッジの精神科医たちは心を動かされたらしく、私がしつこくすればするほど、彼らの気持ちはほぐれていった。ついに、彼らは心を開き、メールに返信をくれ始めた。

すべては1960年代の半ばに始まった。当時、エリオット・バーカーは大学を卒業したばかりの前途洋々たる精神科医だった。彼は精神科医としてどのような道に進むべきか模索しながら、精神医学雑誌で、近ごろ流行《はや》り始めている急進的な治療コミュニティについての記事を読むようになった。そうしたコミュニティでは、賢明なセラピストと無能な患者という旧式な上下関係を取っ払い、もっと実験的なアプローチをとっていた。好奇心をそそられた彼は、銀行から借りて金を工面し、若い妻とともに1年がかりで、世界中のこうした施設をできるだけたくさん訪問する旅に出かけた。

カリフォルニア州パームスプリングスでは、ポール・ビンドリムという精神療法医の指導により、ヌード集団精神療法が行われていた。集団療法の会場となったホテルは、当時の広告によれば、「豊かに樹木が茂り、野生生物がいる、ハイクラスリゾート」だった。そこでビンドリムは、寸分も隙のないいでたちのクライアントたち——彼らは初対面の者同士で、主に中流から上流の自由思想の持ち主、あるいは映画スターだった——に、まず「目と目を合わせて」見つめ合い、次にハグし合い、それから取っ組み合いをして、最後に、ニューエイジ・ミュージックの流れる暗い部屋で、自分たちの「衣服の塔」をはぎ取るよう指示した。彼らは裸で車座になり、「口の中で何か唱えながら瞑想し」、次に、ヌード集団精神療法の24時間マラソンに突入する。この感情的で神秘に満ちたジェットコースターさながらの精神療法のあいだ、参加者は金切り声を上げ、叫び、すすり泣きながら、心の一番奥底にひそんでいる恐怖と不安を告白する。

「物理的に裸になることで」ビンドリムは訪ねてきたジャーナリストに説明する。「心を裸にすることが容易になり、それによって、精神療法がスピードアップされるのです」

ビンドリムの考えのなかで最も物議をかもしたのは、彼が〈股間凝視〉と名づけたものだった。彼は参加者のひとりを、円の中央部に座らせ、両脚を空中に上げなさいと命じる。ほかの参加者たちは、その人の性器と肛門を、ときには数時間にもわたって、凝視し続ける。その間、中央にいる人はときどき「ここなのだ！　ここが、劣等意識を植え込まれている場所なのだ！」と叫ぶ。

ビンドリムは、参加者に直接自分の性器に語りかけなさいと指示することもある。集団療法に参加したあるジャーナリスト（ライフ誌のジェーン・ハワード）は1970年に出版した著書『可能性をひらく——グループのなかの自己変革』で、ビンドリムと参加者のひとり（ローナ）との会話を紹介している。

「あなたの股間で何が起こるのかをケイティに言いなさい」とビンドリムは彼女を促《うなが》した。ケイティとはローナの陰部のことだ。「さあ、『ケイティ、ここが、私が大便をして、ファックして、おしっこをして、自慰するところよ』と言いなさい」

ローナは恥ずかしがってしばらく黙り込んでしまった。

けれど、ついにローナは「ケイティは、もうそれを知っていると思うわ」と答えた。

カリフォルニアのいろいろな潜在能力回復セラピーを渡り歩いている人の多くは、さすがにヌード精神療法は行き過ぎだと考えていたが、エリオットはこの考え方に魅せられた。

エリオットの修行の旅はさらに続き、トルコ、ギリシア、西ベルリン、東ベルリン、日本、韓国、および香港にまで足を延ばした。(彼からのメールによれば)最も感銘を受けたのは、ロンドンで、「統合失調症患者のための集団精神治療施設、キングスレー・ホール を訪問し、伝説的な急進派精神科医R・D・レインとD・G・クーパーに会ったときだった」という。

たまたま、R・D・レインの息子エイドリアンは、ロンドン北部にある我が家から、通りをいくつか隔《へだ》てた場所に法律事務所を構えている。そこで、エリオットのなしえたことを理解するための調査の一環として彼を訪問し、キングスレー・ホールに関して何かご存じですかと尋ねてみた。

エイドリアン・レインは細身で、身なりのきちんとした男性だった。顔は父親に似ているが、父親ほど恰幅《かっぷく》はよくない。

「キングスレー・ホールの特徴は」と彼は言った。「患者がそこに行けば、狂気を克服できるというところでした。私の父は、介入せずに自然経過を待てば――つまり、ロボトミーとか薬物療法とか拘束服とか、そういった当時の精神病院でまかり通っていたひどい処置をしなければ――やがて狂気は燃え尽きると信じていました。LSDのトリップがやがて終わるように」

「エリオット・バーカーがキングスレー・ホールに訪問したとき、彼はどういったものを目にしたんでしょうか?」

「いくつかの部屋には、魅惑的なインドシルクのドレープがかかっていました。のちにフレディ・マーキュリーの衣装デザイナーになったイアン・スパーリングのような統合失調症患者たちが、踊ったり、歌ったり、絵を描いたり、詩を暗唱したりしていました。ティモシー・リアリーやショーン・コネリーのような自由な考え方の訪問者と交流することもありました」エイドリアンは少し間をおいた。「それから、ほかにも、あまり心をそそられない部屋がありました。たとえば、メアリ・バーンズの糞部屋みたいな部屋が、地下にあったんです」

「メアリ・バーンズの糞部屋？」と私は聞き返した。「施設のなかで一番悪い部屋っていう意味ですか？」

「最初にキングスレー・ホールを訪問したとき、私は7歳でした。『地下に、おまえに会いたがっている、とても変わった人がいる』と父は言いました。それで、私は地下に下りて行ったんですが、最初に口から出たのは『この糞のにおいは何？』という質問でした」

その糞のにおいは――エイドリアンが私にそう言ったのだ――慢性の統合失調症患者、メアリ・バーンズから漂《ただよ》ってきていたのだった。彼女はキングスレー・ホールの矛盾を表していた。レインは狂気を非常に高く評価していた。精神障害者は特殊なことを察知できる、そして、社会に浸透している本物の狂気を理解しているのは彼らだけだと信じていた。しかし、地下にいるメアリ・バーンズは気が狂っていることに腹を立てていた。それは彼女にとって苦痛であり、彼女は正常になりたくて必死だった。

彼女の要求はかなえられた。レインとキングスレー・ホールの精神科医たちは、彼女がもう一度、成長しなおせるよう（ただし健全な精神状態で）、赤ん坊の状態に戻ることを奨励した。ただ、その計画はうまく行っていなかった。彼女はいつも裸で過ごし、自分の排泄《はいせつ》物を体や壁に塗りつけていた。コミュニケーションの手段は金切り声だけ。そして誰かがボトルで食物を与えなければ、食べることを拒否した。

「メアリ・バーンズの糞のにおいは、深刻なイデオロギーの問題となっていました」とエイドリアンは言った。「だから、それについては、長い議論がなされました。メアリにとって、自分の糞の中で自由に転げまわることは必要でしたが、そのにおいは、ほかの人々が新鮮な空気を吸う自由を奪うことになる。それで彼らは糞対策に多くの時間を費やしたのです」

「あなたのお父さんはいかがでした？　彼はこうした環境のなかで、どんなふうにふるまっておられたのでしょうか？」

エイドリアンはせきばらいをした。「ええ、まあ、医師と患者のあいだのバリアをまったくなくしてしまうと、みんなが患者になってしまうという欠点があったんです」

沈黙が流れた。「キングスレー・ホールでは、みんなが医師の役にまわると私は想像していたんですが、それは楽観的すぎたかもしれませんね」と私は言った。

「ええ、逆でした」とエイドリアンは言った。「みんなが患者になってしまったんです。キングスレー・ホールは、非常にワイルドな場所でした。狂気を不健康に崇拝するようなところがあった。父が最初にしたことは、自分を完全に失って、狂気に向かうことでした。父の中にはもともと、狂った部分があったからです。父の場合、アルコールに依存した手に負えない狂気でした」

「それは、ひどく陰うつな考え方ですね。片側が狂気、反対側が正気の部屋に入れられると、狂気の側に向かうのが人間の習性ってわけですか」

エイドリアンはうなずいた。エリオット・バーカーのような訪問者は、メアリ・バーンズの糞部屋や彼の父親のアルコール依存症の狂気のような、最も暗い部分からは遠ざけられていたと彼は言った。その代わりに、インディアンシルクのドレープがかかった部屋で、ショーン・コネリーといっしょに楽しい詩の夕べを過ごさせるのだ。

「ところで。うまい糞対策をひねり出すことができたんですか？」

「ええ。父の同僚のひとりが『彼女は便で絵を描きたがっている』と言いだしたんです。絵の具を与えてみたらどうだろうって」そして、それはうまくいった。

メアリ・バーンズはのちに、有名なアーティストになり、いろいろな場所で作品展が開かれるようになった。彼女の絵は１９６０年代から１９７０年代にかけて、統合失調症患者の狂気に満ちた、カラフルで、痛ましく、熱狂的で、複雑な精神生活を描いている作品として大いに賞賛された。

「おかげで糞のにおいから解放されたわけです」とエイドリアンは言った。

エリオット・バーカーは、探究の旅で得た急進的な考えを頭にいっぱい詰めてロンドンから戻り、精神異常犯罪者を収容するオンタリオ州オークリッジ病院サイコパス・ユニットに就職の希望を出した。彼の偉大な旅の詳細を聞いて感動した病院の理事会は、彼を採用することに決めた。最初の数日間に彼がオークリッジで会ったサイコパスは、Ｒ・Ｄ・レインの施設にいた統合失調症患者たちとはまったく違っていた。彼らは確かに健全ではないのだが、表面的にはそう見えない。いたってまともそうだった。これは彼らが正常の仮面の下の奥深くに狂気を隠しているせいだとエリオットは推論した。どうにかしてその狂気を表に出してやることができれば、おそらく自然に狂気は克服され、他人の気持ちに共感できる人間として生まれ変わることができるだろう。そうできなかった場合は悲惨だ。彼らの人格を根本的に変えることができなければ、この若者たちは生涯、ここに閉じ込められることになる。

そこで彼は、トロント大学コノート研究所が所有する認可済みのＬＳＤを大量に入手する許可をカナダ政府から受け、何人かのサイコパスを被験者に選んだ（彼がカナディアン・ジャーナル・オブ・コレクションズ誌の１９６８年11月号で報告したところによれば「彼らは言語能力に基づいて選択され、大部分は年齢17歳から25歳の比較的若くて知的な犯罪者である」）。エリオットは明るいグリーンに塗られた小部屋をトータル・エンカウンター・カプセルと名づけ、そこに被験者であるサイコパスたちを入れ、衣服を脱ぐよう指示した。これは実際、急進的で画期的な治療となるはずだった。サイコパス犯罪者のための、世界初のヌードマラソン集団精神療法だった。

エリオットの荒削りなＬＳＤヌード集団療法はなんと11日間も続けられた。サイコパスたちは目覚めているあいだ片時も休まず、改善を目指して自らの内面にある最も暗い場所を旅し続けた。テレビも、衣服も、時計も、カレンダーも、とにかく集中を乱すようなものは何ひとつなく、ひたすら自分の気持ちについて語り合った（一週間に少なくとも１００時間）。腹が減ると、壁から突き出しているストローから食物を吸い込んだ。ポール・ビンドリムのヌード集団精神療法と同じく、絶叫し、壁をかきむしることによって、そして、禁断の性的願望の幻想を相手に告白することによって（当時のオークリッジ内部報告書の言葉を借りれば、「告白の最中に性的興奮状態に」なる場合もあったという）、自分の最も生《なま》の感情を発露することを奨励された。

これが精神病の殺人者のための拘禁《こうきん》施設で行われたのではなく、パームスプリングのリゾートホテルで行われたのなら、もっと楽しい経験だっただろうと私は思う。

エリオット自身は参加せず、マジックミラーを通してすべてを観察していた。サイコパスの治療者になるのは彼ではない。サイコパスたち自身が、伝統的な精神療法の凡俗な構造を打ち壊して、互いの精神科医になるのだ。

ときどき、偶発的に奇妙な方策がとられることがあった。たとえば、避けられない、不都合な事態としてユニットに訪問者がやってくることがある。保護施設への偏見を取り除くための政府の取り組みの一環として、たまに地元の青少年グループが見学に来るのだ。これはエリオットにとっては厄介な問題だった。見知らぬ人の存在が、何か月もかけてつくり上げてきたラディカルな雰囲気を壊してしまうかもしれない。そのとき、あるアイデアがひらめいた。彼は身の毛もよだつほど陰惨な現場写真を入手した。自分の顔を銃で撃ち抜くといった、おぞましい方法で自殺した人々の写真だ。そうした写真を訪問者の首から下げてもらったのだ。いまやサイコパスたちはどこを見ても、暴力の恐ろしい現実に立ち向かわなければならなくなった。

エリオットの初期の報告は悲観的だった。カプセル内の雰囲気は張りつめていて、サイコパスたちは怒りを帯びた目でにらみ合っている。誰も言葉を交わすことなく数日が経過する。何人かの非協力的囚人は、仲間のサイコパスたちによって無理やり副プログラムに参加させられたことにたいへん憤慨していた。彼らはそのプログラムで、自分の気持ちについて集中的に議論したくない理由を、集中的に議論しなければならなかった。また、プログラムに協力的でないサイコパスに対する罰のひとつとして、女物のドレスを着せるというのがあり、それに腹を立てている者もいた。そのうえ、顔を上げれば、大きく引き伸ばされた事件現場の写真を首からぶら下げたティーンエイジャーが好奇心いっぱいの顔で窓からのぞいているのが見える。それについては、全員が嫌がっていた。よかれと思ってやっているにもかかわらず、試みのすべてが失敗に向かっているように見えた。

私は、エリオットによってプログラムに参加させられた元オークリッジ収監者を、なんとかひとり捜し出した。彼、スティーブ・スミスは、いまはバンクーバーで、飛行機の窓ガラスなどに用いるアクリル樹脂プレキシグラスを扱う商売をしている。彼は成功者として、ごく普通の人生を送っている。しかし、１９６０年代後半、ティーンエイジャーだった彼は、放浪生活を送っていた。ＬＳＤでトリップしている最中に車を盗もうとして捕まり、１９６８年の冬、30日間オークリッジに拘禁された。

「エリオット・バーカーが私の房にやってきたときのことはよく覚えています」とスティーブは私に言った。「彼は魅力的で、穏やかでした。私の肩に腕をまわし、私のことをスティーブと呼びました。あそこで誰かにファーストネームで呼ばれたのは初めてでしたよ。彼は、『きみは自分が精神病だと思うかい』とききました。私は、違うと思う、と答えました。すると彼は『じつを言うとね、私はきみが非常に口のうまいサイコパスだと考えている。きみのような人のなかには、20年間以上も監禁されている人もいるんだよ。しかし、ここには、きみの病気を治すためのプログラムがあるんだ』と言いました。そういうわけで、たった18歳の私は、世紀の大犯罪を犯したというわけでもなく、ただ車を盗んだだけなのに、11日間も、壁に怪我防止用の詰め物がしてある部屋に、たくさんのサイコパスといっしょに閉じ込められたんです。多くがスコポラミン［幻覚剤の一種］でハイになっていて、みんなで私を見つめるんですよ」

「彼らはあなたになんて言ったのですか？」

「私を助けるためにそこにいるんだと」
「プログラムで、一番鮮明に記憶に残っていることはなんですか？」
「私は錯乱状態に陥ったり、正気を取り戻したりを繰り返していました。あるとき、気がつくと、ピーター・ウッドコックに縛りつけられていたんです」
「ピーター・ウッドコックって、誰ですか？」
「ウィキペディアで調べてください」と彼は言った。

ピーター・ウッドコック（1939年3月5日生まれ）はカナダの連続殺人犯、小児強姦魔。まだティーンエイジャーだった1956年から1957年にかけて、カナダのトロントで3人の幼児を殺害した。ウッドコックは1957年に逮捕され、法的に心神喪失と宣言されて、ペネタングウィシンにあるオンタリオ精神病施設内のオークリッジ病院に入院させられた。

——ウィキペディア

「それはさぞかし不快だったでしょうね」と私は言った。「あっ、彼のインタビュービデオがありましたよ」

ピーター・ウッドコック「子どもが死んで気の毒だったが、おれは神になったような気分だった。それは人間を超える神のパワーだった」

インタビュアー「それがなぜあなたにとってそれほど重要だったのですか？」

ウッドコック「それがおれに喜びをもたらしたからだ。おれはそれまでの人生で、どんなものからもほとんど喜びを得たことがなかった。しかし、子どもの首を絞めたときには、少しばかり喜びの感覚があった。そして達成感も。それがとてもいい気持ちだったので、またやりたくなった。だから、もう一度それを味わうために、別の子どもを探しに出かけたんだ」

インタビュアー「あなたがそういうことを達成感と考えていると知って、人々は震え上がるでしょう」

ウッドコック「わかってるさ。しかし、悪いが、これは怖がりな連中に聞かせる話じゃない。恐ろしい話なんだ。おれはできるかぎり正直に話そうとしている」

——BBCドキュメンタリー「正気の仮面」

「なぜピーター・ウッドコックに縛りつけられたんですか?」私はスティーブに尋ねた。

「彼は、私が安全にドラッグのトリップを終えられるようにするための、〈バディ〉だったんですよ」

「彼はあなたになんて言いましたか?」

「『おまえを助けるためにおれはいる』と」

ピーター・ウッドコックと過ごした時間について、スティーブはそれ以上のことは語らなかった。彼はその体験をはかない幻覚のような悪夢と表現した。しかし、それから数か月経った

2010年3月、ウッドコックが死んだ。ニュースを聞きましたか、とスティーブにメールしたところ、彼は返事をくれた。「ニュースを聞いて、ぞっとしました。ああ、ちくしょう！　つまりね、私とあの怪物のあいだには望んでもいないのに深い絆《きずな》ができてたんです。私たちの右の前腕には、そっくり同じ小さな花のタトゥーがあります。いっしょに彫ったんです。刑務所仲間がよくやるように」

何人もの子どもを殺した犯人と同じタトゥーを入れたことは、オークリッジ・カプセルの中で見られる、ねじ曲った出来事のひとつにすぎませんよ、とスティーブは言った。あそこではまともなことは何ひとつなく、現実がＬＳＤを通して歪《ゆが》み、まわりのサイコパスたちは壁をかきむしって、断眠に苦しんでいた。そして、エリオット・バーカーはそれらすべてを、マジックミラーを通して観察していたのだ。

しかし、週が過ぎていき、数か月経つと、予期していなかったことが起こり始めた。その変化はＣＢＣ放送のドキュメンタリー制作者、ノーム・ペリーによって伝えられた。１９７１年、ペリーはエリオットにオークリッジへ招待された。それは信じられないほど感動的な番組になった。タフな若い囚人たちが、私たちの目の前で、みるみる変わっていく。彼らはカプセルの中で相手を思いやることを学んでいるのだった。

「きみの話し方がとても好きだ」とある囚人が別の囚人に言う。彼の声には本物の優しさが感じられる。「世界中の単語はすべてきみのものだとでもいうように、きみの口から言葉が流れ出す。言葉はきみの財産だ。そしてきみは、言葉を自由に躍らせることができる」

私たちは研究室からそれをながめているエリオットの映像を見る。彼の顔に浮かんだ喜びの表情はかなり感動的だ。彼は嬉しさを隠し、プロフェッショナルな表情を装おうとしているが、見ればわかる。彼のサイコパスたちは優しくなった。なかには精神療法が完了するまで出所を延ばしてほしいと仮釈放委員会に申し出る者すらいる。当局は驚愕《きょうがく》した。普通、退院したくないと要求する患者などいないのだ。

1970年代の半ば、オークリッジの運営は、あまりにもうまく行きすぎていた。そのころ、疲労により燃え尽きかけていたエリオットは休息を必要とし、しばらくプロジェクトから離れることにした。後継者として、非凡な若き精神科医ゲーリー・マイヤーが舵を取ることになった。オークリッジのスタッフは、ゲリー・マイヤーの管理下で起こったことに関しては、かなり口が重かった。「彼がエリオットとまったく違うタイプだったことは確かです」と、スタッフのひとりがメールをくれた（本人の希望で名前は伏せておく）。「エリオットは、風変わりな治療法を考え出すにもかかわらず、見た目には保守的な感じの人物でした。しかし、ゲリーは長髪でサンダル履きのヒッピーだった」

いま、ゲリー・マイヤーは、ウィスコンシン州マディソンに住んでいる。半ば引退しているものの、いまだにふたつの重警備刑務所で非常勤の精神科医として働いている。私はミルウォーキーのアンバサダー・ホテルで朝食をとりながら彼と話をした。彼は初めてエリオットのプログラムについて聞いたときのことを話してくれた。精神医学を修めた医師を対象とした政府後援の新職員募集セミナーでのことだった。オークリッジを運営していたバリー・ボイドも講演者のひとりとして話をした。彼は聴衆の前でエリオットを褒め称え、多くの成功物語を詳しく語った。

「たとえばマット・ラム」ゲリーは言った。「このマット・ラムという男は殺人犯だった……」

(1967年1月、19歳だったマット・ラムはオンタリオ州ウィンザーのバス停近くの木陰にひそんでいた。すると、数名の若い男女が通りかかった。彼は木の後ろから飛び出し、一言も言わずに全員を撃った。そのなかのふたり、20歳の女性と21歳の男性は死亡した)「……そして、彼はそうした見知らぬ人々を殺したときどんな気持ちだったかときかれると、虫をつぶしたような感じだったと答えた。彼はエリオットの患者のひとりだった。患者のなかの花形、とまでは言わないが、とにかく、いかにもサイコパスらしい冷酷な人格だったのだが、徐々に人間的な温かさが培《つちか》われ、プログラムによって非常に改善したのだよ」

新職員募集セミナーでバリー・ボイドからマット・ラムの話を詳しく聞いた新米精神科医たちは息を呑んだ。なんとラムは現在自由の身であり、1973年に治癒を宣言されて、カプセルの成功物語のひとつになっている、というのだ。エリオットとその家族とともに彼の農場でいっしょに暮していて、柵を白い塗料で塗ったり、将来のことをじっくり考えたりしながら平和な日々を過ごしているという。ラムは問題を起こさずにいたが、一般に、サイコパスは治ったと言われても必ず逆戻りすると考えられていた。マット・ラムを同居させるというのは、ライオンの調教師がライオンを自分の家で飼うのと同じで、暴挙とも言える大きな決断だった。

しかし、ゲリーは息を呑まなかった。彼は感動して両手を握りしめた。夜の講演が終わると、彼はバリー・ボイドに声をかけた。

「もしかして、オークリッジに仕事の口はないでしょうか……」と彼は尋ねた。

たまたまそのとき、エリオットは協力して働いてくれる部下を探していた。それで数週間後、ゲリーはその職を得ることができたのである。

その晩、ゲリーは体外離脱体験をした。彼はそれを、正しい道に進んでいるサインと受け取った。

「それで、初出勤の日、あなたはどんなふうに感じたのですか？」と私は尋ねた。

「とうとう我が家に帰れた、という気分だったよ」とゲリーは言った。

ゲリーは、体つきこそ刑務所の看守のようで、胸板が厚く筋骨たくましいが、あごひげを生やし、優しい目をした67歳のヒッピーふうの男性だった。彼は当時、オークリッジの囚人たちを、自分と同じく心根の優しい探究者たちだと考えていた。彼は彼らの目をじっと見つめ、彼らを恐れなかった。

「相手の目をじっと見つめたときに見えるのは、閉じられたドアだけだ」と彼は言った。「だからそれを、ドアをノックするチャンスと考える。もしも相手がドアを開けようとしないなら、ただお辞儀をして、『わかった。いつか準備ができたときに』と言えばいい」

「閉じられたドアの向こう側には何があるのでしょうか？」と私は尋ねた。

「自由だ」とゲリーは言った。

そして、オークリッジには自由があった、至る所に自由があった、とゲリーは言った。「ある男は別の病棟に入院している男がとても好きだった。彼は庭で、その男を見つめていたものだったよ。そして彼の魂《たましい》は、自分の体を離れて、壁を通り抜け、その男と愛し合い、また自分の部屋に戻ってくるのだった。私たちはみんな、彼が優しくふるまうかぎり、遠慮なくやり続けたらいいと励ました。彼はいつも私に、自分の愛の行為を詳しく話して聞かせ、『どうだい？』ときいた。私には、彼の相手がどんな風に感じていたかはまったくわからない」ゲリーは悲しげに笑った。「私は長いあいだ、そのことを忘れていたよ」


それはゲリーの人生で最高の日々だった。こうした患者たちを回復させられると信じていた。「私は、カナダのほとんどの精神科医にはできない仕事をしていたのだと自負している」と彼は言った。病院の経営陣も、彼には絶対の信頼をおいていたので、彼がサイコパスたちを海図のない海に連れ出すことを許したのだった。たとえば、〈ドリームグループ〉だ。

「人は夢を見る。私は、彼らの夢の中で起こっていることを捉えたかった」とゲリーは言った。そこで、寝る前に彼らを集めて手をつながせ、「どうかこのコミュニティで、夢の中での生活を体験させてくれ」と言わせた。それから、彼らは静かに眠りにつき、夢を見る。

目覚めるとすぐに、彼らはドリームグループに参加する。そのグループにはサイコパスと統合失調症患者が同じ人数ずつ入っていた。

「問題は、統合失調症患者が異常なほど鮮明な夢を見ることだった。しかも次から次へといくらでも夢を見る。ところが、サイコパスの場合、ひとつでも夢を見ればラッキーだった」

「統合失調症患者はなぜサイコパスよりたくさん夢を見るんですか？」

「わからない」とゲリーは笑った。「そういえば、統合失調症患者の見る夢にはたいてい色がついていた。強烈な夢であればあるほど、色つきの可能性が高くなる。しかし、サイコパスが夢を見たとしても、白黒の夢だった」

これによって力のバランスが崩れ始めた。ゲリーによると、通常の集団療法では、統合失調症患者はサイコパスより控えめだった。「しかし、突然、憐れなサイコパスたちは、統合失調症患者たちが夢その1、夢その2、夢その3……と語り続けるのを黙って聞かなければならなくなったのだ」

やがてドリームグループを続けるかどうかを患者のなかで採決する時期が来た。統合失調症患者たちは続けるほうに賛成したが、サイコパスは強硬に反対して勝利を収めた。

「ただ、勢力争いのためだったのですか？」私はきいた。

「まあ、そういうことだ。そもそも、統合失調症患者の退屈な夢を聞きたいやつなんかいるかね？」

それから、〈集団詠唱《マスチャント》〉というのがあった。

「昼食後がチャントの時間だった。25分ほど、〈オーム〉と唱え続けるのだ。彼らはとてもうれしそうにやっていた。エコールームさながらに、病棟内にその声が響きわたった。じきに彼らは、調子を合わせて〈オーム〉を唱えるようになった」ゲリーは少し間をおいてから、再び話し始めた。「当時、精神科医が往診に来ていた。ある日、そうした精神科医のひとりがチャントを傍聴していたのだが、突然、彼女は立ち上がって部屋を出ていってしまった。私も困ってしまって彼女を捜しに行くと、廊下にいた。『あの部屋にいると、貨物列車に轢《ひ》かれそうな気がしてきたんです。どうしても外に出ずにはいられませんでした』と彼女は言った」

「彼女はパニックを起こしたんですか？」

「そう、彼女はパニックを起こした。自制心を失い、攻撃されているような気がしたのだぞうだ」


オークリッジの思い出のなかで、ゲリーが最も鮮明に覚えているのは、優しいサイコパスたちが学びながら成長していく姿だった。だが、愚かな精神科医や看守たちの陰謀のせいで、何もかもが台無しにされた。すべてが行きすぎてしまうと――すべてが『闇の奥』的［1899年刊のコンラッドの小説。ヨーロッパ文明と暗黒大陸アフリカの衝突をモチーフに、極限状況に置かれた人間の苦闘を描いた作品］になってしまうと、そういうことが起こるのだ、とゲリーは言った。

治療の最近の進展に関して懸念が表明されている。LSDの使い方が、当初、神秘主義的な概念の導入とともに承認された方法から、いくらかの逸脱をしているように見える。きみのプログラムのこうした側面を、少々改善してもらいたい。

――オークリッジ医長バリー・ボイドからゲリー・マイヤーに宛てた覚書、1975年8月11日

「そうか、きみはあの覚書を見たんだな」とゲリーは言った。「なるほど」

「何があったんです？」

ゲリーはため息をついた。「そうだな……」彼は話し始めた。

ゲリーは、いいかね、考えてみたまえ、と私に言った。クリスマスに両親のいる実家に帰るとどんなことが起こるか。それは何歳になっても変わらないし、洞察力のある賢明な大人になっても変わりはしない。「たった2日間、両親とクリスマスを過ごしただけで、家族という病理の最も深いレベルに引き戻されるのだ」

彼はオークリッジでも、それとまったく同じ問題を抱えていた。「私たちは、彼らにLSDを与え、週末にはヌードマラソン療法を施した。そして、彼らは確かに変わった。しかし、そのあと、そうした変化を受け入れる準備がまだできていない一般病棟に戻される。すると、彼らはまた昔の状態に引き戻されてしまうのだ」

二歩進んで、二歩後退。一般病棟全体が、病院中のサイコパス全員が、同時に、悟りの境地に到達できさえすれば……

そのとき彼はひらめいた。大規模LSDトリップだ！　それは過激だがきわめて意義深い方法だった。病棟の根深い病理を打ち崩す唯一の道。

「私はそれを、これまでやってきた治療の集大成と考えた」とゲリーは言った。「すべての人を同時に、LSDの旅へといざなう。数日ほどね。しかし、そのアイデアは警備スタッフを非常に動揺させた。出勤してきた看守たちに私は『患者たちを放っておいてくれ』と言った」

そういうわけで看守たちは、怒りと半信半疑の気持ちを抱えて、LSDですっかりイカれた26人の連続殺人犯や強姦犯が集団で走り回っているのを、離れたところから見守るしかなかった。

「たぶん、私のやり方がまずかったのだろう」とゲリーは言った。「看守たちはすべきことを失ってしまった。組合の連中は、私がおそらく彼らをクビにするつもりだと考えたのだ……」

数日後、ゲリーは警告の手紙を受け取った。そして、その何日かあとに出勤すると、彼の鍵では錠を開けることができなくなっていた。看守たちが一晩のうちに錠を変えてしまったのだ。鉄格子の向こうからひとりの看守が言った。あなたはクビだ、もう二度とオークリッジに足を踏み入れることはできない、と。

「まあ、いいさ」と現在のゲリーは言った。皿の上に残っている朝食を押しやる。「私は次に進む準備ができていたのだ」

ゲリーが去ってからも数年間は、犯罪精神医学において、エリオット・バーカーの人気は衰えなかった。おそらく彼は本当に、それまで誰も実現できなかったことをやり遂げたのだ。「オークリッジが開設されてから30年間に、死刑に相当する罪を犯した者がここから退院した例はありませんでした」とバーカーはドキュメンタリー制作者のノーム・ペリーに語った。「しかしいま、希望は現実のものとなりつつある。患者たちは、他人に対する無関心という心理学的牢獄から抜け出そうとしている。程度の差こそあれ、だれもが、その牢獄に閉じ込められているのです。私たちは、精神を病んでいるあいだに殺人や強姦の罪を犯してしまった人々を治している。彼らを回復させ、安全で役に立つ人間として社会に復帰させているのです」

エリオットはよく、この世で自分の親友と言える人々は、オークリッジの元患者たちだ、と隣人に語っていた。彼の父親はアルコール依存症で家族に暴力をふるっていたが、エリオットが10歳のときに自殺した。優しい人間になるようにサイコパスを教え導くことに彼が人生を捧げたのは、そのせいなのだろうか、と私は考える。そして、実際、彼の患者たちはオークリッジから出ていった。エリオットは多くの元患者と連絡を取り続け、オンタリオ州ミッドランドにある自分の農場に彼らを招待して、いっしょにラケットボールをやったり、柵をつくったり、作物を植えたりしていた。

ロンドンに戻り、このストーリーをまとめようとしていた私は、エリオットの成し遂げたことに深く感動していた。ブロードムーアに閉じ込められているトニーがすごく気の毒になった。多くのサイコパスの殺人者が、幸運にもエリオットとゲリーの指導を受けられたおかげで、回復を宣言されて、釈放されていた。ブロードムーアはなぜ、エリオットのアイデアを部分的にでも採用しないのか？　もちろん、そうしたやり方は、感傷的すぎるし、時代遅れな上にナイーブで、幻覚剤に頼りすぎているところがあるかもしれない。しかし、たまたまなんらかのパーソナリティ・チェックリストで悪いスコアを取ったというだけで、永久的にその人を監禁しておくよりもましなことは確かだった。

興味深いことに、1990年代前半にふたりの研究者が、エリオットのプログラムに参加して社会復帰を果たしたサイコパスを長期にわたって追跡し、その再犯率を詳細に研究していたことがわかった。その研究成果の発表は、エリオットとゲリーとカプセルにとって、特別な瞬間になるはずだった。通常、外の世界に出ることを許されたサイコパス犯罪者の再犯率は60％だ。エリオットたちのサイコパスはどうだったのだろうか？

明らかになった結果は、80％だった。

カプセルはサイコパスをさらに悪化させたのだ。

そのなかのひとり（セシル・ジル）は、徹底的な治療を何か月も受けたあとに回復したと判断され、釈放された。ところが、数日経たないうちに、彼は行き当たりばったりに14歳の少女をつかまえて、性的暴行を加え、意識を失っていた彼女を橋から川に投げ落とした。少女は必死に近隣の家まで這っていき、窓から侵入してキッチンの床の上に倒れているところを、その夜遅く発見された。彼女は生き延びたが、頭を川床に打ちつけたためにひどい傷跡が残った。

もうひとり（ジョゼフ・フレデリクス）は、１９８３年にオークリッジから釈放され、数週間のあいだに、ナイフで10代の少女を襲い、10歳の少年をレイプした。彼は1年後に再び釈放されて、今度は11歳の少年を襲った。さらにその4年後に、またしても釈放された彼は、ショッパーズ・ワールドというショッピングモールに行って、クリストファー・スティーヴンソンという名前の11歳の少年を誘拐し、レイプした。少年は両親に手紙を残した。

「親愛なるママとパパ、ぼくはこの手紙をふたりに書いています」

そして、そこで文章は終わっていた。警察がフレデリクスを捕らえたとき、彼は少年の体を警察官に見せて、「とてもいい子だった。なぜ死ななければならなかったんだ？」と言ったという。

ゲリーが「エリオットの患者の花形というわけではなかったが、それに近い存在だった」と説明したマット・ラムは、それほど人には害を与えない状況で一生を終えた。エリオットの牧場でフェンスを白く塗って、未来についてじっくり考えているあいだに、彼は軍人になろうと決心した。イスラエルの軍隊は、彼がサイコパスであることを理由に拒絶したが（「わかるだろ？」とゲリーは言った。「彼らには基準があるんだ」)、ローデシアの軍隊は彼を歓迎した。そしてラムは、ロバート・ムガベの支持者との撃ち合いで命を落とした。

プログラムにまつわる話で、最もいやな気分にさせられるのは、複数の子どもを殺したピーター・ウッドコックの事件だ。あのスティーブ・スミスがカプセルの中でくくりつけられた男である。1991年の夏の日、彼は初めて3時間の外出パスをもらった。担当の精神科医たちはまったく知らなかったことなのだが、ウッドコックはそのうちの10分間（午後3時10分から20分のあいだ）を、あらかじめデニス・カーという精神病患者の殺害に割り当てていた。ウッドコックはずっとデニスに迫っていたのだが、拒絶されていた。ウッドコックは病院の裏の森にカーを誘い、彼を滅多切りにした。

「動機は、手斧が体にどんな効果を与えるかを試してみることだった」とウッドコックは裁判で説明した。カーは頭頸部《とうけい》への「割創《かっそう》」が原因で死亡した。

その後、ウッドコックがオークリッジに戻ってから、BBC放送がその殺人について彼にインタビューした。

インタビュアー「そのとき、あなたはどんなことを感じていましたか？　相手は、あなたが愛した人でしたよね」

ウッドコック「ぶっちゃけていうと、好奇心かな。それと怒り。あいつはおれが何度迫っても、はねつけたから」

インタビュアー「あなたはなぜ、自分の好奇心を満足させるために、誰かが死ぬべきだと感じたのでしょう?」
ウッドコック「おれはただ、誰かを殺すとどんな気持ちになるか知りたかっただけだ」
インタビュアー「でも、もうすでに3人も殺しているじゃないですか」
ウッドコック「ああ。だが、それは何年も何年も何年も前のことだからな」

インタビューの最もつらい瞬間は、ウッドコックが、エリオットとグリーのプログラムのせいでもある、と認めたときだった。あのプログラムのおかげで、もっと悪賢いサイコパスになるにはどうすればいいかがわかったんだよ、と彼は言った。共感についての討論は、彼にとっては、共感しているように見せかけるための訓練のようなものだったのだ。

「もっとうまく人を操る方法を学んだ」と彼は言った。「それから、狂暴な感情を、もっと上手に隠す方法もな」

オークリッジ・プログラムは終了した。人生をかけてきた仕事を否定され、その証拠の重圧に押しつぶされたエリオット・バーカーは、カナダ児童虐待防止協会の指導者となり、サイコパスの子どものカウンセリングを専門にするようになった。

「私はいまでも、エリオットは真剣に取り組んでいたと思っています」と、現在もオークリッジに勤めているバーカーの元同僚がメールに書いてきた。彼は名前の公表を望んでいない。「もちろん、突飛な考え方や方法のせいで、彼はめちゃくちゃ叩かれ、たくさんの医療過誤訴訟も起こりました。ええ、あなたのご推測どおり、プログラムで治療を受けたサイコパスたちは、大金を稼《かせ》ぐことに関心がありました。でも、ボブ・ヘアと我々は、サイコパスは生まれつきのものだという点で、意見が一致しています。支配的な母親と弱い父親によってサイコパスがつくり出されるわけではないのです」

「それはよかったです」と私は返信した。「私は弱い父親で、妻は支配的な母親なもので」

4 サイコパス・テスト

The Psychopath Test

THE PSYCHOPATH TEST

「サイコパスを裸にして、自分たちの気持ちを語り合わせたのだよ！」ボブ・ヘアは笑った。「お手玉遊びをさせ、あげくに、サイコパス同士で精神科医ごっことは！」

彼はそうしたすべての理想主義的治療法に対し、あきれたようにかぶりを振った。「信じられんよ、まったく」

ある8月の晩、私はボブ・ヘアと、西ウェールズのペンブルックシャーにある田舎のホテルのバーで飲んでいた。彼は、黄色味がかった白髪頭に充血した目を持つ、かなりすご味のある風貌の人物だった。生涯をかけてサイコパスという悪の力と戦ってきた男、という感じがした。ついに彼に会うことができて、私の心は高ぶっていた。エリオット・バーカーやゲリー・マイヤーといった名前は、いまやほとんど消えたも同然で、残っているのは図書館に埋もれている、遠い昔のいかれた理想主義に基づく精神医学的実験について詳述した報告書のなかくらいのものだ。それに対し、ヘアはいまだに現役で、絶大な影響力を持っている。ヘアは、サイコパスを治すことは不可能であり、治癒を目指す代わりに、彼が生涯をかけて改良を重ねてきたPCL－Rチェックリストを使用してサイコパスを探し出すことに全力を傾けるべきであると主張しており、世界中の司法機関や仮釈放委員会がその主張を受け入れている。サイコパスのチェックリストはほかにもあるが、やはり断トツに広く使用されているのはヘアのPCL－Rだ。ブロードムーアでも、トニーはPCL－Rによって診断され、過去12年間あそこに閉じ込められてきたのだ。

ボブ・ヘアは、オークリッジのプログラムは、サイコパスがいかに「信頼できないか」をさらに強く裏づける証拠と見ていた。サイコパスに「共感すること」を教えれば、彼らは狡猾《こうかつ》にも、悪意に満ちた目的を達成するために「共感している」ふりをするときのための訓練としてそれを利用する。実際、オークリッジ・プログラムを第三者の立場から研究したすべての人が、同じ結論に達していた。ゲリー・マイヤーを除く、すべての人が。

「ああ」ゲリーは私に言った。「私たちは、不注意により、彼らをそんなふうに訓練してしまったのだと思う。つねにそういう心配はあった。しかし、プログラムは順調に進んでいたのだ……」

うまく行っていたのに、突然、彼は解雇されてしまった。

「彼らは、自分たちのリーダーがあんなふうに切り捨てられるのを見て、調子づいてしまったのだと思う」とゲリーは言った。「『馬鹿馬鹿しいったらないぜ！』とね。そして、リバウンドしてしまったのだよ」

何人かのサイコパスが釈放後に殺人を犯したのは、権力者に教訓を与えるためだった、とゲリーは信じていた。ゲリー・マイヤーのようなカリスマ性のある人間をクビにすれば、そういうことが起こるのも当然だ、というわけだ。

こう話してくれたときの彼の口調は沈んでいて、弁解がましく、自分は正しいと無理に思い込もうとしているように聞こえた。そのとき私は突然理解した。セラピストとクライアントの関係というのは、ものすごく熱狂的で、時になんの役にも立たないあぶくのような幻想と化すことがあるのだ、と。

私はボブ・ヘアにメールして、会っていただけないでしょうかと頼んだ。すると彼は返事をくれた。3日間の泊まり込みコースで、精神科医、脳イメージング専門家、介護福祉士、心理学者、刑務官、そして新進の犯罪プロファイラーを対象とした、チェックリストの講習会が開かれることになっており、私に600ポンドの参加費を払うつもりがあるなら歓迎するということだった。ただし30ページのチェックリストの冊子はこの価格に含まれておらず、361ポンド31ペンスの追加費用がかかる。私は彼のオフィスと交渉して、400ポンドに値引きさせた。報道関係者用ディスカウントだ。これで手配は完了。

講習会前日の月曜日の晩、参加者たちは部屋の中を歩き回っていた。ボブ・ヘアと同室にいるだけで感激している人々は、彼に近づいてサインを求めていた。そうでない人たちは遠巻きに疑い深そうなまなざしを向けている。これより前、ひとりの介護福祉士がこんなことを言っていた。

「雇い主が参加しろと言うので来たけれど、じつはあまり気が進まないんです」確かに、ヘアのチェックリストで高得点を取ったというだけで、いかにも恐ろしげなサイコパスという診断名(彼女はそれを「巨大なラベル」と呼んだ)が生涯ついてまわるというのは不公平に思われる。少なくとももう少し前までは、診断はかなりシンプルだった。衝動を抑えられずに暴力的な犯罪を繰り返せば、その人はサイコパスと呼ばれた。しかし、ヘアのチェックリストは、もっとやり方が陰険だった。言葉遣いや、言い回しから、憶測を働かせるのだ。彼女は、そんなの素人探偵みたいなものだわ、と言った。

私は、そういう懐疑的な見方もあるようですね、とボブに話し、私自身もある程度それに賛同していると言った。しかし、それはもしかすると、私が最近サイエントロジストと多くの時間を過ごしていたせいだったのかもしれない。

彼は不機嫌な顔で私を見た。

「講習が終わったとき、きみがどう感じるようになっているかが楽しみだ」

「まあ、それはともかくとして、あなたは、どういうきっかけでこれをお始めになったのですか?」

彼は私をじっと見た。彼の心が読めるような気がした。きっとこんなことを考えているのだろう。「私は疲れている。話をするにはたくさんのエネルギーがいるのだが、この男に話す価値はあるのだろうか?」

それから、彼はため息をつき、話し始めた。

1960年代の半ば――ちょうどエリオット・バーカーがオンタリオで、例のトータル・エンカウンター・カプセルを思いついたころだ――ボブ・ヘアはバンクーバーにあるブリティッシュコロンビア重警備刑務所というところで心理学者として働いていた。近ごろでは、刑務所ふうのバーとかダイナーなんてのがあって、縦縞の囚人服を着たウェイターが、有名な収監者にちなんだ名前がついた料理を運んできたりするが、当時、刑務所といえば、野蛮な評判がつきまとうおっかない場所だった。エリオットと同じくボブも、自分が担当しているサイコパスたちは正気の仮面の下に狂気を隠していると信じていた。しかしボブは、エリオットほど理想主義者でなかった。彼が興味を持ったのは、サイコパスを回復させることではなく、サイコパスを見つけることだった。彼は何度も何度もずるがしこいサイコパスに騙されていた。たとえば、刑務所勤務の初日のこと。刑務所長から、制服が必要だから、刑務所内で仕立てを担当している収監者にサイズを測ってもらいたまえ、と言われた。そこでボブは言われたとおり採寸してもらい、その男がとても熱心にやってくれるのを見てうれしく思った。男は長い時間をかけてすべてのサイズを正確に測った。足のサイズや、脚の内側の長さまで。ボブはその光景に感動した。このひどい刑務所のなかにも、自分の仕事に誇りを持つ男がいるのだ。

しかし、あとでできあがった制服が届くと、ズボンの片脚はふくらはぎまでしかなく、もう片方は引きずるほど長かった。ジャケットの袖《そで》も同じく左右の長さが違った。ただのミスであるはずがなかった。明らかに、あの男が彼をピエロのように見せようと仕組んだのだ。

あらゆる場面で、サイコパスは彼の生活を不快なものにした。車を刑務所の自動車修理工場に出したときには、ブレーキケーブルが切られていた。悪くすればボブは事故死していただろう。

そういういきさつで、彼はサイコパスを見つけ出すテストを考案しようと考えた。

彼は刑務所内で、サイコパスとサイコパスでない被験者を募集した。被験者はいくらでもいた。囚人たちはいつも退屈しのぎを求めていたからだ。彼は、一人ひとりに、脳波計《EEG》やら発汗測定装置やら血圧計やらをつけ、さらには発電機にまでつないだ。そして、「これから10から1までカウントダウンしていくが、1まで来たときに、非常な苦痛を伴う電気ショックを与える」と彼らに説明した。

反応の違いにボブは唖然《あぜん》とした。サイコパスでないボランティア（彼らの犯した罪はたいてい、一時の激情によるか、極貧または薬物乱用が原因）は悲壮な面持ちで覚悟を決めた。まるでその苦痛を伴う電気ショックが、自分に科せられた苦行であるかのように。そしてカウントダウンが1に近づくにつれ、発汗量は増えていった。「彼らはおびえている」とボブは観察記録をつけた。

「それで、1に達したとき、どうなったんですか？」

「電気ショックを与えた」とボブは答え、にやりとした。「私たちはものすごく痛い電気ショックを使っていた」

「それで、サイコパスのほうは？」

「彼らは汗をかかなかった。変化はなかったのだ」

私はボブを見た。

「もちろん」と彼は言い足した。「不快なことがまさに起こった瞬間には……」

「電気ショックですね？」

「そうだ。不快なことが起こったときに、サイコパスは反応した」

「悲鳴みたいな声を上げた？」

「ああ、悲鳴のようなものだと言っていいだろう」とボブは言った。しかし、モニターの結果からは、扁桃体《へんとうたい》が正常に機能していないように見えた。扁桃体とは、不快なことが起こることを予期して、恐怖のシグナルを中枢神経系に送る脳領域だ。

それはボブにとって途方もなく画期的な発見だった。サイコパスの脳は通常の脳と異なるという彼の説の最初の手がかりとなった。しかし、実験を繰り返すと、さらに驚くべきことがわかった。サイコパスは1に達したときにどのくらいの痛みが来るかを正確に知っていたにもかかわらず、無反応だったのだ。汗すらかかない。ボブは、エリオット・バーカーが長年認めようとしなかったことを学んだ。サイコパスの再犯の可能性は高い。

「彼らは、たったいま痛みを感じたばかりなのに、電気ショックによる痛みの記憶がまったくなかった」とボブは言った。「ということは、仮釈放の諸条件を破ったら再び刑務所送りだと彼らを脅《おど》しても効果はないのではないか？　彼らにとって、脅しはなんの意味も持たないのだ」

彼はさらに、驚愕反射試験という実験を行なった。まず、サイコパスと非サイコパスに、銃弾で顔が吹き飛ばされた犯行現場の写真などのグロテスクな写真を見せ、そのあと、彼らの不意をついて、耳もとでものすごく大きな音を立てた。非サイコパスは驚いて飛び上がったが、サイコパスは比較的平静なままだった。

ボブは、人はおびえて腰を浮かしているようなときに驚かされると、激しくびくつくことを知っていた。ホラー映画を見ているときに、突然大きな音が聞こえると、私たちは恐れおののいて飛び上がる。しかし、たとえば、クロスワードパズルか何かに夢中になっていると、大きな音がしても、激しくびくつくことはない。ボブはこのことから、サイコパスは、顔がぐちゃぐちゃになったグロテスクな写真を見ても、ぞっとすることはないのだろうと推論した。彼らはそうした写真に魅了されるのだ。

ボブの実験からわかることは、サイコパスにとって、銃で撃たれてぐちゃぐちゃになった顔の写真は、解かなければならない興味深いパズルでしかないということだ。私たちジャーナリストにとっての郵送されてきた謎の小包や、狂気を装っているかもしれない（あるいはそうでないかもしれない）ブロードムーアの患者と同じものなのだ。

この発見に興奮して、ボブは結果をサイエンス誌に送った。

「編集者は雑誌に発表せずに、論文を送り返してきた」とボブは言った。「手紙が添えられていたが、私はそれを決して忘れないだろう。『率直に言って、我々は、あなたの論文に示された脳波パターンのいくつかは、非常に奇妙だと思った。このような脳波が現実の人間のものであるはずがない』と書かれていたのだ」

ボブは一息入れて、ふっと笑った。

「現実の人間のものであるはずがない、だと」と彼は繰り返した。

おそらくサイエンス誌がボブに冷たい反応を示したのは、彼のことを1960年代後半にカナダの精神病院で派手にやっている一匹狼のサイコパス研究者のひとりと考えたからだろう。当時、そうした施設では、非現実的な馬鹿げたやり方が横行しており、ほとんど規則もなく、いわばサイコパス研究の無法地帯だった。やがて人権擁護団体が実験を規制するようになったのも必然の結果だった。そして当然のごとく、そしてボブにとってははなはだ残念なことに、電気ショックは1970年代前半に禁止された。

「軽いショックでさえもだ」とボブは言った。彼は何年も経ったいまでも、その法律にむかついているように見えた。「大きな音で彼らを驚かすことはできたが、許されたのは効果的な大きさとはいえない音量だった」

ボブはやむをえず方針を変えた。どうしたら、なるべく侵襲《しんしゅう》を与えずにサイコパスを見つけ出すことができるだろう? 行動にパターンはあるか? 疑いを持たない一般人にはわからないが、聞く人が聞けばそれとわかる言い回しを彼らはうっかり使っているのではないだろうか? ボブは、ハーヴェイ・クレックレーが1941年に出版した『正気の仮面(The Mask of Sanity)』という本をむさぼるように読んだ。クレックレーはジョージア州の精神科医で、彼の行なったサイコパスの行動分析――すなわち、サイコパスがその魅力的な普通の顔の下に、精神異常性をどのように隠しているかについての分析――は、この分野に多大な影響を与えることになった。ボブはひそかに自分のサイコパス患者たちを観察し、言葉の手がかりを探し始めた。

1975年に、彼はこの件について話し合うために会議を開いた。

「サイコパスに関して意見を持つと思われる一流の人々を世界中から招待した」とボブは言った。「結局、85人が、サンモリッツに近いスキーリゾート、レザルクのホテルに集まった」

会議の始まりは悲惨なものだった、とボブは言った。ひとりの精神科医が立ち上がり、聴衆に向かってドラマチックに自説を主張したのだった。「このボブこそ、サイコパスだ」と。ショックのさざなみが会場に広がった。

ボブは立ち上がり、「なぜそう思うのですか?」と尋ねた。

「まず、あなたは明らかに衝動的だ」と精神科医は答えた。「そして先の計画ができない。あなたは私を講演者としてこの会議に招いたが、それはわずか1か月前のことだった」

「あなたを招くのが1か月前になってしまったのは、もともと来る予定だった講演者が来られなくなったためです」とボブは答えた。

「ああ、あなたはなんて冷血で、人情味に欠ける男だ」と精神科医は言った。

「彼は本気でそう言ったんですか?」と私はボブに尋ねた。

「ああ、本気だったとも」とボブは言った。「いやなやつだよ」

レザルク会議の目的は、サイコパスのふるまい(言語的および非言語的な癖など)の詳細について、専門家が観察によって得た知識を集めることだった。パターンはあるのか? サイコパスはうっかりヒントになるような言い回しを使っているのか? 会議で出された結論は、いまではすっかり有名になっている20項目にわたるヘアのPCL－Rチェックリストの土台となった。その20項目とは――

項目1 口達者/うわべの魅力

項目2　自己価値に対する誇大な感覚
項目3　刺激を必要とする／退屈しやすい
項目4　病的な嘘つき
項目5　狡猾《こうかつ》／人を操る
項目6　良心の呵責《かしゃく》あるいは罪悪感の欠如
項目7　浅薄な感情
項目8　冷淡／共感性の欠如
項目9　寄生的な生き方
項目10　行動を十分に抑制できない
項目11　相手を選ばない乱れた性行動
項目12　幼少期からの行動上の問題
項目13　現実的な長期目標を持てない
項目14　衝動的
項目15　無責任
項目16　自分の行動に対して責任を取ろうとしない
項目17　何度も結婚するが長続きしない
項目18　少年犯罪
項目19　仮釈放の取消
項目20　多様な犯罪歴

そして、翌日の朝一番に、私たちはそのチェックリストの使い方を学ぶことになっていた。

火曜日の朝。出席者たちはこれから3日間私たちが使うことになっているイベント用大テントの中を歩き回っていた。ボブ・ヘアのファンもいた。ボブがテントの隅に立って、「たくさんのサイコパスが、自分が監禁されているのは私のせいだと思っているので、銃を携帯するようになったのです」などと話し始めると、聴衆が集まりだした。テントは、かなり潮の干満の差がある河口近くに設置されていた。ピーチカラーの絹の掛け布が夏の朝風ではためいていた。ボブは、いまではサイコパス分析の研究者のあいだではよく知られているエピソードを持ち出した。それはピーター・ウッドコックがオークリッジからの外出を認められた最初の日に、デニス・カーを殺した理由を説明したときの話だった。ウッドコックが「ただ、誰かを殺すとどんな気持ちになるか知りたかっただけだ」と答えると、インタビュアーは「でも、もうすでに3人殺しているじゃないですか」と言った。それに対しウッドコックは「ああ。だが、それは何年も何年も何年も前のことだ」と返したのだった。

ボブは私のほうを見て言った。「ほら、わかるだろう? すぐに忘れるんだよ。あの電気ショックテストのときと同じだ」

聴衆の何人かはくすくす笑った。しかし、ここにも懐疑的な人々はいた。精神科医や心理学者や介護福祉士や犯罪プロファイラーや神経学者は、カリスマ的指導者にああしろこうしろと指図されるを嫌う傾向がある。「そう簡単には丸め込まれないぞ」という雰囲気があたりに漂《ただよ》っているのが感じられた。

私たちは席に着いた。ボブはスイッチを軽く押した。するとスクリーンに、誰もいない部屋が映し出された。それはいかにも公立の施設といった感じの殺風景な部屋で、ほとんど色とも言えないようなくすんだ青色に塗られていた。ベニヤ板製のデスクがひとつと、椅子が1脚置かれていた。ほんのわずかに明るさを添えているのは、壁に取りつけられた鮮やかな赤色のボタンだけだった。部屋の中に、男が入ってきた。身なりがよく、なかなかハンサムだ。目がかすかにきらりと光った。彼は椅子を赤いボタンの下に移動させた。椅子を押していくとき、軽く床をこする音がした。

「みなさんは彼がいま何をしたかわかりますか?」とボブは尋ねた。「彼は椅子を非常ボタンの下に動かしました。カメラの後ろに立っている私の部下の研究者を威圧するためにそうしたのです。この場を支配しているのは自分だと見せつけているわけです。こうした支配の感覚は彼らにとって重要です」

それから男は話し始めた。

彼の名前も、この部屋がどの刑務所の中にあるかもわからなかった。午前中を通して、彼は症例Hと呼ばれた。言葉にはカナダなまりがあった。

まず、あたりさわりのない質問から始まった。研究者は症例Hに学校の話を聞かせてほしいと言った。

「おれは学校の和気あいあいとした雰囲気が好きだった。新しいことを見たり、学んだりするのも楽しかった」

「あなたは今までに、校庭でけんかして誰かに怪我をさせたことはありますか？」と研究者は尋ねた。

「いや、校庭でふざけたりすることはあったが」

（これらは重大な質問だった、とボブはあとで説明した。この答えが、チェックリストの〈項目12　幼少期からの行動上の問題〉に関係してくるからだ。ほとんどすべてのサイコパスが子どものころに、執拗ないじめ、破壊行為、薬物乱用、放火などの深刻な問題行動を起こしていて、それが始まるのはだいたい10歳から12歳だとボブは言った。）

「殴り合ったことは、2回か3回あった」と症例Hは言った。「一度、相手の子の腕を折ったことがある。あれは本当にいやな感じだった。その子を組み伏せて、腕にぐっと強い力をかけたら、ぽきんと折れてしまったんだ。そんなことはしたくなかったんだが」

私たちは評価シートに書き込んだ。彼の説明には、なんとなく薄気味悪い距離感が感じられた。「腕にぐっと強い力をかけたら、ぽきんと折れてしまった」だなんて、まるで自分がその場にいなかったような言い方ではないか。

〈項目7　浅薄な感情——正常な範囲および深さの感情を経験できないと思われる〉

〈項目8　冷淡／共感性の欠如〉

〈項目10　行動を十分に抑制できない〉

私は、飛行機の中で鼓膜《こまく》が破れたときのことを思い出した。その後の数日間、まわりのすべてが遠くおぼろげに感じられ、直接触れることができないように思えたものだった。その霧がかかったような感覚が、サイコパスにとっては普段の状態なのか？

ボブは以前に、こんなことを話してくれた。「ＦＢＩにいた私の古い仲間のひとりが、カーラ・ホモルカという女を調べていた。カーラとその夫は、自分たちが若い女性たちを拷問し、レイプし、殺すところをビデオで撮影していた。警察官が彼女を自宅に連れて行って、どこで死体を切断したのかと尋ねると、カーラは『妹はきっとその敷物を欲しがるわ……』とつぶやいた。それから浴室に入ると、『ねえ、ちょっときいてもいい？　私、ここに香水の瓶を置いておいたんだけど……』と言った。事件にはまったく無関心だった。それは驚くべきことだった」

ボブは、サイコパスが率直に、自分には感情が欠如しているんだと話してくれると、いつもうれしい驚きがあると言った。彼らの大部分は感情があるふりをする。私たちのようなサイコパスでない人間が泣いたり、こわがったり、感動したりすると、彼らはそれに興味を引かれる。彼らは私たちを観察して、宇宙生物が地球人に紛《まぎ》れ込もうとするかのように、私たちを真似ようとする。しかし、しっかり目を開いていれば、簡単にそのいんちきをあばくことができるのだ。

「結局、カーラ・ホモルカはどうなったんですか？」

「彼女は現在、出所している。ＦＢＩは、彼女が少女のふりをするのを信じてしまったのだ。髪をお下げにして、優しくかわいらしい女の子のようにふるまうのがじつにうまかった。犯行をすべて夫のせいにして、司法取引をした。12年の刑が科された」

〈項目5　狡猾／人を操る〉

〈項目4　病的な嘘つき——嘘をつくことが他者とのやりとりにおいて特徴的な部分となっている〉

症例Hのビデオインタビューは続いた。学校で子どもの腕を折ったのと同じころ、彼は継母をクローゼットに閉じ込めた。弟をしつけようとしたことに対する報復として。

〈項目14　衝動的〉

「彼女はだいたい12時間くらいクローゼットの中に閉じ込められていた。それから親父が帰ってきて、外に出してやったんだ。哀れなものだったよ。彼女はただすすり泣いていた」

ボブの部下が、銀行強盗にインタビューしたことがある。するとその強盗は、銃をつきつけられた出納係が恐怖のあまりに失禁したようすを語った。

「哀れだったねえ」と強盗は言った。「あんなふうに失禁する姿を見るのはさ」

・・・

私は聴衆のなかに混ざっている私と同じ懐疑論者たちのほうをちらっと見た。いまや、私たちの疑いは少し薄れ始めていた。私たちはメモを取った。

〈項目6　良心の呵責あるいは罪悪感の欠如〉と私はメモ用紙に書きつけた。

「継母をクローゼットに閉じ込めて、どんな気分でしたか？」インタビュアーは症例Hに尋ねた。

「すかっとした。いい気分だった。おれにはパワーがあった。おれが支配していたんだ」

〈項目2　自己価値に対する誇大な感覚〉

「おれは地元で夜間の店員になった」と彼は続けた。「酔っぱらって暴れる客や、無礼な客を、痛めつけてやった。ふたりほど、かなりこっぴどくのしてやったよ」

「あなたはそれに関してどのように感じましたか？」

「別に何も」

私たち出席者は興奮してお互いに顔を見合わせ、メモを走り書きした。私は、知り合いのなかで、普通の人なら持っているはずの多彩な感情が欠如している人はいるだろうか、と考え始めた。

「病院へ行かなければならないくらいひどい怪我を負わせたことはありますか？」とインタビュアーは尋ねた。

「さあね。そんなこと気にかけなかった。おれの問題じゃないからさ。おれはけんかに勝った。負けたやつのことなど、どうでもいい」

私はこういうことが得意だ。行間を読むとか、手がかりを探し出すとか、干し草の山から針を見つけるとか。この20年間、ジャーナリストとしてやってきたことだからだ。

症例Hを見ていると、目が見えなくなった人はほかの感覚が研《と》ぎ澄まされるという話を思い出す。罪の意識や恐怖や後悔という感情を失った代わりに、彼が増強させたものは、巧みに人を操る能力（「おれはドラッグや金のために、身近な人間を操ることができた。友だちを利用するんだ。やつらのことを知っていればいるほど、どのボタンを押せばいいかわかるんだ」と彼はボブの部下に言った。〈項目9　寄生的生き方〉と、罪を犯したことであといやな気分になることはないという才能だ。

「あれは一種のビジネスなんだ」自分のやった強盗事件について詳しく話しながら、彼は肩をすくめた。「やつらは保険に入っていたんだから」

サイコパスは誰でも、犠牲者には文句を言う権利がまったくないと主張する、とボブから聞いていた。やつらは保険に入っていたんだから、いいんだ。あるいは、ああいうふうに袋叩きにされて、貴重な人生レッスンを学んだのだから、いいんだ。あるいは、とにかく、やつら自身のせいなんだから、仕方がないさ。あるとき、ボブは、バーの勘定のことで衝動的に人を殺した男にインタビューした。

「全部あいつが悪いんだ」と殺人者はボブに言った。「誰が見ても、あの夜のおれは不機嫌だとわかっただろうからな」

〈項目16　自分の行動に対して責任を取ろうとしない〉

こうしたことはすべて、症例Hが、自身の犯した罪のなかで最も恐ろしい犯罪の詳細を語るクライマックスに向かうための序章にすぎなかった。話は何気なく始まった。私は彼が話している内容を、最初のうち、うまくつかみとることができなかった。顔見知りの少年がいた。少年は自分の両親を憎んでいた。それがその少年の本当の弱点だった。症例Hは、この憎しみをうまく利用できるんじゃないかと考えた。たとえば、少年をけしかけて、両親から金を盗ませ、あとでそれを山分けするというのもいいかもしれない。それで彼は少年をそそのかし始めた。おまえが問題を抱えているのはすべて親のせいだぞ、と。症例Hは、どのボタンを押せば、少年のいまにも噴出しそうな怒りを爆発させることができるか、よく知っていた。

「あいつが自分のことを語れば語るほど、うまくやつを操れるようになった。おれはただ、あおっただけさ。あおればあおるほど、こっちに都合がよくなった。おれは操り人形師の役をしていたんだ」

やがて少年の怒りはふつふつと沸き立って抑えきれなくなった。彼は野球のバットを手にすると症例Hをひきつれて車に乗り込み、両親の家まで運転していった。家の前に着くと症例Hは、「小馬鹿にしたような目であいつを見て、『やってみせろよ』と言った。そしたら、あいつは本当にやっちまったんだ。やつは野球のバットを持って主寝室に入っていった。おれは、まあ、なんていうか、勝手にさせておいた。やつは殴り始めた。際限なく。永遠に続くような気がしたね。やつは血のしたたるバットを振り回しながら玄関に戻ってきた。犠牲者のひとりと目が合った。人間には見えなかった。とにかく、それはとても人間とは思えない代物だった。抜け殻みたいな表情。家にいたのは3人で、ひとりは死に、あとのふたりは重傷を負った」

問題を抱える暴力的な少年が、感情をサイコパスにコントロールされたために起こった事件だった。

ボブの部下は彼に尋ねた。もし過去に戻って、人生を変えることができるとしたら、何を変えたいですか？

「おれもよく、そういうことを考える」と症例Hは答えた。「でも過去に戻ったら、これまで学んできたことがすべて、なくなってしまうだろう」彼は少し間をおいてから言った。「剣を鍛造《たんぞう》するときには、炎が熱ければ熱いほど、刃は強靭《きょうじん》になる」

「ほかに何か言いたいことは？」

「ない。それだけだ」

「そうですか、ありがとう」ボブの部下は言った。

ビデオは終わった。私たちはランチ休憩に入った。

そんなふうに3日が過ぎていった。その間、私の疑念は完全に取り払われ、いまやすっかりボブ・ヘア信奉者となって、彼の発見に深い感銘を受けていた。ほかの懐疑論者も同じ気持ちだったと思う。彼の話にはとても説得力があった。そして私は、秘密兵器のような新しいパワーを獲得しつつあった。テレビドラマに出てくる、頭の鋭い犯罪プロファイラーが持っているようなパワーだ。ある種の言い回しや、ある種の文章構造や、ある種のふるまいを見つけ出すだけで、サイコパスを特定できてしまうパワーだ。違う人間になった気がした。ブロードムーアでトニーやサイエントロジストたちとかかわっていたときの、混乱して、能力不足を痛感していた自分とはまったく別の強硬派になったようだった。いまの私は、口のうまいサイコパスに騙される幼稚な人々を軽蔑していた。たとえば、ノーマン・メイラーのような。

1977年、『死刑執行人の歌――殺人者ゲイリー・ギルモアの物語』という小説を発表したばかりだったメイラーは、あるタフなユタの囚人の擁護運動を始めた。銀行強盗と殺人の罪を犯したジャック・アボットという男で、メイラーは彼の文章を高く評価していた。

メイラーは「ジャック・アボットが生き延びて、あのようにすばらしい文章を書けるようになったことがうれしい」と述べ、アボットの釈放を求めてユタ矯正委員会に対しロビー活動を始めた。

「ミスター・アボットは、パワフルで重要なアメリカの作家になる素質を持っている」とメイラーは委員たちに訴え、アボットを仮釈放するなら、自分が彼を調査員として雇い、一週あたり150ドル支払うと約束した。メイラーの発言に驚き、そして少々幻惑された矯正委員会はその提案に同意した。ジャック・アボットは自由の身になった。そして、まっすぐ文学の都市、ニューヨークに向かった。

これは意外なことではなかった。ニューヨークには彼の擁護者たちがいたからだ。しかし、それも理由のひとつとはいえ、サイコパスは明るい光に引き寄せられる傾向があるのだとボブは言った。ニューヨークやロンドンやロサンゼルスには、サイコパスがうようよいる。グラスゴー暴力研究センターのデイヴィッド・クックという心理学者は、以前、議会で、サイコパスがスコットランドの刑務所で特に問題を起こすことはありませんかと質問された。

「あまりないですな。サイコパスはすべてロンドン刑務所にいるもので」と彼は答えた。

これは冗談ではありませんぞ、とクックは議員たちに言った。彼は何か月も費やして、スコットランド生まれの囚人を対象に、サイコパスかどうかを判断するテストを実施した。高得点を取った囚人の大部分はロンドンにいて、ロンドンで罪を犯していた。サイコパスは退屈しやすい。彼らには興奮が必要だ。だから彼らは大都市に移り住む。

〈項目3　刺激を必要とする／退屈しやすい〉

また、サイコパスたちは、長期的見通しに関して、自らの心をあざむくことが多い。彼らはロンドンやニューヨークやロサンゼルスに移り住めば、映画スターか偉大な運動選手になって、大成功を収められると考える。あるとき、ボブの部下の研究者のひとりが、服役中のものすごく太ったサイコパスに、釈放されたら何がしたいか尋ねた。すると彼は、プロの体操選手になるつもりだと答えたという。

〈項目13　現実的な長期目標を持てない〉

（もちろん、冗談でなかったらの話だが）

ジャック・アボットは、自分はニューヨークの文学界でスターになれると考えた。そして、そうなってしまったのである。彼とメイラーは朝のニュースショー「グッド・モーニング・アメリカ」にいっしょに出演した。偉大なニューヨークの肖像写真家でカート・ヴォネガットの妻、ジル・クレメンツが彼の写真を撮影した。ニューヨークタイムズ紙は彼を仮釈放させたメイラーに賛辞を述べた。アボットは大出版社ランダムハウスのエージェントであるスコット・メレディスと契約し、グリニッチ・ビレッジのレストランで開かれた祝賀ディナーに主賓として招かれ、メイラーとメレディスらは、シャンパンで乾杯して彼を讃えた。

そして、刑務所から出てから6週間後の1981年7月18日午前5時30分、アボットはビニボンという名の24時間営業のレストランに立ち寄った。（翌日の新聞記事によると）彼は「パーティで出会ったふたりの教養豊かな若い魅力的な女性」といっしょだった。

〈項目11　相手を選ばない乱れた性行動〉

しかしまあ、公平に言えば、〈項目11〉は彼らにはあてはまらないかもしれない。彼ら3人がセックスするつもりだったかどうかはわからないからだ。すべてが変わろうとしていた。すべてが、悪い方向に向かおうとしていた。

ビニボンのカウンターには、リチャード・アダンという名の22歳の俳優の卵が立っていた。アボットはトイレを使わせてくれと頼んだ。アダンは、このトイレは従業員専用だと答えた。アボットは、「男らしく外に出て、決着をつけよう」と言い、ふたりは外に出た。するとアボットはナイフを出して、リチャード・アダンを刺し殺してしまったのだ。アボットはそこから立ち去り、闇に消えた。

「いったい何が起こったんだ？」とスコット・メレディスはニューヨークタイムズ紙に語った。「私とジャックはいつも未来について語り合っていた。すべてが彼の前に広がっていたのに」

いま、ボブは、どうしてこんなことになったかを、私たちに説明している。といっても、わざわざ教えてもらう必要もなかった。ジャック・アボットはサイコパスだったのだ。彼は軽蔑に耐えることができなかった。耐えるには、彼の自尊心は大きすぎた。彼は衝動をコントロールできなかった。

「ついに警察に捕まったとき、自分が刺し殺した相手に対して、彼がなんと言ったと思いますか？」とボブは聴衆に問いかけた。「彼は『だが、あいつは絶対に俳優として成功しなかっただろうからな』と言ったのです」

「こういう、くそいまいましい心理学者や精神科医連中は、おれたちが次にどんなことをやりそうかって、行政機関や警察に好き勝手にしゃべりやがるのよ。イエス・キリストでさえ、使徒が次にどうするか予測できなかったのな」

これはボブの別のビデオに出てきた症例Ｊの言葉だった。

私たちは、このときにはもうよくわかっていたので、彼の言葉を聞いてにやりと笑っただけだった。サイコパスの心を読み取り、サイコパスを見つけ出し、彼らの次の行動を予測するやり方――たとえ、彼らが正常なふりをしていても――を私たちはひそかに、そして強力な知識として、すでに自分のものにしていた。彼らは無慈悲な怪物で、すぐにまた同じ罪を犯すことを、私たちは知っていた。

大テントの中に座っているあいだ、私の心はそこを離れてさまよい、新しく手に入れた力をどうやって使おうかと考えていた。白状すると、そのとき私の心には、犯罪と闘う偉大な人物になろうとか、犯罪者プロファイラーや犯罪心理学者になろうとか、博愛精神に基づいて社会をより安全な場所にすることに身を捧げようといったたぐいのことはまったく浮かんでいなかった。代わりに、ここ数年間に出会ったすべての人をリストアップして、このなかでサイコパス的パーソナリティ特性を持っているのは誰だろうと考えていたのだった。サイコパスと言えそうな人物のトップは、サンデータイムズ紙とヴァニティフェア誌で評論を書いているA・A・ギルだった。ギルはいつも私のテレビドキュメンタリーにとても無礼な批評を書いていたし、最近のレストラン・コラムでは、サファリでヒヒを殺したことを告白していた。

私は腋のすぐ下あたりをねらった。357ソフトノーズ弾が彼の肺を吹き飛ばした。私は誰か見知らぬ人を殺すのがどんな気持ちなのかを知りたかった。映画ではこういう場面をよく目にする――銃と死体が映し出されるだけで、考えや疑問がクローズアップされることはめったにない。

誰かを、あるいは誰かの近親者を撃ったら、実際、どんなふうに感じるのだろうか？

——A・A・ギル、サンデータイムズ紙、2009年10月25日

〈項目8　冷淡／共感性の欠如〉だな、と私は思った。

私はひとり悦《えつ》に入り、またボブの話に注意を戻した。彼は、もしチェックリストで自分を採点したら、たぶん40満点中、5点か4点くらいだろうと話していた。ブロードムーアのトニーは3回テストを受けたが、だいたい29点から30点だったと言っていた。

・・・

3日間の講習は終わりに近づいていた。最後にボブは、いきなり、非常に近距離から顔面を撃たれた男性のクローズアップ写真をスクリーンに映し出して、私たちを驚かせた。夏の日の公園のきれいな湖で泳ぐアヒルの写真を見せて、私たちに誤った安心感を与えたあとのことだったから、なおさらショックは大きかった。その前の平和な湖の写真と違って、この写真では至る所で血が泡立ち、肉が飛び散っていた。男性の目は眼窩《がんか》から飛び出し、鼻の形はなくなっていた。

「ああ、なんてことだ」と私は思った。

瞬時に、私の体はショックに反応し始めた。体中がぴりぴり痛み、がくがくし始め、力が抜けてしまったように感じられた。ボブは、この感覚は扁桃体《へんとうたい》と中枢神経系が苦悩の信号を互いに発射し合っているために起こるのだと説明した。これは、突然驚かされたとき（たとえば暗闇で誰

かが飛びかかってきたときなど）や、何か恐ろしいことをしてしまったと気づいたときに生じる感情だ。恐怖と罪悪感と後悔の感情、つまり私たちの良心の状態が肉体の反応として現れたものなのだ。

「サイコパスは、〈感情〉を体験できないのです」とボブは言った。

さらに、この脳の異常がサイコパスの病理の中核をなすものだということが徐々に明らかになってきている、と彼は説明した。

「さまざまな実験的研究がなされており、結果には非常に一貫性があります。それらの結果から明らかになったのは、サイコパスは、感情的な意味を持つものをうまく脳内で処理できないというこ とです。単語の言語的意味と、感情的な意味合いが解離している。どういうわけか、彼らは両者を統合できないのです。大脳辺縁系のさまざま部分が、うまく働かないからです」

・・・

そしてこれで、私たちのサイコパスを見つける講習会は終わった。荷物をまとめて、車に向かいながら、私はひとりの出席者に「サイコパスに同情しなければならないんでしょうね？　すべて扁桃体のせいなんですから」と声をかけた。

「なぜ同情しなければならないんです？」と彼は答えた。「彼らは私たちのことなんか、てんで気にしてませんよ」

ボブ・ヘアに呼びとめられた。彼は急いでいた。バンクーバーに帰る飛行機に乗るために、カーディフからヒースローまで列車に乗らなければならない。駅まで乗せてもらえないだろうか？

ボブのほうが私より先にそれに気づいた。車が上下逆さまになっていた。ドライバーはまだ運転席にいた。まるで誰かがやってきて、車をひっくり返して元に戻してくれるのをお行儀よく待っているかのように、元に戻してもらえれば、また運転を続けられるとでもいうように。「我慢強いなあ」と一瞬思ったが、すぐに、彼は意識を失っているのだと思い直した。

助手席に座っていた女性は、近くの草の上にあぐらをかいて座っていた。頭が真っ白になったかのようにぼんやりとしている。きっと、窓から外に投げ出された直後なのだろう。

私がその事故場面を見たのは、ほんのわずかな時間だけだった。ほかの人たちがすでに車を停めて、そちらに向かって走っていたので、私はそのまま通りすぎ、助ける役目を逃れられてよかったと胸をなでおろした。だが、そのとき急に心配になってきた。面倒なことを回避できてほっとしたということは、〈項目8 冷淡／共感性の欠如——1番目になること以外はどうでもいい〉に当たるのではないか。

私は事故車のまわりに群がっている善きサマリア人たちをバックミラーでちらりと見て、また運転を続けた。

「ジョン？」しばらくして、ボブが言った。

「は？」

「きみの運転」

「私の運転がどうしたっていうんです？」

「蛇行している」

「いいえ、そんなことありません」と私は否定した。それからしばらく私たちは黙っていたが、やがて私は言った。「あの事故を見てショックを受けたのです」

自分は結局のところ、心を動かされたのだと知ってうれしかった。

ボブは、それは扁桃体と中枢神経系が苦悩の信号を互いに発射し合っているせいだと言った。

「確かに、そうですね。そういうことが起こっているのを実際に感じることができます。ちくちくして、がくがくするんです」

「きみにもわかったろう。サイコパスがあの事故を見ても、彼らの扁桃体はほとんど反応しないのだ」

「ならば、私はサイコパスとは正反対だということですね。どちらかというと、私の扁桃体と中枢神経系は互いに信号を発射しすぎるみたいです」

「運転に集中してくれんかね」

「私があなたに会いに来たのは、トニーという男のせいなんです。彼はブロードムーアにいます。彼は、サイコパスと間違って診断されたため病院に閉じ込められているから、私に彼の釈放を求めるキャンペーン記事を書いてほしいと言うんです。私はトニーに好意は持っているんですが、それは本当なんですが、彼がサイコパスなのかそうじゃないのか、よくわからなくて……」

ボブは聞いていないようだった。事故のせいで内にこもってしまったかのようだった。彼はほとんどひとりごとのように言った。「研究を刑務所内に限定するべきではなかった。証券取引所でも、少し時間を使うべきだった」

私はボブを見た。「そうなんですか？」

彼はうなずいた。

「でも、株式市場のサイコパスは、連続殺人犯のサイコパスほど人に害を及ぼさないですよね」

「連続殺人犯は家族をめちゃくちゃにするが」ボブは肩をすくめた。「企業や、政治や、宗教の世界にいるサイコパスは経済をめちゃくちゃにする。社会をめちゃくちゃにするのだ」

これは、あらゆる謎のなかで最大級の謎、「世界はなぜこれほど不公平なのか？」に対するストレートな答えだ、とボブは言う。過酷な経済的不公平、数々の残忍な戦争、日常的に見られる企業の無慈悲な手口――それらに対する答え、それが、サイコパスなのだ。正常に機能しないサイコパスの脳のせいなのだ。エスカレーターに乗っているとき、あなたは反対側のエスカレーターに乗っている人々とすれ違う。もし彼らの脳の中に入り込むことができるなら、あなたは、私たちがみんな同じではないことを知るだろう。まわりにいるのは、善い行いをしようとしている善人ばかりとは限らない。私たちの何人かはサイコパスだ。そして、この残忍で歪んだ社会ができたのは、サイコパスのせいなのだ。彼らは静かな池に投げ入れられた石なのだ。

サイコパスがいる割合は、通常の人々の集団よりも高い地位についている人々の集団のほうが高いと信じているのはボブだけではなかった。エシー・ヴァイディングから初めてあの理論を聞いたあと、私は何十人もの心理学者と話をした。彼らは口をそろえて同じことを言った。そのなかのひとりは『良心をもたない人たち――25人に1人という恐怖［原題はThe Sociopath Next Door］』の著者で、ハーバード大学医学部のマーサ・スタウトだった（あなたはサイコパスと反社会的な人《ソシオパス》

［sociopath］はどう違うのだろうと思っているかもしれない。答え——ほとんど違いはない。世界の心理学界や精神医学界では、ふたつの用語が区別なく使われる傾向がある）。彼らは至る所にいると彼女は言う。彼らは、あなたがランチを食べている混雑したレストランにも、間仕切りなしのあなた《オープン・プラン》の職場にもいるのだ。

「サイコパス全体をひっくるめて考えると、ふつうの人々より魅力的な場合が多いと言えます」とマーサは言った。「彼ら自身は温かい感情というものをまったく持っていませんが、ほかの人たちを見て学ぶんです。よく、人がびっくりするようすが面白いからと、人を驚かすのが好きなボスとか同僚がいますよね。彼らはそういう連中なんです。社会的にノーマルだと見せかけるために結婚はするけれど、最初のころの魅力が次第に消えていくと、残るのは愛のない結婚生活だけです」

「どのくらいの人がこの本を読むのかわかりませんが」と私は彼女に言った。「たぶん10万人くらいでしょうか？　ということはつまりそのなかの千人くらいはサイコパスだってことになります。もしかすると、サイコパスはサイコパスに関する本を読むのが好きかもしれないから、もっといるかもしれません。彼らにどんなメッセージを送るべきでしょうか？　自首しろとか？」

「それはいいかもね。でも、彼らの傲慢は変わらないわ。彼らは『彼女は、良心は存在すると言うが、そんなのでたらめさ』とか『この憐れな女は、良心に束縛されている。彼女は私のようになるべきなんだ』とか思うのが関の山よ」

「サイコパスの夫を持つ女性がこれを読むと、どうでしょう？　彼女はどうすべきでしょう？　別れるとか？」

「ええ。別れなさいと言いたいところね。相手の心を傷つけることを心配する必要はないわ。だって、傷つくような感情を持ってないんだから」彼女は少し間をおいてから続けた。「ソシオパスはパワーがすごく好きなの。彼らは勝つのが好き。人間の脳から、愛情に満ちた優しさを取り除いたら、残るのは勝つ意志くらいのものよ」

「ということは、最高の地位についている人々の中には、ソシオパスがたくさんいるってことですか？」

「そうよ。梯子《はしご》を上れば上るほど、ソシオパスの数は増えていくの」

「じゃあ、戦争や不正や搾取などはみんな、人口に対してごくごく小さな割合しかいない、そういった具合に頭がいかれた人々のせいだと？」それはペッター・ノーランドの本の波及効果にも似ているが、スケールはものすごく巨大だ。

「私はそれらの多くは、彼らに原因があると思っているの」

「それは恐ろしくて途方もない考えですね。このあたりをぶらついている99%の人々の人生は、高い地位にある少数のサイコパスたちによって翻弄され、あっちへやられたり、こっちにやられたりしている、だなんて」

「確かに、途方もない考え方ね。ふつう、そんなふうに考える人はいない。私たちは、人間はみな心の底に良心を持っていると教えられて育ってきたから」

会話の終わりに、彼女は読者に向けたメッセージを述べた。「あなたがもし、自分はサイコパスではないかと心配し始めているなら、自分にもサイコパス的特質のいくつかがあると感じるなら、そしてそれについて薄気味悪い不安を感じているなら、それはあなたがサイコパスではないという証拠です」

　この分野の研究者は、サイコパスについて同じ見解を持っているようだった。冷酷で容赦ない悪の力、悪意に満ちた超過激な活動家、永久に社会に害を及ぼし続ける者。しかし、現在の私のように、彼らを嗅ぎ出す巧妙な技を身に着けていないと、彼らを特定することは不可能だ。唯一別の方法があるとすれば、高価なｆＭＲＩの利用だろう。たとえばアダム・パーキンスがやっているように。

　アダムはロンドン南部にある精神医学研究所の臨床神経科学の研究フェローだ。彼は不安の専門家で、私はエシーに会ったすぐあとに彼を訪問した。不安に苦しむのは、扁桃体機能の面において、サイコパスとは神経学的には逆の状態にあることを意味しているという私の理論を彼にぶつけてみたかったのだ。私は、自分の扁桃体はハッブル望遠鏡が撮影した太陽の嵐の写真のようなものだろうと想像していた。そして、サイコパスの扁桃体は、冥王星のような死んだ惑星のハッブル写真に似ているのだろう。アダムは私の理論は正しいと言った。そしてそれを証明するために、私に何本かワイヤーを取り付け、実験用のｆＭＲＩ装置に私をつっこみ、まったく警告なしにものすごく痛い電気ショックを与えた。

「いたっ！」と私は叫んだ。「本当に痛いですよ。電気ショックのレベルを下げてもらえないですか？　これって、禁止されていると思ってましたよ。いまのはどのくらいのレベルだったんです？」

「３」とアダムは答えた。

「最高はいくつです?」

「8」

アダムは私の不安レベルをモニターするためにさまざまなテストを行なった。そして、テストのあいだ中、私は疑り深く、電気ショックを引き起こしたボタンをしょっちゅう睨《にら》みつけ、ときどき無意識のうちに痙攣《けいれん》を起こしたりしていた。そして、ようやく検査が終わると、アダムは脳波の記録を見て、私が本当に不安スケールで平均以上の値を出したことを確認した。

「やったー!」と私は思った。実際に自分には記録に表れるほどの異常があったのだと聞いて、予想外に満足してしまったのだ。「ということは、私のような過度の不安症の人間が、不安がないという点で病的な欠陥を持つ人々を追いかけるというのはあまりいい考えではないかもしれないですよね」

アダムはうなずいた。本当に慎重に行動したほうがいいですよ、と彼は言った。サイコパスはじつに危険です。しかも、まさかと思うような人物がサイコパスだったなんてことがよくあるんですよ。

「博士課程にいたとき、ぼくは性格検査を考案したんです。そして、学生からボランティア被験者を募った。募集の紙を掲示板に貼っておいたら、女子学生がやってきた。若い子で、2年生でした。19歳くらいかな。『これは性格検査なんでしょう?』と彼女は尋ねた。『うん』とぼくは答えた。『私、悪い人格なの。人を傷つけるのが好きなのよ』と彼女は言った。ぼくはおちょくられているんだと思いました。それで『オーケー、かまわないよ』と言いました。で、ぼくらはテストを始めたんです。彼女がバラバラ死体の写真を見ているとき、センサーは彼女がその写真にスリルを感じていると示していました。彼女の性的報酬中枢（性的なことに関係する脳領域）は、血と死を見ることによって興奮していたのです。それは潜在意識のなかで起こる、ミリ秒単位の反応でした。彼女はそういったものに快感を覚えたんです」

私はアダムを見た。その瞬間について説明するのは、明らかに彼にとって不快だったらしい。彼も、私と同じく、不安症なのだ。だからこそ、不安と脳の関係を研究することに人生を捧げる決心をしたのだそうだ。

「彼女は英国空軍に入隊しようとしたと言いました。国防省に属する組織で、女性に兵器を操作させてくれるのはそこだけだったからなんですが、軍は異常に感づいて、彼女を拒否したんです。それで仕方なく、歴史を専攻することにしたそうです。彼女は、人を巧《たく》みに操る詐欺師のようなサイコパスとは違う。ぼくに会ったとたん、彼女は殺人願望があると言いました。だから、巧みに人を騙すというパーソナリティ特性で高得点を取ることはないでしょう。しかし、サイコパスで最も重要な点は、道徳的抑制が欠如していることなんです。もしある人が道徳的抑制を欠いていて、暴力によってスイッチが入ってしまったら、非常に危険な連続殺人犯タイプになってしまう。殺人のあとに欲情して、人を殺すことに少しも道徳的な抑制がかからないような犯罪者に。でも、人口のなかには、殺すことによって性的に興奮する人々がいるはずです。ただそういう人たちにはふつう道徳的抑制が働いていて、酔っぱらったり、ひどく疲れていたりしなければ、殺人願望の実現が防がれているんです。ぼくは、彼女はこのカテゴリーに入るんじゃないかと思う。だから空軍に志願したんですよ。入隊できれば、自らの殺人衝動を満足させることができる立派な社会的機会を得られるんですから」

「それで、きみはどうしたの？　警察に電話したとか？」

「ぼくは難しい立場におかれました。だって彼女はどんな罪も犯していなかったんですから。どうすることもできませんでした。彼女を止める方策はないんです」

アダム、ボブ、そしてマーサは、サイコパスに関しては、大混乱《カオス》が既定の結論であると確信していたようだった。社会的に認められた方法で人を殺すことを禁じられているこの女子大生はきっと将来、いわゆる「死の天使」看護師のひとりになるだろう、とアダムは言った。誰かを殺さずにはいられない人間に。

アダムとボブは、サイコパス問題の論理的な解決法は実際に彼らが何か悪いことをする前に、どこかに閉じ込めてしまうことだと考えたことはないのだろうか。そういう手段を提案したら、オーウェルの小説に出てくる悪人のようになってしまうだろうが。それに将来の仕事を考えるときに、そういう仕事に就きたいと思う人はまずいないだろう。

「いま、その女子大生はどこにいるんだい？　本の取材のために、彼女に会ってみたいと思ってね。混雑したカフェで、とか」

「彼女を捜し出す方法はありません。被験者は名前でなくて、番号で記録されているんです」彼は一瞬、黙り込んだ。「だから、彼女は永久に見つかりません」

アダムが言いたかったのは、サイコパスを見つけ出すという仕事に乗り出したいま、私は非常に用心深く行動すべきだということだった。これは危険なゲームだった。誰も信じてはならない。こういう人々のそばにいるのは安全ではない。ときには、ロンドンの大学で歴史を勉強する19歳の女子学生がサイコパスだったりするのだから。

「一口にサイコパスといっても、千差万別です」と彼は言った。

ボブ・ヘアを乗せて、カーディフに向かうあいだ、私はサイコパスのCEOやサイコパスの政治家についてボブが言ったことを考えていた。そして、チェックリストの〈項目18 少年犯罪〉と〈項目12 幼少期からの行動上の問題――深刻な反社会的行動歴を持つ〉を思い出した。

「政治家やビジネスリーダーが、サイコパス的な不良少年時代を過ごしていたとしたら、メディアに暴露されて、キャリアが台無しになるのでは？」

「彼らはそれを葬り去る方法を見つけるさ。いずれにせよ、若いころの問題行動は必ずしも少年院に入れられることを意味するものではない。たとえば、ひそかに動物を虐待するとか」ボブは少し間をおいた。「しかし、そのような人々に近づくのは難しいかもしれない。四人は簡単だよ。彼らは研究者に会うのが好きだ。日々の単調さから抜け出せるからな。ところが、CEOや政治家となると……」ボブは私を見た。「それは、本物の大スクープになる。人々の世の中を見る目が変わってしまうだろう……」

突然、ブロードムーアのトニーは遠い、遠い存在に感じられた。ボブは正しい。これは本物の大スクープになるかもしれない。このことを世間の人々に知らせたいという願望は、私の心の中ですでに膨らみつつある不安に打ち勝った。新たに仕入れたサイコパスを見つけ出す能力を武器に、私は権力の回廊へと旅立たなければならなかった。

5 トト

ニューヨーク州北部のウッドストックとオルバニーのあいだに広がる、何もない平らな土地に、コンクリートと有刺鉄線に囲まれた薄気味悪いヴィクトリアふうの建物がにょっきりと立っている。そこはコクサッキー刑務所と呼ばれている。すでに5月中旬だったが、どうしたらいいのかよくわからず周辺をうろついていた私は、氷のように冷たい豪雨に襲われた。ブロードムーアを訪問したときには、面会日の何週間も前から確認の手紙が何通も届いて、訪問時間やら何やら細かな規則を知らされた。ところが、ここには何もなかった。表示もなく、守衛もいない。ぶつぶつ音が途切れる遠い電話の声が、「イツデモスキナトキニ」と言った。訪問の手順からいえば、ここはまさに辺境地帯だった。秩序も何もなく、こちらは困惑し、狼狽《ろうばい》する。

見渡すかぎり、あたりにいる人間は、ガラス張りの待合所で震えている若い女性ひとりだけだった。そこで私は近づいていって、彼女のそばに立った。

「寒いですね」と声をかける。

「ここはいつでも寒いの」と彼女は答えた。

やがて、ガランと音がして、ゲートが自動的に開いた。私たちは有刺鉄線で覆《おお》われた金属製の屋外廊下を通ってロビーに入った。そこには刑務所の看守がたくさんいた。

「やあ」私は朗《ほが》らかに挨拶した。

「おや、誰かと思えば!」と看守のひとりが叫んだ。「ハリー・ポッターのお出ましだ」

看守たちが私を取り囲んだ。

「こりゃまた、えらくめかしこんだ能天気な旦那じゃないか」

「おい、やめてくれよ!」と私は言った。

「ようこそ、お目にかかれて光栄」と彼らは言った。「誰に面会だい?」

「エマニュエル・コンスタン」と私は答えた。

彼らの笑いが止まった。

「やつは大量殺人犯だぞ」看守のひとりが、かなり感心したようすで言った。

「ビル・クリントンとディナーを食べたことがあるって話だ」と別の看守が言った。「前に、彼に会ったことがあるのかね?」

1997年、エマニュエル・〈トト〉・コンスタンは、ニューヨーク州クイーンズの住宅街の長くて平らな歩道に立ち、私を探してきょろきょろとあたりを見回していた。熱気と排気ガスを透かして、はるかかなたにマンハッタンの高層ビル街が——輝くクライスラービルやワールドトレードセンターが――かろうじて見えるものの、このあたりには壮大な摩天楼も、洗練された客で賑わうダウンタウンのバーもない。あるのは、一階建ての箱形のDVDレンタルショップか、ファーストフード・レストランくらいのものだ。こんな暑い日にはTシャツに半ズボン、野球帽が定番の隣人たちと違って、トト・コンスタンはぱりっとした淡色のスーツを着て、胸ポケットにはシルクのハンカチをのぞかせていた。手にはマニキュアが施され、小粋な感じだった（あとから考えると、その数年後にブロードムーアで最初に会ったときのトニーの雰囲気によく似ていた）。

私は車を止めて、駐車した。

「クイーンズへようこそ」と彼は申し訳なさそうに言った。

1990年代はトト・コンスタンにとって、華やかな時代だった。ハイチのポルトープランスに、広大なプールと噴水つきのアール・デコふう豪邸を所有していた。痩せ型のハンサムでカリスマ性があり、UZI《ウジ》か357マグナムを持って練り歩いている姿が街でよく見かけられた。彼はこの豪邸で、追放されたばかりの民主主義的な左翼の大統領ジャン＝ベルトラン・アリスティドの支持者を威嚇するために、極右の準軍事的集団FRAPH（ハイチの進歩と発展のための戦線）を組織したのだった。当時、誰がコンスタンの後ろ盾となり、資金を提供していたかは不明だった。

「憲法上《C》の権利の《C》ためのセンター《R》」や「ヒューマン・ライツ・ウオッチ」のような人権擁護団体によると、FRAPHがアリスティド支持者を捕らえたときには、顔の肉をそぎ落とすような残虐行為もあったという。アリスティド支持者のグループがシテソレイユと呼ばれる貧民街に潜伏していたときには、コンスタンの手下がガソリンを持って現れ、隠れ家を焼き払った（1993年12月）。何人かの子どもが火事になった家から逃げ出そうとした。するとFRAPHの男たちは子どもたちを捕らえ、燃えさかる家の中へ追い立てた。その日、50人が殺され、ほかにもコンスタンの指揮の下に、多くの人々が虐殺された。たとえば、1994年4月、FRAPHの男たちは、やはりアリスティドの支持者が集まっていたラボトーと呼ばれる港町を襲った。彼らは捕らえたすべての住民を逮捕し、殴り、銃で撃ち、下水溝に沈めた。さらに漁船を徴用して、海へ泳いで逃れた人々を狙い撃ちにした。

> ハイチの軍隊と手を組み、ポルトープランスやゴナイーブなどの都市の貧民街を真夜中に襲撃するのがFRAPHの手口だった。典型的な襲撃では、民家に侵入し、民主主義活動に関する証拠、たとえば、アリスティドの写真などを探す。その家の男たちはほとんどの場合、拉致《らち》されて拷問を受け、多くが即決処刑される。たいてい女性たちは、残った家族の目の前で輪姦される。記録に残されている犠牲者の年齢は、10歳から80歳に及ぶ。目撃者の証言によると、息子たちは銃で脅されて、自分の母親をレイプしたという。
>
> ――正義およ《C》び責任追及《J》のためのセンタ《A》ーによるFRAPHに関する記述

アリスティドは1994年10月に権力を取り戻し、トト・コンスタンはアメリカに逃亡した。ポルトープランス本部の壁には、FRAPHの犠牲者たちの、バラバラになった死体の写真が貼られたままだった。トトはニューヨークで逮捕された。米国当局は、トトをポルトープランスに強制送還し、人道に反する罪を犯したかどで裁きを受けさせると発表した。ハイチの人々は喜んだ。近く行われる予定の裁判では、3人の女性が、コンスタンの部下たちにレイプされたのち置き去りにされ、もう少しで死ぬところだったと法廷で証言することになっていた。彼の運命は決まったかに見えた。

しかし、トトにはまだ手札が1枚残っていた。彼は独房から、CBSテレビのニュース番組『60ミニッツ』に出演し、自分の後援者の名前を明らかにする準備があると発表した。FRAPHの創設を後押しし、彼らに給料を支払っていた黒幕——それは米中央情報局《CIA》と米国防情報局《DIA》のエージェントだったのだ。

「私が有罪だというのなら、CIAも有罪だ」と彼はインタビュアーのエド・ブラッドリーに語った。

CIAはなぜ反民主主義的な殺し屋集団をバックアップしようとしたのか。その理由を理解するのは容易ではない。アリスティドはカリスマ的な左派で、元聖職者だった。CIAはアリスティドがいずれカストロのようになって、ハイチと合衆国の商業上の関係を脅《おびや》かす存在になることを恐れたのかもしれない。

しかし、コンスタンの言葉に疑いを持つ人がいたとしても、それは長くは続かなかった。コンスタンは強制送還手続きが進むようなことがあれば、ハイチでのアメリカの外交政策に関する衝撃的な秘密を暴露するとほのめかした。米国当局はすぐさま（1996年6月14日）、彼を刑務所から釈放して、米国で働くことができる永住権を与えた。しかし、それには条件があった。5ページにわたる司法取引の書類は米国司法省によって刑務所にファックスされ、出所時にコンスタンに渡された。彼は以後、マスコミと話すことを禁じられた。母親とともにクイーンズの家に入居しなければならず、クイーンズを出ることは絶対に禁止だった。例外は、毎週1時間、マンハッタンの合衆国移民局に所在を証明するために出向くときだけだった。しかし、確認が済むとすぐにクイーンズへまっすぐ車で帰らなければならなかった。

クイーンズが彼の刑務所になった。

1990年代後半にこの話を聞いたとき、私はトト・コンスタンと連絡を取ってインタビューを申し込むことに決めた。途方もなく悪逆非道なやり方で権力を行使することに慣れた男が、母親といっしょに郊外の家で暮らす人生にどう順応しているのかを知りたかったからだ。平凡な世界に胴体着陸した彼は、自分の犯した罪の記憶によって、ドストエフスキーの小説『罪と罰』の主人公ラスコーリニコフのように、心を喰い尽くされているのだろうか？　それにクイーンズには、繁栄しているハイチ人コミュニティがあった。ということは、彼は自分の被害者たちに囲まれて暮らしているということではないのだろうか。私は断られるのを覚悟で彼に手紙を書いた。私のインタビューに応じれば、彼は釈放の条件に違反することになる。当局に嗅ぎつけられたら逮捕され、ハイチに強制送還されて、処刑されるだろう。誰かにインタビューを申し込んだ場合、それよりももっと些細な理由で断られることはよくある。多くの人が、私がその人を少々クレイジーに描写するかもしれないという懸念だけで、インタビューを断ってくる。ところがなんと、彼は私に会うことを喜んで承諾したのだ。インタビューできることがただうれしくて、理由は尋ねなかった。正直に言うと、その結果彼に何が起ころうと、どうでもよかったのだ。これは、チェックリストの〈項目6　良心の呵責《かしゃく》あるいは罪悪感の欠如〉、〈項目7　浅薄な感情〉、〈項目8　冷淡／共感性の欠如〉にあたるともいえるのだが、なにしろ、この男は人殺し集団のリーダーだったのだ。誰が気にかけたりするものか。

クイーンズで過ごしたその日は、なんとも奇妙な、忘れがたい1日となった。身なりの立派な男たちが近づいてきては、去って行った。彼らはときどき街角で集まっては何やら話し合っており、私は必死に耳をそば立てたが、内容を聞き取ることはできなかった。軍事クーデターを計画していたのかもしれない。

私は彼を質問攻めにした。どのような日常生活を送っているんですか？　暇つぶしに何を？　趣味は？　彼はかすかに微笑んだ。

「お見せしよう」

彼は私をともなって母親の家を出ると路地に入り、また別の路地を通って、アパートが集まっている区画へと進んでいった。

「すぐそこだ」と彼は言った。「心配無用！」

私たちは階段を上がっていった。私はびくびくしながら後ろを振り返る。戸口に着き、彼がドアを開けた。私は部屋の中に入った。

どのテーブルの上にも、どの家具の上にも、マクドナルドやバーガーキングでおまけについてくるような小さいプラスチック製のフィギュアが載っていた。小さなダンボ、グーフィー、宇宙から来たマペット、ラグラッツ、バットマン、パワーパフガールズ、メン・イン・ブラック、ルーク・スカイウォーカー、バード・シンプソン、フレッド・フリンストーン、ジャッキー・チェン、そしてバズ・ライトイヤーなど、など、など。

私たちは顔を見合わせた。

「最も心打たれるのは、この芸術性だ」と彼は言った。

「戦争ごっこをするんですか?」

「いや」

沈黙が流れた。

「行こうか?」と彼はつぶやいた。どうやら、私にプラスチックのフィギュア軍団を見せたことを後悔しているようだった。


数分後、私たちは母親の家に戻り、キッチンのテーブルに座っていた。母親がせわしなく出たり入ったりしているあいだ、彼は、いつかハイチの人々は自分をリーダーとして呼び戻すだろう、と語っていた。「私はハイチで崇拝されているのだ」と彼は言った。そして、もちろん、その日が来たら、私は人々のために自分の義務を果たすつもりだ。

私はシテソレイユやラボトーなど、彼が告発されている事件について尋ねた。

「そうした告発にはなんの根拠もない。これっぽっちもな!」

「そういうことなのか?」と私は心の中で思った。「では、この件に関してあなたの言うべきことはそれだけですか?」

「あいつらがでっちあげた嘘のせいで、私の心はずたずただ」と彼は言った。
そのとき、奇妙な音がコンスタンのほうから聞こえてきた。彼の体は震えていた。聞こえてきた音は、すすり泣きのようだった。しかし、すすり泣きだとは断言できなかった。ただすすり泣きに似ていただけだ。顔は泣いているかのように歪められていたが、大根役者の演技さながら、どこか唐突だった。粋なスーツを着込んだ大の男が私の目の前で泣くふりをしている。彼が本当に泣いていたなら、とても居心地が悪かっただろう。私は過剰な感情の表現は苦手だった。だが、この男は明らかに泣き真似をしているだけだ。そのせいで、その場はシュールで気まずく、かなり不愉快なものになった。

そのあとまもなく、インタビューの時間は終わった。彼は礼儀正しく玄関まで送ってくれて、笑顔で温かい握手をし、また近いうちに会おうと言った。だが、車のところまで行ってもう一度手を振ろうと振り返った瞬間、私の扁桃体が恐怖のシグナルを中枢神経系に向けて発射したかのように、衝撃が体を走り抜けた。彼の顔は先ほどとは別人のように、冷たく、疑い深そうに見えた。鋭い目で私を品定めしている。私と目が合うと、途端に柔和な表情が戻った。彼はにっこり笑って、手を振った。私は手を振り返し、車に乗り込んで走り去った。

結局、トト・コンスタンとのインタビューについては何ひとつ書かなかった。彼には、どこかひどく虚《うつ》ろで不気味な感じがあった。私は彼の心の入り口を見つけることができなかった。しかし、西ウェールズでボブの講習を受けている最中、しきりにあの日のことが思い出された。あの嘘泣きはまさに、ヘアのチェックリスト〈項目7〉にぴったりではないか。〈浅薄な感情——感情の表現がドラマチックで浅く、短時間で終わるため、演技をしているという印象を与える〉。さらに、〈項目16〉も非常によくあてはまる。〈自分の行動に対して責任を取ろうとしない〉。ハイチの人々に崇拝されているという思い込みはなんとなく〈項目2〉を思わせる。〈自己価値に対する誇大な感覚——自分のことを人は尊敬している、恐れている、うらやんでいる、嫌っているなどと主張することがある〉。いつか自分がリーダーとしてハイチに戻るだろうと信じているところは〈項目13〉に合致する。〈現実的な長期目標を持てない〉。そもそも彼がなぜ私に会うことに同意したかという謎も、ボブのチェックリストが解明してくれる。〈項目3　刺激を必要とする／退屈しやすい〉。〈項目14　衝動的——自分の行動によって起こりうる結果について長い時間かけてじっくり考えることはほとんどない〉。そして〈項目2　自己価値に対する誇大な感覚〉。

たぶん、項目3、14、2は、なぜ多くの人が私のインタビューに応じてくれるのかに対する理由になるだろう。

バーガーキングのフィギュアたちが、チェックリストのどれに当てはまるのかはわからなかったが、サイコパスはパーソナリティ特性に関係しない趣味を持ってはならない、という決まりはないだろう。

いま、彼はどこにいるのだろう？　ウェールズから戻ったあと、私は調査してみた。意外なことに、彼はコクサッキー刑務所に入っていた。抵当詐欺によって12年から37年の刑を言いわたされ、入所して2年が経っていた。〈項目20　多様な犯罪歴〉

私は彼に手紙を出した。最後に会ったときのことを書いて、扁桃体の異常についてかいつまんで説明し、それはあなたに当てはまると思いますか、と尋ねた。すると訪問は歓迎するという返事が来た。私は飛行機を予約した。するとアイスランドの火山が噴火した。仕方なく1週間後に別の便を予約し、そして、いま、私はここにいる。がらんとした面会室で、6列2番と書いてあるテーブルに座っている。

コクサッキーには千人の囚人がいた。だが、その日、面会人が来ていたのは、4人だけだった。トランプをしている若いカップル。子どもと孫に囲まれた年配の収監者。私が待合所で会った女性は、テーブルで向かい合わせに座っている収監者の手を握っていた。さりげなく彼の指に指をからませ、1本ずつ指を引っ張ったり、彼の顔に触れたりしている。そして、私の前にはトト・コンスタンが座っていた。

彼は5分前にここに来たばかりだが、すでに私は、彼がとても話しやすい相手であることに感銘を受けていた。彼は私が予想したとおりにふるまっていた。抵当詐欺の無実を主張し、自分は単に「間違った人々を信じた」せいで有罪になったのだ、この猛烈に厳しい判決（通常、抵当詐欺なら5年程度だ）にショックを受けていると言った。

「5年ならわかる。仕方がないさ。しかし、37年だと？」

これほど重い刑は公正さに欠けるというのは、ある意味本当だった。これについては私も少々彼に同情した。

私は少々びくつきながら尋ねた。もしあなたに、手紙に書いたような脳の異常があるとすると、あなたはサイコパスということになるのですが？

「いや、私は違う」

「それでもとにかく、私につき合ってその問題を探究していただけますか？」

「かまわんよ。始めたまえ」

・・・

私もトトも、この話し合いから何かを得たと思う。彼がモルモットになってくれたおかげで、私はサイコパスを見つける技術を磨くことができた。そして彼は、1日、自分の房から離れて、単調さから逃れ、面会室の隅の自動販売機で私が買ってやったハンバーガーを食べることができた。

私は何を求めていたのか？　トトのなかに、トニーを垣間見ることができるのではと考えていたのだ。ボブの講習会で習ったように、サイコパスに共通するパーソナリティ特性をいくつか見つけられるかもしれないと。さらに、もっと大きな目的もあった。ハイチでは、彼の名のもとに残虐な行為がなされた。彼は3年間にわたり、ハイチの社会をこっぴどく変えてしまい、狂気のスパイラルを描きながら間違った方向へと進ませ、数千の命を奪い、何十万もの人を苦しめた。ボブ・ヘアとマーサ・スタウトの理論は正しかったのだろうか？　すべて彼の扁桃体と中枢神経系の連絡の誤動作が原因だったのか？　だとすれば、その脳の異常は、本当に恐るべき力を持つということだ。

「なぜ先週の火曜日に、面会に来なかったんだね？」と彼は私に尋ねた。

「アイスランドで火山が噴火したんです。それで、すべてが中止になってしまって」と私は答えた。

「そうか！」と彼はうなずきながら言った。「そういうことだったのか。私はね、きみから手紙をもらったとき、すごく興奮したんだ！」

「本当ですか？」

「四人仲間が、大騒ぎしていたのだ。『〝ヤギと男と男と壁と〟の作者があんたに会いに来るんだって？　すげえなあ！』とね！　ここの連中はみんな、あの映画のことを知っていたんだよ！」

「本当ですか？」

「ああ、毎週土曜日の夜に映画会がある。先週の土曜日は『アバター』だった。あの映画には心を打たれた。じつに感動的だった。大国による小国の侵略。私はあの青い人々を美しいと思った。彼らのなかに美を見たのだよ」

「あなたは感情的な方なんですか？」

「もちろん、そうだ」彼はうなずいた。「とにかく、2か月ほど前に、『ヤギと男と男と壁と』が上映されることになった。収監者の大部分は映画の意味を理解できなかった。『なんだこりゃ？』と文句を言っていた。しかし、私は言ってやったんだ。『いや、いや、私はこの本を書いた男に会ったことがある！　おまえたちは彼の内面を理解してないんだ！』そしたら、あんたが連絡してきて、再び私に会いたいと言ってきた。みんな、すごくうらやましがっていたよ」

「いやあ！　それは感激ですね！」

「あんたが先週来ると知らせてきたとき、私の髪はぼさぼさだったが、散髪の予定が入っていなかった。すると、収監者のひとりが『おれの予約をゆずってやる』と申し出てくれた。それで私たちは理容室の予約を取り換えたんだ！　さらに別の誰かが、新品の緑色のシャツを貸してくれた！」

「なんてことだ！」

彼は手を振って言った。「くだらないことさ。だが、私たちにとってのささやかな慰めは面会だけなんだよ。そんなことくらいしか楽しみがない」彼は黙り込んだ。「私はかつて、世界で一番すばらしいレストランで食事した。いまは、刑務所の房の中だ。いつも緑色の服を着てね」

「感情がないなんて言ったのはどいつだ？」と私は思った。私はサイコパス発見のスキルを磨くためだけに、ここへ来たのだ。それなのに、この憐れな男は面会のためにわざわざ特別なシャツを借りたのだ。

「囚人のなかには、面会のあとにさせられることがいやで、訪問者を拒否する者もいる」

「何をさせられるんです？」

「素っ裸にされて身体検査を受けるのだ」

「それは、ひどい！」

彼はぶるっと体を震わせた。

「その屈辱感は並大抵のものではない」

そしてちょうどそのとき、顔を上げると、部屋の空気が変わっていた。囚人たちと家族は、私が気づいていない何かに気づき、不安そうにそわそわしだしていた。

「これじゃあ、台無しだ」とトトがささやいた。

「何がです?」

「あいつだ」

私から目を離さず、トトは看守を示した。白いシャツを着たその男は、部屋の中にぶらぶらと歩きながら入ってきた。

「やつはサディストだ。あいつが部屋へ入ってくると、みんな震え上がる。私たちは誰も問題を起こしたがらない。ただ、早く家に帰りたいだけだ」

「いま、彼は、何かしたんですか?」

「特に何かしたというわけじゃない。あそこの女にそのTシャツは肌をあらわにしすぎると注意した。それだけだ」

私はちらりとそちらを見た。待合所で会った女性だった。彼女は動揺しているように見えた。

「ただ……やつは人を怖がらせるのが好きなんだよ」とトトは言った。


「何年か前にあなたと会ったとき、あることに気づいたんです。それは、あの日の帰り際のことでした。自分の車に向かって歩きながら後ろを振り返ると、あなたは私を見つめていた。じっと私を観察していた。今日、この部屋に入ってきたときにも、あなたは同じことをしていた。部屋中を眺め回し、すべてを観察していた」

「ああ、人を観察することは私の最も大きな強みのひとつだ。私はいつも観察している」

「なぜです？　何を探しているんですか？」

短い沈黙があった。それからトトは静かに言った。「人が私に好感を持っているかどうかを知りたいのだ」

「あなたに好感を？」

「私は人に、紳士だと思われたい。私は人に好かれたい。人に好かれないと、傷つくんだ。私にとって、人に好かれることは重要だ。私に対する人々の反応に敏感なものでね。私は、人々が本当に私のことを好いているかどうか確かめるために観察しているんだ」

「いやぁ、人に好かれているかどうかを、あなたがそんなに気にしているとは思ってもみませんでしたよ」

「私は気にするのだ」

「じつに意外です」

　私は心の中で顔をしかめた。こんなところまで車を飛ばしてきたというのに、彼にはまったくサイコパス的なところはなかった。控えめで、謙虚で、感情的で、自分を卑下していて、大柄なわりに奇妙なほど人物が小さかった。確かに、少し前の会話で、〈項目11　相手を選ばない乱れた性行動〉に関する告白はあった。しかし、それはチェックリストの点数を大幅に上げるものではないと私は判断した。

「私は女が好きだ」とトトは言った。「いつもたくさん女がいた。もてるんだよ、私は」そして遠慮がちに肩をすくめた。

「子どもは何人いるんですか？」

「7人」

「で、母親は？」

「だいたい同じ数だな！」

「どうしてそんなにたくさんの女性と？」

「わからんよ」彼は真剣に困惑しているようだった。「いつもたくさん女が欲しかったが、理由はわからない」

「なぜひとりの女性に忠実でいられないんですか？」

「わからない。たぶん、心から人に好かれたいと思うからじゃないかな。だから人を喜ばせる方法を学ぶ。私は決して人の意見に逆らったりはしない。私が人をいい気分にさせるから、人は私のことを好きになるんだ」

「それは弱さではないですか？」とつい口から出てしまった。「人にどうしても好かれたいというあなたの必死な願望。それは弱さではないですか？」

「いや、違う！」とトトは笑い、私に向かって快活に指を振る。「弱さなんかじゃないさ！」

「なぜです？」

「教えてやろう！」彼は微笑むと、いわくありげにウインクした。「人に好かれれば、その人を操って、してほしいことをやらせることができるからだ！」

私は目をぱちくりさせた。

「ということは、あなたは本当のところ、人に好かれたいわけじゃないんですね？」

「そうだよ」彼は肩をすくめた。「ジョン、私はあんたに、最も大切な秘密を教えてやってるんだ！」

「さっき『人に好かれないと、傷つくんだ』と言いましたね。それは、あなたの心が傷つくということじゃなかった。あなたの立場に傷がつくってことだったんですね？」

「まさしく、そういうことだ」

「どういうふうにするんです？　どうやって、人に好かれるようにするんですか？」

「いいかね、見ていなさい」

彼は子どもと孫がいま帰っていった年配の収監者のほうを向いた。

「いい家族だね！」とトトは大声で彼に言った。

男の顔にぱっとうれしそうな笑みが広がった。「ありがとう！」男は叫び返した。

トトはこっそり私に向かってにやりとした。

「じゃあ、共感はどうです？　あなたは人に共感することがありますか？　共感は弱さと考えられる場合があると思いますが」

「ないね。私は人に共感したりしない」トトは、鼻の上にとまったハエをうるさがる馬のように首を横に振った。「そういうことは感じないんだ。そういう感情は持ち合わせていない。人のために悲しめるか？」

「ええ」

「私は人のために悲しんだりしない。まったく」

「感情はどうですか？　あなたはさっき、自分は感情的な人間だと言いましたね。しかし、感情があるということは、なんていうか、弱さと考えられないでしょうか」

「ああ、だが、自分が感じたい感情を選べばいいんだ。わかるか？　ジョン、私は本当に、一番大切な秘密を教えているんだ」

「法廷であなたを有罪にするために証言した3人の女性についてはどうですか？　あなたは彼女たちに対してなんらかの感情を抱いていますか？」

トトは不機嫌に息を吐いた。「3人の女たちは、マスクをつけた正体不明の男たちに拷問され、レイプされた上に、置き去りにされて死にかけた、とかなんとかごたくを並べた」彼は顔をしかめた。「あの女たちは、男がFRAPHの制服を着ていたからFRAPHメンバーだと思い込んだわけさ。それで私が権力をかさにきてレイプさせたと言っているのだ」

「彼女たちはどんな目に遭ったと言ったんですか？」

「そうだな、ひとりは、殴られ、レイプされて、置き去りにされ死にかけたと言っていた」と彼はのんきな調子で答えた。「ひとりの〝医師〟が（医師と言うとき彼は、ちゃかすように、指で引用符を示すしぐさをした）、襲撃者のひとりが彼女を妊娠させたと証言した」

告発はどれもこれも事実無根だ、どんなに嘘で塗り固められていたかを知りたいなら、いま書きかけている回想録（『わが沈黙のこだま』）が完成するのを待ちたまえ、と彼は言った。

ほかの収監者のことは好きかと尋ねると、トトはあまり好きじゃないと答えた。「とくに、愚痴っぽくて、不平ばかりたれるやつらは。それから泥棒。殺人者とか暗殺者と呼ばれるのはかまわない。だが、泥棒とは呼ばせない。それから怠け者も好きじゃない。あるいは弱いやつ。嘘つき」

こういうところにいるにもかかわらず、自分は非の打ちどころなく行動をコントロールしていると彼は言った。「しばしば、仲間の囚人を気絶するほど殴ってやりたくなるときがあるが、いつも我慢している。たとえば昨日、食堂でこんなことがあった。ひとりの収監者がぴちゃぴちゃ音を立ててスープを吸っていた。ジョン、その音はものすごく私の神経に触ったんだ。ぴちゃぴちゃ、ぴちゃぴちゃ。あいつをぼこぼこにしてやりたいと思った。だが、私はこう考えた。『だめだ、エマニュエル。少し待て。この瞬間はすぐ終わる』そして、そのとおりになった」トトは私を見た。「ジョン、私はここで時間を無駄にしている。そう考えると最悪の気分になる。私は時間を無駄にしているんだ」

3時間にわたる面会は終わった。帰りがけ、看守たちになぜトト・コンスタンに会いにきたのかときかれた。私は「彼がサイコパスかどうか知りたかったから」と答えた。

「いや、あいつはサイコパスなんかじゃない」と看守のなかのふたりが声をそろえて言った。

「なあ」と別の看守が言った。「あんた、やつが昔、ビル・クリントンと夕食をいっしょに食べたって知っていたかい？」

「彼がビル・クリントンと夕食を共にしたことはないと思いますよ」と私は答えた。「もし彼がそう言ったんなら、それは嘘だと断言するな」

看守は何も言わなかった。

私はニューヨークに戻り、彼にぼろを出させた自分は天才だとほくそ笑んだ。鍵となったのは、「弱み」という言葉だった。その言葉を聞くと、彼は必ず、おのれがいかに強いかを見せなければならないと感じたのだ。

だが、彼がぼろを出すまでは、自分があまりにも簡単に彼に騙されてしまっていたことは驚きだった。彼はちょっとおずおずとした好人物を装って私の目をくらまし、私は即座に彼はサイコパスではないと判断してしまった。最初のうちは、なんとなく安心できる親しみやすさを感じていたのだ。器《うつわ》が小さく、自分を卑下していて、パッとしない男に見えた。それはすべて私自身にも言えることだった。彼はわざと私を真似ていたのだろうか？　サイコパスと結婚した人が関係に悩みながらも、別れずにいることがあるのはそのせいなのだろうか？

ボブ・ヘアは、サイコパスは物真似がじつに巧みだと言っていた。ヘアがある記者に語ったところによれば、ニコール・キッドマンが『冷たい月を抱く女』という映画に出演することになったとき、役作りのために、ボブのところに相談に来たことがあったという。彼女はサイコパスの女を演じることになっていた。ボブは「映画に使える場面がある」と彼女に教えた。「きみが通りを歩いていると、事故に遭遇する。子どもが車にはねられたのだ。群衆がまわりに集まる。近づいてみると、子どもは地面に横たわっていて、あたり一面血の海だ。きみの靴にも少しの血がついた。それを見て、きみは『あら、いやだっ』とつぶやく。子どものほうを見る。ちょっと興味はそそられているが、不快に思ったり、ぞっとしたりすることはない。ただ興味を持つだけだ。それから母親のほうを見る。母親にはつい見とれてしまう。感情をむき出しにし、泣き叫び、取り乱しているその姿から目が離せない。数分後、きみは背中を向けて、家に帰る。バスルームに行き、あの母親の表情を真似る練習を始める。それがサイコパスだ。人の心にどんな感情がわいているのかは理解できないが、何か重要なことが起きたことは理解できる人間がサイコパスなのだ」

しかし、トト・コンスタンの陽気さにはどこか謎めいたところがあった。なんとなくうわの空のところが、彼をよりいっそう魅力的に見せているともいえる。私たちは秘密がありそうな人に引きつけられる。そして、サイコパスは、いつもどことなくうわの空で、何かを心に秘めているように見えるのだ。いずれにせよ、すべての精神障害者のなかで、彼らが最も謎めいていることは確かだ。

コクサッキーから、ソーガティーズ、ニューパルツ、そしてポキプシーを通って、ニューヨークへと戻る道は平坦で荒涼としていた。「スタートレック」のエピソードに出てくる遠くの惑星にいるみたいだった。そのとき突然、私は恐ろしい妄想にかられた。トトが私に腹を立てて、自分の兄弟やおじたちに私をつけ回させるようになるかもしれない。激しく車を叩くみぞれのように、不安が私を打ちのめした。そこで私は、たまたま道路沿いに見えたドライブイン式のスターバックスの中に車を入れた。

面会のときに取ったメモを（ホテルに置いてあったメモ用紙に、刑務所の鉛筆で書き込んであった）取り出して読んだ。彼は、自分はこの世でひとりぼっちだ、家族もこれまで愛してくれた人々も、誰もかれもが自分を見捨てたと言っていた。

「ふう、そうか、なら安心だな」兄弟やおじは彼を見捨てているのだから、私を捜し出して、報復することはなさそうだ。それがわかって、不安はかなりおさまった。

「これはちょっと、〈項目8　冷淡／共感性の欠如〉っぽいな。しかし、こういう状況だから仕方がないだろう」

　私はアメリカーノ［エスプレッソに湯を加えたもの］を買って車に飛び乗り、また運転を続けた。


　殺し屋集団のボスが、ボブ・ヘアのサイコパス・チェックリストで高得点を取るとわかっても、さして驚くことではないだろう。それよりもっと興味深いのは、サイコパスが企業を牛耳《ぎゅうじ》っているというボブの理論だ。彼は、資本主義そのものの行きすぎた非道さをサイコパスのせいにしており、資本主義システムの最高に残酷な部分は、少数の人間の扁桃体の異常に起因していると考えていた。彼はそのことに関して、ポール・バビアクという心理学者と共著で『社内の「知的確信犯」を探し出せ』という本を書いている。世界中の人事関連雑誌は、発売と同時にその本を絶賛した。

　たとえば、国民保健サービス《NHS》の広報誌ヘルス・サービス・ジャーナルに掲載された典型的な書評にはこう書かれていた。「すべての管理者、そして人事部で働く人々は、この本を読むべきだ。あなたはいつも出世をねらっている蛇のような人間と働いていないだろうか？　そういう人々は見かけが堂々としているが情け容赦なく、いったんトップに立つと、仕事に大打撃を与えるようなことをしでかすタイプなのだ」

　このような人間の姿をした蛇の話を読むと、以前に本のネタにしたことがあるデイヴィッド・アイクという陰謀説を唱える男のことが思い出される。彼は、世界の秘密の支配者はじつは人間の姿をした、子どもを食べる吸血大トカゲだと信じていて、彼らは人間に姿を変えているので、疑いを持たない人間たちに悪事を働けるのだと言っていた。突然、このふたつの話がとても似ていることに気づいた。違いは、大トカゲの話をしている人物が多分に怪しげであるのに対し、スーツを着た蛇たちの話をしているのが世界中で尊敬されている、頭の確かな有名な心理学者だということだけだ。ということは、陰謀説にも一理あるのではないか？

ニューヨークに近づき、金融街の摩天楼が徐々に大きくなっていくのを眺めながら私は考えた。それを立証する手だてはないだろうか？

Night of the Living Dead

6 ナイト・オブ・ザ・リビングデッド

ミシシッピ州シュブータは死にかけた町だ。サラズ・ハウス・オブ・グラマー（美容院）、ジョーンズ・ブラザーズ精肉食料品店、シュブータ銀行などはすべて閉まっていて板が打ちつけられている。横に並ぶほかの店もすっかり塗装の色があせて、何の店だったかすら定かではない。ほこりだらけのショーウィンドウ越しに見える奇妙なテディベアや空気で膨らませるサンタなどから、やっと、そこがもとは何の店だったのかが類推できる。シュブータ・フリーメイソン・ロッジですら草ぼうぼうで朽ちかけている。フリーメイソンといってもこの程度の力か！　自分たちを救うことすらできなかったのだ。

　刑務所もなくなっている。大通りからちょっと入ったところにある錆びたバスケットボールフープの近くの石造りの元刑務所の建物の中で、鉄の檻はぼろぼろに腐食している。

「刑務所さえ閉鎖されてしまったとは、なんとも気分の滅入る場所にお住まいですね」と私は言った。

「確かに、気分が滅入る場所ですよ」とブラッドは言った。このあたりを案内してくれている地元の男性だ。

誰も住まなくなった家から腐りかけた材木が乱暴に突き出しているようすは、西ウェールズの講習会でボブ・ヘアに見せられた写真を思い出させた。写真に写っている男の顔は銃で吹き飛ばされ、皮膚だったと思われるところから、血のりや軟骨が泡立ちながら流れ出していた。

しかし、シュブータは無人の町ではなかった。まだ何人か住人が残っていて、道をふらふらと歩いていた。酔っぱらった人々もいれば、非常に年老いた人々もいた。

シュブータにも、栄えていた時代があった。

「活気に満ちていた！」とブラッドは言った。「毎日が！　いまとなっちゃ、信じられませんがね！　いつだって、ものすごく賑《にぎ》やかだった。この町で育つ子どもは幸せでした。犯罪もめったに起こらなかったし」

「行きたいところにはどこへでも自転車で行ったものだったわ」ブラッドの友だちのリビーが口をはさんだ。「ローラースケートもやったわねえ。母親たちは子どもたちの心配なんて、まるでしなかった」

「みんなサンビームで働いていました」ブラッドが言った。

サンビーム社はここの工場で、トースターを作っていた。アール・デコふうの美しいトースターだった。

ブラッドと私は瓦礫を乗り越えて、大通りの中央にある長い建物に入った。ドアは蝶番《ちょうつがい》からぶらさがっていた。床に落ちている出口サインはほこりをかぶっていた。かつては赤いベルベットのカーテンだったと思われる引きちぎれた布が、石工釘からだらりと下がっていて、ボクシング場を思わせた。

「ここは昔、なんだったんですか?」私はブラッドに尋ねる。

「古い映画館でした。開館したときのことを覚えていますよ。私たちはみんな浮かれ騒いでいた。町に映画館ができる! これで私たちにも、、、やることができる! だが、たった1本上映されただけで閉鎖になりました」

「何の映画だったんですか?」

「ナイト・オブ・ザ・リビングデッド」

沈黙が流れた。

「ぴったりですね」と私は言った。

ブラッドは大通りだった場所を見渡して言った。「工場が閉鎖されたとき、どんなに町の人々が悲しんだか、アル・ダンラップはわかっていない。こんな小さな町ではね、ひどくこたえるんですよ」彼の顔は怒りで赤くなった。「ほら、ここを見てくださいよ」

旧サンビーム工場は町から1マイルのところにあった。大きな工場だった。サッカー場5つ分の広さがあった。かつてはひとつの部屋で、300人がトースターを製造していた。別の部屋では別の300人が製造されたトースターを包装した。工場はもう使われていないだろうと思っていたが、じつは、新しい企業に入っていた。だが従業員は600人もいなかった。働いているのは5人。たった5人が、だだっ広い工場の真ん中に寄り集まってランプシェードを作っていた。ボスはスチュワートという男だった。彼は、アル・ダンラップがサンビームの最高経営責任者《CEO》になって、工場を閉鎖するまでそこで働いていた。

「この部屋でまだ何かが生産されているのを見るのはうれしいですね」と私は言った。

スチュワートは「うーむ」とうなった。生産性などというものは、この工場内では長いこと見られていないのを、少々気にかけているようだった。

スチュワートと彼の友人のビル、そしてブラッドの友人リビーは、がらんとした工場内を案内してくれた。彼らは「狂った人間が、かつては偉大だった会社の指揮を執る」とどうなるかを部外者に知ってもらいたがっていた。

「アル・ダンラップのことを言っているんですか？」と私は尋ねた。

「サンビームには、次から次へと狂った人間がやってきたんですよ」とスチュワートは言った（本書は、本物の狂気についての本になる予定なので、ここでひとこと断っておくほうがいいだろう。スチュワートとビルは一般人なので、ごく軽い気持ちで「狂った人間」という言葉を使っている）。「ダンラップだけじゃない。最初のやつは誰だった？　バックリーだったか？」

「そうだ、バックリーだ」とビルが言った。

「バックリーの野郎は、機関銃を構えた小男のガードマンを後ろに従えていた」とスチュワートは言った。「ジェット機を数機に何台ものロールスロイス、1万ドルの氷像と、そりゃまあ豪勢なことだった。やつらは湯水のように金を使っていたが、会社はそんなに稼《かせ》いじゃいなかった」

（あとでロバート・J・バックリーについて読んだところ、サンビームのCEOだった彼は、1986年にクビになっている。会社の経営が破たんしかかっているというのに、自分と家族のために5機のジェットを保有し、会社の経費で息子を100万ドルのマンションに住まわせ、ワインの代金10万ドルを会社に請求したことを、株主から追求されたためだった。）

「バックリーの後釜《あとがま》に座ったのは？」

「ポール・カザリアン」ビルが答えた。「彼は切れ者だったと思いますよ。頭がよくて、モーレツに働いた。しかし……」ビルは黙り込んだ。「あなたに聞かせたい話があるんですが、女性の前では、ちょっと」

私たちは全員、リビーを見た。

「ああ、わかった」とリビーは言った。

彼女はクモの巣や割れた窓ガラス、ほこりをかぶった空っぽの台車などを通り越して、がらんとした工場の奥まで歩いて行った。こちらの声が聞こえないところまで彼女が遠ざかると、ビルは話しだした。「あるとき、私が売り込みでしくじりそうになっていたとき、彼は『やつのチンポをしゃぶってでも売ってこい！』と私を怒鳴りつけたんです。大勢のいる前でですよ。どうしてそんなふるまいをするのか？　あんなに口汚く……」

ビルの顔は赤くなっていた。おぞましい記憶に震えている。

サンビームの歴史について詳しく書かれた、ジョン・バーン著『悪徳経営者――首切りと企業解体で巨万の富を手にした男』によれば、ポール・カザリアンはCEOとして在任していたとき、何リットルものオレンジジュースを会社の監査役にかけ、役員会議中には欠席していた取締役の席にBB銃を撃ち込んだことがあったという。しかし、彼は雇用確保や労働者の権利には配慮していたことも知られていた。また、工場を閉鎖せずに会社の経営を上向かせたいと考えていた。アジアから生産業務を呼び戻し、従業員の教育を始めた。

私たちはリビーにもういいよと合図した。彼女は戻ってきた。

「そして、ポール・カザリアンのあとは？」

「次がアル・ダンラップですよ」スチュワートが答えた。

「明日、彼に会うんです」と私は言った。「フロリダのオカラまで車で彼に会いに行きます」

「なんだって？」スチュワートが驚いて言った。さっと顔が曇る。「刑務所にいるんじゃないのか？」

「刑務所とは真逆の場所にいますよ。大邸宅に住んでいます」

一瞬、スチュワートの首に青筋が立つのが見えた。

私たちはスチュワートのオフィスに戻ることにした。

「そういえば」と私は言った。「最近、ボブ・ヘアという心理学者と話したんですが、彼は、企業のリーダーたちに特定の質問をすれば、その人たちについていろいろなことがわかると言うんです」

「ほう」とスチュワートは言った。

「たとえば、事件現場の写真、銃で撃ち抜かれた顔のクローズアップみたいなおぞましい写真を見せられたら、あなたはどういう反応をしますか？」

「きっと後退りするでしょうね」とスチュワートは答えた。「ぞっとして、そういう写真は見たくないと思う。被害者が気の毒だし、もしこれが自分だったらと恐ろしくなる」彼は少し間をおいた。「で、これで私の何がわかるんです？」

私はスチュワートのオフィスの窓から、窓の向こう側に広がる工場の床をちらりと眺めた。それは奇妙な光景だった。この広く殺伐とした工場の中で、たった5人の作業員が小ぢんまりと集まってランプシェードをつくっている。私は先ほど、ここで何かが生産されているのを見るとうれしくなりますと言ったが、真実は明らかだった。ちっともすばらしくは見えなかった。

「それで、私に関してどんなことがわかるんですか？」スチュワートが再びきいた。

「あなたが善い人だってことですよ！」私は彼を安心させた。

1990年代の半ば、サンビームは混乱を極めていた。ロバート・バックリーのような浪費家のCEOたちが会社を傾かせた。取締役会は容赦ない費用削減が必要と考え、その仕事をユニークな人物に託《たく》すことにした。実際、その人物は、普通の人々と違って、人をクビにするのを楽しんでいるように見えた。彼の名前はアル・ダンラップ。アメリカの最も古いトイレットペーパー製造会社スコットで辣腕《らつわん》をふるい、いくつもの工場を閉鎖したことで有名になった。彼に関しては面白い話がごまんとある。スコットの工場から工場へと渡り歩き、うれしそうに、そしてときには不気味なやり方で、従業員のクビを切っていった。たとえば、アラバマ州モビールの工場である従業員に、何年ここに勤めているのかと尋ねた。

「30年です！」と従業員は誇らしげに答えた。

ダンラップは心から当惑した顔で言った。「なぜ30年間もひとつの会社にとどまりたいなんて思うのかね？」数週間後、彼はモビールの工場を閉鎖し、従業員全員を解雇した。

ダンラップの自叙伝『あさましきビジネス（Mean Business）』は人をクビにするときの逸話であふれている。たとえばこんなふう。


スコットの企業モラール担当役員は、とても感じのいい人物でいやらしいほど高額な給与を受け取っていたが、彼女の主な仕事は重役室の調和を保つことであった。調和など、くそくらえだ。こういう連中は互いの髪の毛を引っぱり合うべきなのだ。私はスコットの最高財務責任者バシルに、彼女をクビにしろと言った……その週の終わりごろ、企業内弁護士のひとりが重役会議の最中に居眠りをした。それは給料支払名簿に名前が記載されている期間内で最後の居眠りとなった。数日後、彼は過去の人になっていた。

とまあ、こんな具合。彼があまりに嬉々として人々を解雇していたので、ビジネス誌ファーストカンパニーがサイコパスと思われるＣＥＯに関する記事を掲載したときには、ダンラップもそのなかに含まれていた。記事に取り上げられたダンラップ以外のすべてのＣＥＯが死んでいるか獄中にいたため、ファーストカンパニー誌が訴えられる心配はなさそうだった。しかし、ダンラップについてはかなり思いきったことをしたわけで、彼が行動をうまくコントロールできないこと〈最初の妻は離婚理由として、一度ナイフで脅されたことがあること、また、彼が人肉はどんな味がするのだろうとよく考えていると言っていたことをあげていた〉、そして共感性の欠如〈彼は、自分の両親は賢明で、私をよく支えてくれたといつもジャーナリストに話していたにもかかわらず、どちらの親の葬儀にも出席しなかった〉などの証拠を引用していた。

サンビームの取締役会が新しいＣＥＯの名前を明らかにした１９９６年7月、サンビームの株価は12ドル50セントから18ドル63セントに急騰した。ダンラップの非公認の伝記を書いた作家のジョン・バーンによれば、それはニューヨーク証券取引所史上で最大の上昇だった。その数か月後、ダンラップがサンビームの１万2千人の従業員の半分を解雇すると発表した日にも、株価は再び高騰し、28ドルまで上がった〈ニューヨークタイムズ紙によれば、この人員削減は率でいえば、この手のもので最も大規模なものだった〉。実際、その目もくらむような数か月間に株価が揺らいだのは、１９９６年12月2日だけだった。その日、ビジネスウィーク誌が、ダンラップが両親の葬儀に出席せず、最初の妻の証言によれば、彼女をナイフで脅したという暴露記事を掲載した。株価は１・５％下がった。

私は『地獄の逃避行』という映画の1シーンを思い出した。この映画では、シシー・スペイセクが15歳の少女ホリーを演じていた。ホリーは、タフでかっこいいボーイフレンドのキットが、突然、〈荒くれ者〉から一線を越えて〈精神異常者〉の領域へと踏み込んでしまったことに気づく。彼女は不安そうに後退りしながら、ナレーションのような抑揚のない一本調子で言う。「裏口から逃げるか、ボイラー室に隠れることもできただろう。でも、よくも悪くも、私の運命はキットといっしょにいることしかないんだと思う」。

『地獄の逃避行』とそっくりに、株主たちとアル・ダンラップの関係は12月2日のあと、すばやく回復した。そして、彼らはいっしょに1年かけて工場を次々に閉鎖し、アメリカの田舎町を荒廃させていった。ミシシッピ州シュブータ、ベイ・スプリングス、ローレル、テネシー州クックビル、アーカンソー州パラグールド、ルイジアナ州コウシャッタなど。そしてアメリカ南部の町々をゴーストタウンに変えてしまった。工場をひとつ閉鎖するたびに、サンビームの株価は急上昇し、なんと1998年春には51ドルに達した。

偶然にも、ボブ・ヘアは、サイコパスに関する重要な著書『診断名サイコパス──身近にひそむ異常人格者たち』のなかで『地獄の逃避行』について次のように書いている。

映画制作者はキットを典型的なサイコパスとして描いたのだろうが、どちらかといえば本物らしいのはホリーのほうだ。深い感情の動きをただ通りすぎるだけで、それをべらべらしゃべる仮面。彼女の語り口は単調で、流行誌の記事にあるような若い女の子たちの感じ方をただなぞらえただけの言い回しで飾られている。「言葉は知っていてもその調べを解さない」人間の例をあげるとすれば、スペイセクの演じたキャラクターがまさにそれである。

しかし、1998年春、ダンラップの命運は尽きた。米国証券取引委員会が、サンビームでダンラップが巨額の粉飾決算を行なったという申し立ての調査に乗り出したのだ。記録上の

1997年の収益、1億8900万ドルのうち、6千万ドルは不正経理によるものだと言われていた。ダンラップは容疑を否認した。彼はスコットで20か月間に稼いだ1億ドルに加えて、サンビームに対しても巨額の退職手当を要求して、それを手に入れた。

エンロン事件が起こる以前には、これくらい複雑なケースになると、刑事責任が積極的に追及されることはそれほど多くなかった。そして2002年、さまざまな訴訟に決着をつけるために1850万ドルを支払うことにダンラップは同意し、法律的問題は決着した。証券取引委員会との取引条件のひとつは、彼が今後決して株式公開会社の役員または責任者の地位には就かないというものだった。

「彼の子ども時代はどうだったんですか?」シュブータに出発する前、私はダンラップの伝記を書いたジョン・バーンに尋ねた。「妙な行動をとるとか、そういう変わったエピソードはありますか? 警察につかまったとか? 動物を虐待したとか?」

「高校時代のことは調べたが、昔のクラスメートにインタビューした記憶がないなあ。まったく覚えていない」と彼は答えた。

「そうですか」

「だが、子どものころ、ボクシングが強かったことはわかっている」

「そうなんですか?」

「ああ、人を殴りつけるのはすごく楽しい、と彼は何度かコメントをしているからね」

「本当ですか?」

「それから、彼の妹によると、一度彼は妹の人形に向かってダーツを投げたそうだ」

「本当ですか？」

私はメモ帳に書いた。〈妹の人形にダーツを投げる、人を殴るが好き〉

「彼と会ったときの印象はどうでした？」

「一度も会ってない。会ってくれなかったんだ」

短い沈黙があった。

「これから彼と会うことになっているんです」と私は言った。

「そうなのか？」彼は驚いて言った。ちょっとやっかんでいる感じだった。

「ええ、彼と会うんですよ」


アル・ダンラップの壮大なフロリダの大邸宅（彼はシュブータから車で10時間のところに住んでいる）ときれいに刈り込まれた見事な芝生を一目見て、なんだかとても奇妙な感じを受けた。それはそこにおびただしい数の獰猛《どうもう》な肉食動物の彫刻があるせいだった。動物たちは至る所にいた。歯をむき出すライオンや豹《ひょう》の石像、舞い降りようとしている鷲《わし》、鉤爪で魚をつかんでいる鷹など、数えきれないほどたくさんの動物の像が、庭に、湖のまわりに、プール＆ヘルスクラブの敷地内に、そして屋内の数多くの部屋の中にも置かれていた。クリスタルのライオンにオニキスのライオン、鉄のライオン、鉄の豹、ライオンの絵、さらには人間の骸骨の彫刻まであった。

〈トト・コンスタンのバーガーキングのプラスチック製フィギュアの軍隊を思わせるが、もっとスケールが大きく悪趣味で金《かね》がかかっている〉と私はメモ用紙に書いた。

「ライオンたちだ」私を案内しながらアル・ダンラップは言った。彼はカジュアルなジャケットとズボンを身に着け、日焼けして、健康そうに見えた。歯がまぶしいほど白かった。「ライオン、アメリカヒョウ、ライオン。どれも肉食動物だ。肉食動物。肉食動物。肉食動物。私は肉食動物を信奉し、深い敬意を抱いている。私が成し遂げたことのすべては、自分の力で実現させなければならなかったのだ」

〈項目5　狡猾／人を操る〉。〈彼は、世界は「捕食者と犠牲者」で構成されている、いや、他人の弱さを利用しないのは馬鹿だと言いたいのだろう〉と私はメモした。

「それと金色ですね」と私は言った。「金色のものがたくさんここにはある」

金色については予習済みだった。最近、彼が金色のネクタイを締めて金色の椅子に座り、ドアのそばには黄金の鎧兜《よろいかぶと》、マントルピースの上には金の十字架が飾られている写真を見たのだ。

「ふむ」とアルは言った。「金は輝いているからな。ほら、鮫《さめ》だ」

彼は地球を4匹の鮫が取り囲んでいる彫刻を指さした。「私は肉食動物を信奉している。肉食動物の精神を持てば、人は成功できる。向こうにはハヤブサ。ワニ。ワニ。たくさんワニがいる。虎も」

「まるでミダス［手に触れる物をすべて黄金と変えてしまえるフリギアの王］とナルニア国の白の女王の両方がここに来たみたいですね」と私は言った。「ナルニア国の白の女王がものすごく獰猛《どうもう》な動物たちがいる動物園の上空に飛んでいって、全部を石に変えてしまい、それから、ここにすべてを運び込んだかのようだ」

「なんだって？」とアルが聞き返した。

「なんでもありません」

「言いたまえ。いま、なんと言ったんだ？」

彼は私を鋼《はがね》のように鋭い青い目でにらみつけた。そんなふうに射すくめられると、つい弱腰になってしまう。

「くだらないことです。気の利いた冗談でも言おうとしたんですが、うまい言葉が見つからなくて」

「そうか」とアルは言った。「外を案内しよう。歩きたいか、それともゴルフカートに乗るかね？」

「歩きたいです」と私は言った。

私たちは彼のジャーマン・シェパードを描いた目が飛び出るほど高そうな何枚かの油絵の前を通りすぎた。スコットの従業員1万1200人を解雇した1990年代半ばのあの有名な7週間のあいだ、彼はフィラデルフィアのフォーシーズンズ・ホテルに滞在していた。ひとつは彼と妻用、もうひとつは彼の2頭のジャーマン・シェパード用として使ったふたつのスイートの代金はスコット社に支払わせたという。彼にはトロイという名の息子がいた。最初の結婚で生まれた子だが、トロイの写真はどこにもなかった。あるのは、ジャーマン・シェパードを描いたたくさんの絵と、大きな金色の額縁に入った等身大のアルと妻ジュディを描いた油絵だった。絵の中のふたりは生真面目だが寛大そうに見える。

私たちは芝生を横切って歩いていった。湖を見下ろす場所に立っているかわいらしいみだれ髪の子どもの石像の近くに、ジュディが立っているのを見つけた。彼女はアルと同じく金髪で、ピーチ色のスウェットスーツを着ていた。ほとんど動かず、湖を見渡していた。

「あなたが昔、工場を訪問したときのことですが」と私はアルに言った。「あなたはある従業員にここでどれくらい働いているのかと尋ねた。すると従業員は『30年』と答えた。あなたは『どうして30年も同じ会社で働きたいと思うのかね？』と言った。従業員はそれを自慢と考えたが、あなたはまずいことだと思った」

「私にとってはまずいことなんだよ」と彼は答えた。「ひとつの会社にずっといれば、管理人になってしまうからだ。守衛さ。メリーゴーランドのような人生はくだらん。ジェットコースターのように生きなくてはな」

私は、〈共感性の欠如〉とメモ帳に書いた。それから、白紙のページを開いた。

「アイスティーでも飲もうか」と彼は言った。

キッチンへ向かう途中、私は美しいカリグラフィーで書かれた詩が額《がく》におさめられて彼の机の上に飾ってあるのに気づいた。こんな文句だった。

It wasn't easy to do
やさしいことではなかった

What he had to do
彼がしなければならなかったことは

But if you want to be liked
Get a dog or two

しかし、もし誰かに好かれたいなら
犬を飼ったらいい

「ショーンが誕生日にくれたのだ」と彼は言った。

ショーンというのは、ショーン・ソーントンのことで、長いことアルのボディガードをつとめてきた。「友だちが欲しいなら、犬を飼え」とアルは言った。「うちにはいつも2頭いる。賭け金は分散投資して危険を防ぐのだ！」

私は笑ったが、彼がこの言葉を使ったのは、これが初めてではないことを知っていた。彼の自叙伝『あさましきビジネス』の序文のページxiiに書いてあった。「友人が欲しいなら、犬を飼うといい。私は絶対にリスクは冒《おか》さない。だから私は2匹飼っている」

そして、ジョン・バーンが書いた公認されていない伝記『悪徳経営者』には、1997年ごろにアルが敵対する証券アナリスト、アンドリュー・ショアを自宅に招待したときのことが書かれている。

「私はとても犬が好きなんだ」とダンラップはショアに［自分の飼い犬の写真を見せながら］言った。「いいかい、友だちが欲しいなら、犬を飼わなければ。私は2匹飼っている。分散投資してリスクを防ぐためさ」

ショアは以前に、まったく同じセリフを読んだことがあった。たしかダンラップに関するたくさんの記事のひとつで。しかし、彼は笑った。

私はメモ帳に、〈口達者／うわべの魅力〉と書いた。

〈いつもすばやく賢い応答ができるようにしているが、実際には、役に立つ情報をほんの少ししか提供できないこともある〉

（1987年の映画『ウォール街』でマイケル・ダグラスが演じた人物の台詞にこういうのがある。「友だちを必要とするなら、犬を飼え。泥沼の持久戦だからな」脚本家はアル・ダンラップのセリフを拝借したのかもしれないと私は考えていたが、あとで、同じようなことを言った大物が、アルのほかにもいたことを知った。

1975年のハリー・S・トルーマンの伝記劇『がつんとやっちまえ、ハリー！(Give'em Hell, Harry!)』によれば、どうやらトルーマンは大統領時代に「ワシントンで友だちが欲しいって？　ならば、犬を飼いたまえ」と言ったらしい。

企業乗っ取り家で製薬会社の社長でもあるカール・アイカーンは1980年代の半ばに「この業界にいると、〝友だちが欲しいなら、犬を飼え〟ということを学ぶ」と言っている。

CBSテレビの『インサイド・エディション』のホスト、デボラ・ノーヴィルは1990年代前半に「誰かに好かれたいなら、犬を飼うといいわ」と言った。「職場の同僚は友人じゃないから」）

私たち（アル、ジュディ、ボディガードのショーン）はキッチンに集まった。

私は咳《せき》ばらいをした。

「メールでお伝えしたように、あなたの扁桃体は必要な恐怖信号を中枢神経系に送るのを怠《おこた》っているかもしれません。おそらくそのせいで、あなたはたいへんな成功をおさめ、肉食動物的精神にも強い関心をお持ちになっているのではないでしょうか？」

「ふむ」と彼は言った。「なかなか面白い理論だ。『スタートレック』のようだな。きみは前人未到の領域に足を踏み入れようとしている。なぜ一部の人間はとてつもなく成功するのに、ほかのやつらは箸にも棒にもかからないのか？　昔の同級生たちは私よりはるかに多くの特権に恵まれていたが、彼らは成功していない。なぜだ？　何が違うのか？　何かが違うはずだ！　それは何世代も人々の関心を集めてきた問題だ！　だからきみがこの扁桃体説を持ち出してきたとき、私は、『なるほど、じつに面白い。この男と会って話してみよう』と思ったわけだ」

「言いにくいことなんですが、何人かの心理学者が述べているところによれば、もしあなたの脳のこの部分に異常があるとすると、あなたは……」

「ん？」と彼は言った。

「危険な人物」私は聞き取れないほど小さな声でつぶやいた。

突然、ひどく緊張し始めた。私はすでにトニーとトトに、自分をサイコパスと思うかと尋ねていた。だから、そう質問することに慣れているはずだった。しかし、今回は状況が異なっていた。いま私は重警備の刑務所や精神病院にいるのではなく、相手の大邸宅のなかにいるのだった。

「なんだって？　聞こえなかった」

「危険人物だということです」

短い沈黙があった。

「どういう点でかね？」と彼は弱々しく言った。

「つまり、あなたはサイコパスだということです」

「つまり……」私は息を吸い込んだ。「つまり、あなたはサイコパスだということです」

アル、ジュディ、そしてボディガードのショーンは私を見つめた。長い間。まずいことになった。いったい私は何を考えていたのだ？　私は資格を持つ医学の専門家でも、科学者でもない。正直に言えば、探偵でもない。ボブ・ヘアのせいだ。彼がこうしろと言ったわけじゃないが、彼に会っていなかったら、決してこんなことはしなかったはずだ。彼のチェックリストが私に誤った自信を与え、このサイコパス探究の旅へと私を誘ったのだ。アダム・パーキンスの警告を聞くべきだった。私は探偵でも、心理学者でもない。しかも、ＤＳＭ－Ⅳで自己診断したときのスコアだって、あまりよくなかったのだ。

一瞬にして彼らの顔は、極度の立腹と困惑と失望が合わさった表情に変わった。アルは私を自宅に招いてくれたのに、私は彼に「あなたはサイコパスですか」と尋ねざるを得ない状況に置かれてしまった。サイコパスであることは不法ではないが、それでも、そんな質問をされたら恐ろしく侮辱されたと感じるだろう。

「サイコパスかどうかを調べるパーソナリティ特性のリストを持ってきました」私はポケットを指し示して言った。

「そんなリスト、いったい誰がつくったんだ？」とアルは言った。「なんて名前だ？　そんな名前は一度も聞いたことがないというほうに賭ける！」

よし、これで、この不快な状況をボブのせいにできると私は思った（欠席裁判だが）。

「ボブ・ヘア」と私は言った。はっきり明確に「ボブ・ヘア」と彼の名前を発音した。

「そんな名前は聞いたことがない！」アルは、してやったりとばかりに目を輝かせた。

「私も聞いたことがないわ！」とジュディも同意した。

「心理学者です」と私は言った。心理学者にはあなた方と同じ気持ちを抱いていますと言わんばかりにふうっと息を吐く。

アルは自分のオフィスの黄金のキャビネットを指差した。そのなかにはアルといっしょに写っている、ヘンリー・キッシンジャー、ドナルド・トランプ、チャールズ皇太子、ロナルド・レーガン、ケリー・パッカー、ロスチャイルド卿、ラッシュ・リンボー、そしてジェブ・ブッシュの写真が飾ってある。「私が名前を聞いたことがあるのはこういう人々だ」とでも言いたげに。

「それで、そのリストというのは……？」とアルは言った。彼は急に好奇心をそそられたように見えた。「試してみようじゃないか」

「わかりました」私はリストをポケットから取り出した。「本当にいいんですか？」

「ああ、やってみよう……」

「では、まず〈項目1　口達者／うわべの魅力〉」

「私は文句なく魅力的だ」とアルは答えた。「私は文句なく魅力的だ！」

彼といっしょにジュディとショーンも笑ったので、緊張がほぐれた。

「〈自己価値に対する誇大な感覚〉はどうです？」と私は尋ねた。

これは否定するのが難しい項目だっただろう。なにしろ彼は自分を描いた巨大な油絵の下に立っていたのだから。

〈項目2　自己価値に対する誇大な感覚〉と私はメモ帳にすでに書き込んでいた。〈その人物の人生に関する事実を踏まえると、肥大した自我や自身の能力に対する過大な評価は異常である〉

じつは、私はここへ来る途中、タラハシーのフロリダ州立大学に寄り道して、ダンラップ・スチューデント・サクセス・センターを見学してきた。アルの1千万ドルの寄付によって建てられたセンターで、紛《まぎ》れもなくそれは、アル夫妻とジャーマン・シェパードを後世に伝えるための華々しき記念物だった。ロビーの壁には夫妻と犬を描いた巨大な絵が飾られていた。ジュディはヒョウ柄ブラウスを身に着け、アルは黄金のネクタイを締めていた。アルとジュディの顔が彫り込まれた青銅の飾り板の下にはボタンがついていて、それを押すと、リーダーシップについて演説するアルの声が流れる仕組みになっていた。〈演説の大筋は、いいリーダーは現在ひとりも残っておらず、アメリカが生き残るためには、早急にダイナミックなリーダーを生み出さなければならない、というものだった。〉

私はこの建物の管理者のひとり、ケリーに、センターを案内してもらった。

「私たちはダンラップ家が、フロリダ州の学生たちの市民的行動とリーダーシップとキャリアを育《はぐく》むために寄付してくださったことに非常に感激しています」と彼女は私に言った。

「アルはこれまで熱心な福祉活動家として知られてはいませんでしたが、どうして彼が変わったのか、理由を考えてみたことはありますか？」

「私に言えるのは、この施設をつくるという善行の機会があったということだけです」

「彼には肉食動物の彫刻を集める趣味があると聞いています。鷲とかワニとか鮫とか熊とかの。『ひぇーっ』と叫びたくなるような動物たちです。奇妙な趣味だと思うんですが、彼からその趣味について何か聞いたことはありますか?」

「そういうお話をうかがう機会はまだありません」彼女は、私を殺したそうな顔で言った。「私たちが話し合ってきたのは、この施設をつくってフロリダの学生たちに学ぶ機会を与えることについてです」

「アルは、勝つことこそ人生のすべてだと言っています。あなたはそれについてどう考えますか?」

「私はあの方が寄付する対象としてこのフロリダ州立大学を選んでくださったこと、そして与えていただいたこの機会のおかげで、私たちはこの建物ですばらしいことを成し遂げられるのだということに感動しています。そして私たちはそのことにとても感謝しているのです」

「どうもありがとうございました」私は礼を言った。

「どういたしまして!」と彼女は言うと、歩き去って行った。


「〈自己価値に対する誇大な感覚〉はどうですか?」私はアルの家のキッチンで彼に尋ねた。

「当たり前だろう」とアルは言った。「自分が自分を信じないで、誰が信じるというのだ。自分自身を信じなきゃならん」

「こういうのじゃなくて、よい項目はないの?」ジュディが鋭く口をはさんだ。

「そうですね……」と私は言った。私たちはみんな、しばらく黙り込んだ。「〈刺激を必要とする／退屈しやすい〉というのは？」

「ああ、私はとても退屈しやすい。何かをしていないと落ち着かないのだ。うん、確かにそれは適切な言い方だ。私は世界一リラックスした人間ではない。私の頭脳は夜通しフル回転している」

「〈人を操る〉は？」

「それはリーダーシップと言い換えられるな。人をやる気にさせる！　それがリーダーシップというものだ」

「このリストに異存はありませんか？」

「ああ、ない。もちろんだとも。なぜだね？」

そうやって午前中が過ぎていき、アルはかなり多くのサイコパス的特性を、〝リーダーシップの素養〟に定義しなおしていった。〈衝動的〉は「すばやい分析力を言い換えたものにすぎん。賛成か反対かを決めるのに1週間もかけている連中がいる。私か？　私は10分間考える。そして、賛成する気持ちが反対に勝ったら？　すぐ実行だ！」。浅薄な感情によって、「馬鹿げた感情」を持つことがなくなる。良心の呵責がなければ、自由に前に進めるようなり、すばらしいことを達成できる。悲しみに溺《おぼ》れることにどんな意味がある？

「毎日の終わりに、自分を評価しなければならない」と彼は言った。「私が自分を尊敬しているかって？　当たり前だ。自分を尊敬できる人間はな、人からも尊敬されるのだ」

「自分に満足していますか？」

「しているとも！　ああ、しているさ！　自分の人生を振り返るのは、すべてをやってのけた人間を描いた映画を見るようなものだ。おや！　私はこんなことも、あんなこともしたのか？　そして、そういうことのすべてを、私は自分流のやり方でやってのけたのだ」

「最初の奥様に対する扱いはどうですか？」

「私は……」アルは眉をひそめて私を見た。「私は陸軍士官学校《ウェストポイント》にいた。この魅力的なライフスタイルとはかけ離れた生活だった……」彼は顔をしかめた。「人里離れた基地で働く若い既婚の中尉。その若さでは、そうした変化になじむのは非常に難しい」彼の声は次第に小さくなって消えた。

「だから奥様を、自分を束縛するものと見たのですか？」

アルはちょっと肩をすくめて、一瞬、床に目を落とした。「私は核弾頭ミサイル発射施設に配属された。扱っているのは〝核兵器〟だ。ちょうどキューバ・ミサイル危機のさなかだ。非常に重要な仕事だった。自分には任務がある。その任務をもししくじったら、大勢の人々が重傷を負うだろう。そういう責任は、家族生活とは相容れないものではないか？　もちろん、そうだった……」

アルが話しているのは、キューバ・ミサイル危機の際、妊娠5か月の妻を家にたったひとりで置き去りにしたときのことだった。彼は食物も金も残していかなかったため、妻は仕方なく自分の母親と姉に電話をして助けを求めなければならなかった。

「おっと！」と私は言った。「もうひとつありました。ものすごくグロテスクな事件現場の写真を、たとえば、誰かの顔が銃で吹き飛ばされているとか、そういう写真を見たら、あなたはぞっとしますか？」

彼は首を横に振った。「いや。私はそれを合理的に分析すると思う」

「本当ですか？　そういう写真に好奇心を感じるんですか？　興味を引かれますか？　パズルを解くような気持ちになるんですか？」

「そう、好奇心。『おお、なんてことだ、背筋が凍る！』という気持ちとは正反対だ。おびえて部屋の隅に隠れたりはしない。『いったい、何がここで起こったか？』と考える。なぜ、それが起こったのか、と」

「写真を見たショックで、体から力が抜けてしまったように感じたりしませんか？」

アルは首を横に振った。

私は前に乗り出して、眼鏡の縁《ふち》の上から彼をじっと見つめ、じっくり彼を観察した。彼はすぐにこう説明した。「そうだ、心に浮かぶのは、ここで何が起こったのか、そして、それが二度と起こらないようにするためにはどうやって防いだらいいか、ということだ」

「それを二度と起こらないようにするためにはどうやって防いだらいいか？」私は聞き返した。

「悪に怖気づいているようじゃ、リーダーにはなれんのだよ。悪に立ち向かわなければならなん」彼は一呼吸をおいた。「リーダーというのはな、基本的に、一般大衆から抜きん出た人物、何かを成し遂げる人物なのだ。わかったか？」

帰る前に、私たちは昼食をとった。アルは、たったいま、どのサイコパス的性格に自分が最も当てはまるかを調べられた人とは思えないほど上機嫌に見えた。彼は小さい金の斧の形のラペルピンを襟《えり》につけていた。食事をしながら、彼は人々を解雇するときの滑稽な話をいろいろと私に話して聞かせた。どれも本質的には同じ話だった。誰か怠惰な従業員がいると、彼は面白い名言を吐いてその人をクビにするのだ。たとえば、サンビーム社のある幹部社員はアルに、すばらしいスポーツカーを買ったばかりだと自慢した。

するとアルはそれに答えて「きみは高級スポーツカーを持っている。だがきみには持てないものがある。それは、仕事だ！」と言ったのだった。

ジュディはいろいろな逸話が語られるたびに笑ったが、彼女は同じ話をすでに何度も聞いているはずだった。社員のクビを切ることを楽しむ男は、会社にとって、さながら天からの授かり物だったにちがいないと私は改めて思った。

彼らは私をテレビルームに連れて行き、アルが以前にフロリダ州立大学で行なったリーダーシップについての講演のビデオを見せた。ビデオが終わるとジュディはテレビに向かって拍手をした。彼女は明らかに夫を崇拝していた。人生に対する彼の強引なやり方、そして、彼の適者生存的な抜け目のなさを崇《あが》めていた。こういう男を愛する女性というのはどういう人間なのだろうと私は思った。

「サンビーム時代のことですが――」と私が言いかけると、彼はそれをさえぎった。

「サンビームはうまくいかなかった」と彼は肩をすくめた。「だが、サンビームは私のキャリアにとって重要なものではない。最大の会社というわけでもなかった。製品もさして安定したものではなかったし。たかが家庭用電化製品だ。あの会社のことはあまり気にしてはいない。全体の流れのなかでは、取るに足らないことだ」

そしてそれが、彼がサンビームに関して話したことのすべてだった。それから私たちは〈共感性の欠如〉について話した。アルは「成功しようと努力している人々」には共感すると言ったが、残念ながら、妹のデニースや息子のトロイはそれに含まれていなかった。

デニースにとって、兄との関係は1994年1月に永久に終わった。それは彼女が、大学3年生になる娘のキャロリンが白血病と診断されたことを知らせるために兄に電話をかけたときのことだった。

「私はただ、どうしても必要なときに、兄さんが助けてくれるかどうかを知りたいだけよ」彼女は兄にきいた。

するとダンラップは、「あてにしないでくれ」とそっけなく答えたという。

——ジョン・A・バーン、ビジネスウィーク誌、1996年12月2日

「妹とは何年も話をしていない」と彼は言った。「高校時代、私はクラスのトップに近い成績をとっていた。運動選手でもあった。ところが私は陸軍士官学校へ行ってしまった。妹はそれがいやだったのだ！　私には理解できないね。もし私に兄弟か姉がいたなら、とても誇りに思っただろう。『ああ！　あんなふうになりたい！』と。だが彼女の態度は正反対だった。『見て、あのざまよ！』だが、私は成功した！」

息子のトロイとアルの関係も同じくらい冷やかだった。

「私は何度も何度も息子を助けようとした」とアルは肩をすくめた。「努力はしたのだ。正直な話、努力はした。ただうまくいかなかったのだ。すると今度は、あいつはマスコミにコメントするようになり……」

父親がサンビームを解雇されたニュースを聞いて、トロイ・ダンラップはうれしそうに笑った。「げらげら笑ってやりましたよ」と彼は言う。「しくじって、ざまをみろだ」

ダンラップの妹デニース（彼の唯一の兄妹）はニュージャージーの友人からそのニュース聞いた。彼女は「自業自得よ」と思っただけだった。

——ビジネスウィーク誌、1998年

私はメモ帳に〈残っているのは思い出だけになったいま、後悔を感じないことは天恵《てんけい》であるにちがいない〉と書きつけ、彼らに見られないよう、すぐに新しいページを開いた。

「名を成した人間に対するやっかみだ」アル・ダンラップは部屋の向こう側から大声で言った。「誰もが成功した人間をばっさりやりたがる。一角《ひとかど》の人物になると、なにやかやと悪口を言われるようになる。そこで気がつくのだ。『まてよ、上り詰めるまでは、誰も私のことを気にかけなかったじゃないか』そういうことだろう？」

「ええ、そうですね」と私は言った。

「愚か者どもめが。やつらはただ妬《ねた》んでいるんだ。やらなければならないことをしているだけなのに。そういうことだ、わかるか？」

私は油絵を見上げた。

〈ナルシズムについて書くこと〉と私は新しいページに書き加えた。〈ふたりで住むには広すぎる、巨大な自画像だらけの邸宅を包んでいる道徳的不毛について何か書くこと〉

私は自分の気の利いた表現にひとりでにんまりした。

「きみにはわかるだろう？」とダンラップは言った。「きみも多少なりとも成功した人間だ。きみも私と同じだ。あるレベルに達すると、人々は嫉妬して、追い落とそうとし始める。そうだろう？　きみに関する嘘を流す。彼らはきみを切り刻もうとする。きみはそこまで行くのに、しなければならんことをしただけだ。私たちは同類なのだ」

〈ナルニア国の白の女王についても何かを書くこと〉と私はメモした。

そういうわけで、1990年代、トースター製造会社の株主と取締役会は、あるCEOを雇うことでもたらされた短期的な営業利益に感謝することになったのだった。そのCEOは、あとで明らかになったところによれば、ボブ・ヘアのサイコパス・チェックリストのたくさんのパーソナリティ特性で高得点をあげたのだが。

ボブ・ヘアはその晩、ヒースロー空港ヒルトンに泊まっていた。彼はメールで、アル・ダンラップのインタビューはどうだったかと尋ねてきた。私は会ってお話ししますと返事を出した。

私は彼とホテルのバーで会った。彼が共同執筆した大きな研究（「企業サイコパシー」）がちょうど発表されたばかりで、これまで以上に忙しい、と彼は言った。その研究では、彼のチェックリストによって203人の〝企業プロフェッショナルたち〟が評価された（CEO、社長、スーパーバイザーも含まれている」とボブは言った)。その結果、大部分がまったくサイコパスの気はなかったが、「3・9%はスコアが30以上だった。これは刑務所に収監されている犯罪者と比べても非常に高い率で、一般市民と比べた場合、少なくとも4、5倍にはなる」ことがわかった。

一般市民に混ざって歩き回っているサイコパスがどのくらいいるかについての実験的データはそれほど多くはないが、1%を少し下回るあたりではないかと推定されているとボブは明らかにした。つまり、彼の研究で、チェックリストで非常に高い得点をあげるサイコパスが企業のお偉方たちのなかにいる割合は、家族のためにそこそこの収入を得ようとしている一般人のなかにいる割合に比べて、4倍か5倍も高いらしいということがわかったのだ。

赤ワインを飲みながら、私はアル・ダンラップの家を訪問したときのことをボブにかいつまんで話した。アルが多くのサイコパス的特性を持つことを認めて、そうした特性はビジネスに役立つものと考えていることを話すと、ボブは驚くようすもなくうなずいた。

「サイコパスは、世の中には肉食動物とそれに喰われる者がいると言う。もし彼らがそう言ったなら、それは現実に基づいた話だと考えたほうがいい」とボブは言った。

「あなたから肉食動物の話が出るとは、なんだか不思議ですね。彼の家に何がたくさんあったと思いますか?」

「鷲に、熊に……」

「ご名答! パンサーに虎。まるで動物園みたいでした。ぬいぐるみじゃありませんよ。彫像です。どうしてご存じだったんですか?」

「少しばかり洞察力があってね」彼は頭を指差して言った。「私は研究者だが、臨床的洞察力もある」

私は顔をしかめた。「しかし、彼は飼い犬が死んだとき、泣いたと言ってました」

「ほう？」

「そうなんです。ちょうど〈浅薄な感情〉について話していたときでした。彼はナンセンスな感情に足枷《あしかせ》をはめられるのはごめんだと言いました。ところがそのあとで私が彼の犬のブリットの油絵をほめると、彼はブリットが死んだときには泣きはらしたと言うんです。泣いて、泣いて、泣きまくったと。ということは、彼はサイコパスではありえないということになりますよね」

私はまるで自分が悪いことをしたかのように、ボブにこれを打ち明けていた。三流の俳優を売り込もうとしているキャスティングエージェントであるかのように。

「ああ、それはよくあることだ」

「本当ですか？」私は顔を輝かせた。

「犬は所有物だ」とボブは説明した。「犬というのは、いい犬の場合、非常に忠実だ。奴隷のようなものだろう？　彼らは主人の要求どおりになんでもする。だから、飼い犬が死んだとき、彼は泣きはらしたのだ。猫が死んでも、彼は泣くだろうか？」

私は目を細めた。「彼は猫を飼っていないと思います」私はそう言いながら、ゆっくりうなずいた。

「車がへこんでも、彼はたぶん泣きはらすだろう」とボブは言った。「フェラーリかポルシェを持っていて――おそらく持っているだろう――誰かにその車をこすられたり、蹴られたりしたら、彼はたぶんキレて、相手を殺したいと思うだろう。だから、いいかね、サイコパスは飼い犬が死んだら泣くかもしれない。しかし、自分の娘が死んでも泣かないのを見て、やはり彼はサイコパスだったとわかるのだ」

私は「アル・ダンラップには娘がいないんです」と言おうとしたが、ボブは話し続けた。「私の娘が死にかけていたとき、私の心も死にそうだった。娘は多発性硬化症で死にかけていた。幾度もあの子の気持ちになって、どんなにつらい思いをしているかを知ろうとした。そして妻によく言ったものだった。『ああ、サイコパスがうらやましいよ。サイコパスなら自分の娘を見て、まったく不運なことだ、とつぶやき、そのあとギャンブルをしに出かけていくだろう……』」

ボブの声はだんだん小さくなって消えた。私たちはコーヒーを注文した。「企業のサイコパスの場合、神経学的障害者と見るのは誤りだ」とボブは言った。「生存競争の見地から考えるほうがはるかに簡単だ。進化論的に見ればすべてつじつまが合う。進化の戦略は次世代に遺伝子を伝えることだ。彼らは意識してそう考えているわけではない。『さて、ちょっと出かけて、できるだけたくさんの女をはらませてくるか』などと考えたりはしない。にもかかわらず、それは遺伝学的に必須の使命なのだ。だから、彼らは何をする？　女性たちを引きつけなければならない。彼らは女性が非常に好きだ。そこで彼らは自分たちを魅力的に見せかけようとする。人を操り、騙し、ごまかして、やばくなってきたらすぐにどこかへ移る準備をしておかなければならない」

「でも」私は再び顔をしかめて言った。「アル・ダンラップの場合、それはあてはまりませんね。彼は41年間同じ女性と結婚している。浮気の証拠はまったくありません。ひとつもです。忠実な夫なんです。多くのジャーナリストがいろいろと嗅ぎ回っても――」

「そんなことはどうでもいい」とボブは口をはさんだ。「一般論を話しているのだ。多くの例外がある。結婚生活の外でどんなことが起こっている？　きみは知っているか？　わかっているのかね？」

「えーっと」

「彼の妻は、結婚生活の外で何が起こっているか、知っているだろうか？　多くの連続殺人犯が30年間同じ相手と結婚生活を続けている。妻たちは結婚生活の外で何が起こっているか知らないのだよ」


ニューヨークにあるゴミひとつないミニマリストのオフィスで——このオフィスの主《あるじ》である目が飛び出るほど裕福な投資家は、私が絶対に彼の名前を明かさないという条件でインタビューに応じてくれた——私は男子生徒のように腿《もも》の下に手を入れて座り、彼が私のウェブサイトをスクロールして、これまでに行なったインタビューの相手に関する記述を読んでいるのを見つめていた。『実録・アメリカ超能力部隊』に登場した特殊部隊の兵士たちは、壁を通り抜けることができ、見つめるだけでヤギを殺せると信じている。『彼ら——過激論者との冒険（Them: Adventures With Extremists)』に登場した陰謀説を唱える男は、世界の秘密の支配者は、異次元からやってきた、人間の姿をした巨大な小児性愛吸血大トカゲだと信じている。

「いやはや」信じられないといったようすで首を振りながら彼は言った。「きみと話すことすら場違いな気がするね。いやはや、いやはや。きみがインタビューした相手のなかで、私ほど退屈な人間はいないだろうね」

彼は自分のオフィスを示した。実際、そこにはクレイジーなものは何ひとつなかった。それどころか、ほとんど何もないのだった。机と椅子は、一目で信じられないほど高価なものだということがわかった。

この男性（ジャックと呼ぶことにする）は、アル・ダンラップ事件を間近で目撃した。会社の共同所有者で、億万長者の金融家で慈善家でもあるマイケル・プライス（資産14億ドル、世界で562番目の金持ち）が、ダンラップをCEOに任命させるための運動をしていたときに、ジャックも関係者としてその場にいたのだった。アルの評判は以前から聞いていて、みんなは彼がCEOになったら、どういうことになるかわかっていた。

「人員削減には反対だった」とジャックは言った。「私は『従業員と、従業員数のせいにするな』と言ったのだ。工場を閉鎖したら、その町がどういうことになるか、見たことがあるかね？」

「シュブータに行ってきました」と私は言った。

「私もそういう町に行ったことがある」とジャックは言った。「小さなホテルに泊まった。学校にも行った。トレーニングセンターや科学技術関連施設があるところにも行った。楽しいものだ。そういう場所を訪れるのは本当に楽しい。ところが、そういう町が破壊されると、ウォール街が拍手喝采するのだ……」ジャックの声は次第に小さくなった。「当時の調査報告書を見れば、何が起こっているかわかる者の目には明白だ……」

「調査報告書とは、なんのことですか？」と私は尋ねた。

調査報告書とは、ヘッジファンド、年金基金、そして投資銀行によって書かれた報告書で、どの会社に投資するべきかをクライアントにアドバイスするためのものだとジャックは説明してくれた。

「ウォール街、というかその影の部分がこうした調査報告書を書いて、シュブータのような場所での人員削減をもてはやしたのだ」とジャックは言った。「それを支持した連中を見れば――当時の調査報告書を見つけて読んでみれば――そのコメントに驚くだろう」

「たとえば？」

「ダンラップがやっていることに対して、彼らは無情にも浮かれ騒いでいた。社会そのものがいかれてしまったのではないかときみはたぶん思うだろう」

「そういった調査報告書をいまさら手に入れようとしても無理なんでしょうね」

「いくつか入手できるかもしれない。まるで古代ローマの円形競技場のようだった。みんなでよってたかって彼をはやし立てた。だから、本物の悪人は誰だったのか？　人員削減を実行した者か？　そうしろとうるさくせっついたアナリストたちか？　株を買っている年金基金とミューチュアルファンドか？」

「もちろん、それは全部12年前のことですが、いま、何か変わったでしょうか？」

「何も変わっていない」とジャックは言った。「ひとつもね。しかも、それは米国に限ったことではない。世界中至る所がそうなのだ」

数週間が経ち、ジャックは約束どおり調査報告書をひとつ見つけ出し、私に送ってくれた。彼は、きみもこれを異常なまでに冷血で愚かしい文書だと思うことを願う、と言った。書いたのは投資銀行ゴールドマン・サックスで、１９９６年9月19日の日付が入っていた。

我々は最高経営責任者アル・ダンラップの主導によるサンビーム社の懸案の立て直し／リストラに基づいてSOC（サンビーム）株の投資判断を〈トレーディング・バイ〉に据え置く。

ジャックは、次に引用する部分がいかにショッキングかを示すために、二重のアンダーラインを引いてきた。

我々のEPS予想は、SOCの懸案のリストラを折り込まないため、1996年は25セント、そして、1997年は90セントに据え置く。

そして、最後に、アンダーラインが引かれ、丸がつけられ、さらには感嘆符がつけられた箇所があった。

P/E on Nxt FY : 27.5X!!

「P/E on Nxt FY : 27.5X」はこの文書のなかで最も残酷な箇所だとジャックは言った。私にはまったくわけがわからなかった。こういうフレーズを見ると私の脳は自然崩壊してしまう。しかし、これが残酷さにつながる秘密の方程式、シュブータの死を招いた方程式だというので、私は何人かの金融専門家にそれを翻訳してくれるよう頼んだ。

カリフォルニア州クレアーモントにある神経経済学研究センターのポール・J・ザックは、メールで教えてくれた。「だから、P/Eというのは、株の平均価格を予測される来年の収益で割った値だ。P/Eの増加は、株価が収益の増加より速く上昇すると予想されることを意味する。つまり、ドラコン流の厳格な削減によってこの先数年間にわたり高い収益をあげることができるだろう、そして、翌年の株価はこれから数年間にわたる収益の上昇を反映するだろうと投資企業が期待していたということだ」

「低価格の電化製品を製造する会社にとって、これは非常に高いP/Eだ」とビジネスウィーク誌のジョン・A・バーンもメールをくれた。「このアナリストは、ダンラップが経費や費用を削減できれば収益が急増して、早めに株を買った投資家は大儲けできると考えている」

「結論は」ポール・J・ザックはメールで述べた。「ある投資会社が、ほとんどの投資家はサンビームにおける大規模解雇を歓迎するだろうと考えたということだ。仕事を失う人々に対する情け容赦のない見解だ。たったひとつよかったことは、このアドバイスに従った者は、1年後に株価が急落したとき、その投資会社にものすごく腹を立てたってことくらいだな」

調査報告書の言い回しをざっと見たとき――それは無味乾燥で、私のような部外者にとって理解不可能なものだったが――私はこう思った。「悪人になりたいという野心があるなら、まずやるべきことは、〈情をなくす〉ことだ。片メガネをかけたやたらと派手な007シリーズの悪役、ブロフェルドのように行動してはいけない。私たちジャーナリストはエキセントリックな人物について書きたがる。感情が薄く、面白味のない人間のことは書きたがらない。インタビューする相手がつまらなければつまらないほど、書いたものもつまらなくなり、ジャーナリストとしての腕を疑われるからだ。もしも本物の悪のパワーを巧みに使ってうまいことやりたいなら、退屈な人間に見せかけなければだめなのだ」

The Right Sort of Madness

THE PSYCHOPATH TEST

7 正しい種類の狂気

フロリダから戻って1週間後。私はロンドン北部のバーで、友人のドキュメンタリー制作者、アダム・カーティスに、アル・ダンラップの邸宅にあったおびただしい数の肉食動物の彫像のことや、巨大な油絵の肖像画のことなどについて、勢い込んで語っていた。

「ところで、エレインは、きみのそのお得意のおしゃべりにどう反応している？」とアダムはきいた。エレインというのは私の妻だ。

「よろこんで聞いているよ。知ってのとおり、ふだん彼女は、ぼくがいろいろなことに取りつかれるとうんざりしているんだが、今回は大丈夫だ。それどころか、ボブ・ヘアのチェックリストの使い方を教えたら、自分でも、知人たちのなかからたくさんサイコパスを見つけ出している。

そうそう、A・A・ギルのヒヒ殺しの記事なんかは……」私は一瞬間をおいてから、陰険に言った。「まさに、サイコパスの特性だ」

私はさらに、共通の友人で、すでに私たちがサイコパスと断定した人々の名をひとりかふたりあげた。アダムはあきれたなという顔をした。

「アル・ダンラップの家に行くのにどれくらいかかった?」

私は肩をすくめた。「飛行機で10時間。それにミシシッピ州シュブータに車で寄り道したから、プラス15時間か16時間ってとこだな」

「ということは、アル・ダンラップのパーソナリティのいかれた側面を調べるためだけに何千マイルも旅行したわけだ」

短い沈黙。

「そうだよ」

私はアダムをじっと見つめた。「そうしたんだ」私はけんか腰に言った。

「きみは中世の僧侶みたいだな。人々の狂気をつなぎ合わせてタペストリーをつくっている。あそこから少し、ここから少しとかき集めてきて、それを全部いっしょに縫い合わせているんだ」

またもや短い沈黙。

「いや、ぼくはそんなことはしていない」

アダムはなぜ、私のジャーナリストとしてのやり方を批判し、このプロジェクト全体に疑問を投げかけたのか?

「そもそもアダムはへそまがりなんだよ」と私は思った。「議論で人を言い負かすのが得意なのさ。これほど時間をかけて、この特大のネタに取り組んできたというのに、いまさらこのテーマをけなされても、耳を貸したりしないからな。そうとも、アダムにこきおろされたって、かまうもんか」

〈項目16　自分の行動に対して責任を取ろうとしない――通常、自分の行動に対し、合理化や責任転嫁など、なんらかの言い訳を見つける〉

「おれたちみんながやっていることだ」アダムは話し続けていた。「すべてのジャーナリストがね。断片を集めて話をつくり出すんだ。何かに突き動かされて世界中を駆け巡り、メモ帳片手に人々の家を訪問し、貴重なネタを掘りあてるのを待つ。そして、その貴重なネタってのは例外なく、狂気に関することなんだ。ある人のパーソナリティの極端で最も変わった側面だ。不合理な怒りであったり、不安であったり、パラノイアや自己愛であったり。DSMで精神障害と定義されていることばかりだ。おれたちはそれに人生を捧げてきた。おれたち自身は、自分のやっていることが変だと気づいちゃいるが、他人は誰もそれを指摘しない。サイコパスのCEOなんて忘れろよ。そんなことやったって、おれたちの正気さについていったい何がわかるってんだ?」

私はアダムを見て、顔をしかめた。心の底では――認めるのはものすごく悔しいが――彼の言っていることは正しいとわかっていた。1年以上をかけて、私は執拗に狂気を追い求め、イェーテボリ、ブロードムーア、ニューヨーク州北部、フロリダ、そしてミシシッピを旅してきた。アル・ダンラップと会ったときのことを思い出す。彼がまともなことを言うと、なんとなくがっかりしたものだった。たとえば、昼食の前に、〈項目12　幼少期からの行動上の問題〉と〈項目18　少年犯罪〉について尋ねたときのこと。

「成功している人々の多くが、教師か両親に反抗していますよ！」私は彼から期待どおりの答えを引き出そうとした。「それのどこが悪いっていうんでしょう！」

しかし、彼の答えはこうだった。「いや、私は意欲的でまじめな子どもだった。やる気満々の優等生だった。学校ではいつもがんばっていた。つねに一生懸命勉強した。そんなふうにがんばっていると疲れてしまって、問題を起こす暇などなかったよ」

「権力に反発するようなことはなかったんですか？」

「なかった。忘れたかね、私は陸軍士官学校《ウエストポイント》に合格したのだよ。いいか、サイコパスうんぬんは、くだらんごたくにすぎん。人は成功できるはずがないのだ、もしもここを――」彼は自分の頭を指差した。「コントロールできないなら。成功はありえない。どうやって学校を卒業する？出世を目指しているときに、最初の仕事や2番めの仕事をどうやってうまくやり遂げる？」

彼の言葉にはものすごく説得力があった。そして私は、それを聞いてがっかりしたのだ。フロリダ州立大学への1千万ドルの寄付だって、確かにナルシスト的行動だったかもしれないが、慈善的な行為でもあった。そして、彼には41年間いっしょに暮している忠実な妻がいて、浮気の噂などひとつもなかった。だから、〈項目17　何度も結婚するが長続きしない〉と〈項目11　相手を選ばない乱れた性行動〉に関しては得点はゼロだ。

もちろん、非常に高得点のサイコパスでさえ、ボブのチェックリストのいくつかの項目で得点がゼロのことはあるだろう。私が衝撃を受けたのは、ジャーナリストとしての自分が、そしていまやサイコパス発見者を自負する自分が、アル・ダンラップを絶対的なサイコパスとみなしたいという奇妙な欲求にかられていることだった。

私はアダムに言われたことをじっくり考えた。「おれたちみんながやっていることだ。貴重なネタを掘りあてるのを待つ。そして、その貴重なネタってのは例外なく、狂気に関することなんだ」彼も私も、ジャーナリストが本能的にこういうことをやっていると知っていた。ジャーナリストっていうのはもともと、何がインタビューを面白いものにするかを知っているが、それが精神科の本に記載されている精神障害の症状なのではないかと疑うことはまずない。

突然、ある考えがひらめいた。もしかしてジャーナリストのなかには、逆方向から取材している者もいるんじゃないか？　一部のジャーナリストは、インタビューをするとき、最もおいしいネタを提供してくれるゲストはある種の精神障害を持つ人だ、ということをとっくに知っていて、そういう人々を見つけ出す方法を――ボブ・ヘアのような方法を――こっそりと考え出しているとしたら？

そこで私は、数日間かけて、編集者やゲストの出演交渉係、テレビのプロデューサーなど、いろいろな人に聞いて回った。

私がシャーロット・スコットという女性のことを知ったのは、そういういきさつからだった。

シャーロットは、ケントにある古い田舎家に住んでいる。梁《はり》の低い、美しく素朴な感じの住まいだ。生後10週の彼女の赤ん坊は、部屋の隅で軽くいびきをかきながら眠っていた。いちおう産休中ということになっていますが、テレビ番組制作の日々はすでに過去のものなんです、と彼女は言った。テレビ業界からは足を洗い、もう戻るつもりはありません。

かつては理想主義者だったという。思想を貫《つらぬ》くジャーナリストになりたかったのに、なぜかイギリスの買い物チャンネル、ビッドアップ・テレビのアシスタント・プロデューサーにおさまった。「私の輝かしきキャリア」と彼女はため息まじりに言った。やがて主要テレビ局に移り、ステップアップがかなった。そこでは、視聴者参加型番組のゲストの出演交渉を担当した。ドラマチックで悲劇的な状況に陥った大家族が、スタジオの観客の前でどなり合うというたぐいの番組だった。彼女は、こういう仕事をするようになった自分をからかう旧友たちを俗物と考えた。これこそが一般の人々のためのジャーナリズムだ。番組では毎日、ドラッグ、近親相姦、不倫、女装癖といった、重要な社会問題が扱われた。彼女は大学時代の友人たちよりも、テレビの仕事仲間と多くつき合うようになった。

「仕事の内容はどんなものだったんですか？」私は尋ねた。

「番組にはホットラインがあるんです。いろいろ問題を抱えていて、テレビに出演したがっている家族が、ホットラインに電話をかけてきます。私の仕事は、何度も彼らにこちらから電話をかけることでした。何週間にもわたって。途中で彼らの気が変わり、番組に出ないと決めたとしてもかけ続けます。番組を作らなくてはなりませんから、かけ続けなければならなかったんです」

もちろん、容赦なく人に電話をかけ続けなければならない仕事はほかにもたくさんある。死ぬほど単調な作業だが——シャーロットは「正直言って、ひどい仕事でした。だって私は大学を出てるんですよ」と言った——よくあることだ。

家族にふりかかった悲劇の話を電話で聞かなければならないのは、最初のうち、とてもつらかった。しかし、すぐれた調査係になるには目的意識をもってぐらつかないことが大事だ。だから彼女は、ゲストの候補者にふりかかった災難から、距離をおく工夫をした。

「私たちは、電話をかけてくる人々を笑うことにしたんです。朝から晩まで。そうでもしなければやっていけませんでした。そして夜になるとバーに行って、大騒ぎしながらもっと笑いました」

「どんな冗談を言っていたんですか？」

「話し方が変な人が電話をかけてきたら、もう最高ですよ。スピーカーにつないで、みんなでまわりに集まり、大笑いするんです」

そして当然のごとく、シャーロットはほどなくして、「電話の向こう側にいる人から感情を切り離す」ことができるようになった。

もちろん多くの人が、相手に共感する心やこういう仕事に対する自責の念を断ち切る方法を見つけて、相手を人間と見なさなくなり、それによって仕事の能率を高める。おそらく、だからこそ医大生たちは、解剖用の死体をふざけて投げ合ったりするのだろう。

シャーロットとほかの人たちとの違いは、彼女がある日すばらしいアイデアを思いついたことだった。仕事を始めてからしばらくして、彼女は番組にとって最高のゲストは、精神になんらかの異常がある人々だと思うようになった。そして、ある日、彼女はそういう人々を見つけるのに、驚くほど簡単な方法があることに気づいた。その方法はボブ・ヘアのチェックリストに比べればはるかに初歩的なものだったが、彼女の仕事の目的においては、ボブ・ヘアのチェックリストに負けないくらい役立った。その方法とは？「どんな薬を飲んでいるかを相手にきくんです。すると、服用中の薬のリストを教えてくれます。私はそれらが何の薬かを医学のウェブサイトで調べます。そして彼らが番組に呼ぶことができないほど異常すぎるのか、あるいは、ちょうどいい具合に異常なのかを判断するんです」

「ちょうどいい具合に異常？」

「ええ、ちょうどいい具合に異常」

「では、異常すぎるっていうのは、どんな感じなんですか？」

「統合失調症」とシャーロットは言った。「統合失調症はぜったいにだめ。精神病の症状がある人も。精神病治療のためにリチウムを服用しているなら、番組への出演はなし。番組中に急に発作が起きて、スタジオから飛び出し、自殺したなんてことになったら困りますから」シャーロットはちょっと間をおいた。「でも話がものすごかったら――〈ものすごい〉っていうのはつまり、番組を本当に面白くしてくれそうな、カバーする範囲が広い家族の大問題だったらということなんですけどね――そういうときは、かなり精神に異常があっても出演させますけど」

「では、〈ちょうどいい具合に異常〉の基準は？」

「プロザック。プロザックなら文句なしよ。確かに気は動転しているけど、『どうなさったんです？』ときくと、『夫が浮気しているの。だから私、医者に行って、プロザックを処方してもらっているのよ』と答える人。パーフェクト！　そんなにひどいうつ状態ではないけれど、医師に診てもらう程度には落ち込んでいて、おそらく怒り狂っていて、動揺している」

「相手が薬をまったく飲んでいないとわかると、がっかりしましたか？　薬を飲んでいないなら、娯楽番組に出演するほどはおかしくなってないということになりませんか？」
「そのとおりよ。プロザックくらいの薬を飲んでいてくれるほうがいいの。まったく薬を飲んでいないなら、それはたぶん十分に精神異常じゃないってことだわ」

そしてそれがシャーロットの秘密の裏技だった。それでも彼女は、なぜある種の狂気は、別の種類の狂気よりも、番組にとって都合がよいのかという疑問について考え続けたという。「私は直感的に、相手が番組の出演者に適するかどうかがわかったの。私たちはみんなそうだった。特に『ビッグ・ブラザー』、『Xファクター』、『アメリカン・アイドル』、『ワイフ・スワップ』……特に『ワイフ・スワップ』〔非常に生活様式の異なるふたつの家族が、妻（ときに夫）を取り換えて数週間すごし、その様子を放映するというテレビ番組〕はひどかった。だって、あの番組は、家族や子どもたちをひっかきまわすんですから。真逆な生き方をしてきた人が、赤の他人の子どもを怒鳴りつけるんですよ。プロデューサーは彼らと3週間いっしょに過ごし、十分に異常だと思われる場面をピックアップし、それほどでもない場面はカット。それでおしまい」

もちろん、リアリティーテレビには、悪い種類の狂気が出てしまった人々の屍《しかばね》が散乱している。たとえばケリー・マギーというテキサスの女性にまつわる話は、とりわけ悲しい。彼女の妹のデリースは、アメリカのABCテレビの『イクストリーム・メイクオーバー』〔一般視聴者がハリウッドのプロの手によって、イメージチェンジをはかる番組〕の出場者になるはずだった。デリースは、外見的に魅力的な女性とはいえなかった。歯並びが悪く、顎《あご》が少しゆがんでいて、ほかにもいろいろと欠点があった。それでも、彼女には気配りと思いやりのある家族がいて、姉のケリーなどはいつでもあなたはきれいよと言っていた。しかし、デリースは心の中でそれは嘘だと思っていたので、『イクストリーム・メイクオーバー』に申し込んだ。番組の宣伝文句――「毎週、シンデレラのようなイメージチェンジによって、新しい〝醜いあひるの子〟の人生と運命が変わる」――のように自分も変われることを夢見て。嬉しいことにデリースは出演者として選ばれ、整形手術と撮影のため、家族といっしょに飛行機に乗ってロサンジェルスまで行った。

番組では、変身前の「醜いあひるの子」がどんなに不細工だったかを、家族がカメラの前で話すのが恒例になっている。最後に彼女がシンデレラのようにイメージチェンジして登場するとき、その変身の旅をよりドラマチックかつ感動的に見せるための演出だ。彼女の醜さを恥じていた家族は彼女の美しさに打たれ、視聴者は家族の目に浮かぶ驚愕と喜びを見る。誰もが自信を取り戻して家路につく。

ところが、デリースの家族には問題があった。彼らは彼女の気持ちをおもんぱかって、うまくそれとさとられないようにすることに慣れてしまっていたので、彼女を侮辱するようなことを口にするのは容易ではなかったのだ。番組の制作スタッフにけしかけられて、彼らはついに、そうだ、やっぱりデリースは不細工だったんだと認めた。デリースの義母は「息子があんな醜い女性と結婚するなんて信じられませんでした」と言うことに同意した。ケリーも、あんなにブスな妹と同じ家で暮らすのは恥ずかしくてたまらなかった、男の子たちはみんなデリースのことを嘲笑《あざわら》って、からかっていた、と話すようアドバイスされた。

隣の部屋でそれを全部モニターで見ていたデリースの顔には、だんだんとショックの色が広がっていった。でも、かまわないわ。だって、シンデレラみたいにイメージチェンジするんだから。私は美しくなるのよ。

数時間後、デリースの手術の直前にプロデューサーがやってきて、彼女は番組からおろされることに決まったと告げた。制作マネージャーが試算したところ、回復期間が、番組の予算内のスケジュールに収まらないことがわかったのだ。

デリースはわっと泣きだした。「こんなに醜いままどうやって家に帰ったらいいの？　きれいになって家に帰るはずだったのに！」

プロデューサーは申し訳なさそうに肩をすくめた。

家族全員が飛行機でテキサスに帰ったが、すべては悪い方向に進んでいった。言わぬが花だった多くのことが、口に出されてしまったのだ。デリースはうつ状態になった。

「それまで一度もそういうことを口にしなかった家族があんなふうに言ったことで、私は気づいてしまいました。『やはり私は正しかった。みんなは私をおばけみたいだと思っていたんだ』」

ABCを訴えた裁判で彼女はこう説明した。そして双極性障害を患っていた姉のケリーは、このごたごたに自分も加担してしまったことを激しく後悔し、薬とアルコールの過量摂取によって死亡した。

イギリスのシャーロットは、じつにシンプルな薬物リストから相手を判断する秘密の裏技を持っているので、うっかり間違った種類の精神障害を患っている人をテレビに出演させてしまうことはないだろうとあなたは思うかもしれない。しかし、そうとばかりは言いきれないのだ。
「以前、『私のボーイフレンドは自惚れ屋』という番組がありました」とシャーロットは言った。「私はある自惚れ屋のボーイフレンドに、具体的にどんなことをしているか教えて下さいとしつこく、しつこくききました。すると彼は絶えずボディビルダー・シェイクを飲み、有名なボディビルダー、チャールズ・アトラスのワークアウトを全部こなしていると話してくれました。私たちは彼を出演させました。みんなが彼のことを笑いました。2、3日後、彼は私に電話をかけてきて、電話口で自分の手首を切りました。彼は重度の身体醜形障害［自分の外見に欠陥があるという思い込みに過度にとらわれる精神障害］だったんです。そして、救急車が到着するまで、私は彼と電話で話し続けなければなりませんでした」シャーロットはぶるっと震えた。「あれはじつに恐ろしい体験でした」

その日の午後、シャーロットの家を出た私は、車でロンドンに向かいながら考えた。「まあ少なくとも、シャーロットがやったことほど悪いことはまだしていないな」

The Madness of David Shayler

THE PSYCHOPATH TEST

8 デイヴィッド・シェイラーの狂気

2005年7月のある朝、広告業界で働くレイチェル・ノースは、ロンドン北部のフィンズベリー・パークで地下鉄ピカデリー線に乗った。彼女があとで私に語ってくれたところによれば、その車両は、それまでで一番の混雑状態だったという。

「どんどん人が乗ってきて、ぎゅうぎゅう詰めでした。私は『こんなのありえない』と思いながら立っていましたが、やがて列車が動き始めたのです。だいたい45秒くらい経って、それから……」レイチェルは間をおいてから言った。「……ドッカーン。私は7、8フィートほど離れたところにいたんですが、ものすごい力で床に叩きつけられました。そして、あたりは真っ暗になりました。きーっと耳障りなブレーキの音がして、何かカタカタと鳴っているのが聞こえました。操縦不能になった遊園地の乗り物に乗っているようでした。しかも真っ暗闇のなかで。暑くて、息苦しくて、煙が充満した空気はずっしり重く感じられました。突然、へなへなと力が抜けてしまいました。私は床の上に横たわっていて、上には何人もの人が折り重なっていました。それから、悲鳴が聞こえ始めたのです」

その3年前の2002年、レイチェルは自宅にいるところを何者かに襲われた。彼女はそのときのことを書いてマリークレール誌に寄稿した。爆発が起こったとき、彼女はちょうどその記事を読んでいたところだった。混雑した地下鉄の車内に立ち、発売されたばかりのマリークレール誌に掲載された、暴漢に襲われた事件について自分が書いた記事を読んでいたのだった。床に横たわったまま彼女は思った。「まただなんて、勘弁してほしい」

乗客たちは列車から避難し始めた。レイチェルは最後まで残った人々のひとりだった。「列車から這い出してトンネルに降りたとき、さっと後ろを振り返りました。そして、どんな事故だったかを、ほんの一部ですが、この目で見たのです。ええ、その光景を忘れることはできません。いまだに、その場に残って救助すべきだったんじゃないかと考えます。でも、すごく暗かったんです。ひん曲がった金属が見えました。床に人々が倒れていました。それから――いえ、何を見たかは言わないでおきます」

「あなたの乗っていた車両で何人が亡くなられたのですか?」私は尋ねた。

「26人」レイチェルは答えた。

レイチェルは負傷していたが自力で歩くことはできた。手首に深く金属片が食い込み、骨が見えるほどだった。だが、怪我《けが》は幸いその程度で済んだ。彼女の車両はものすごく混んでいて、爆弾犯の近くにいた人々は、爆風をもろに受けた。

病院から家に帰った彼女は、ブログを書き始めた。書いて、書いて書きまくり、ブログに次から次へと記事を投稿した。もちろん、7月7日のテロ攻撃に関しては、その日、何千ものブログが立ち上げられた。全部で爆弾は4個。地下鉄に3個とバスに1個がしかけられ、56人が死んだ。そのなかには4人の自爆テロ犯も含まれていた。しかし、レイチェルのブログは特別だった。彼女のように本当に事件に巻き込まれたブロガーはほかにはいなかった。彼女ほど爆弾の近くにいた人、しかも実際同じ車両に乗っていた人はいなかった上に、彼女の文章は生々しくパワフルで、人の心に響いた。それで彼女のサイトはファンを引きつけ始めた。

2005年7月7日木曜日

……まわりは完全に真っ暗になり、地下鉄の車両に煙が充満して息ができない。目が見えなくなってしまったのだと思った。あまりにも暗くて、誰も、何も、見ることができなかった。私は死にかけている、いや、すでに死んでいるのかも、と思った。煙で溺《おぼ》れ死んでいくような気がした……

2005年7月9日土曜日

……ニュースを見ずにはいられなかった。あの爆弾が私の車両にあったと聞いたとき、頭に血が昇った。怒りとアドレナリンが交互に押しよせてきて、ミニ・フラッシュバックが訪れ、どっと疲れて倒れ込んでしまいそうだった。何杯もウィスキーを飲んだ……

「タイプすることで、傷口が洗われるような気がしました」レイチェルは言った。「心からすべての塵《ちり》と煙を吐き出していたのです」

ほかの生存者たちも彼女のブログを見つけた。彼らはそこに互いを支えるメッセージを残し始めた。やがて、誰かが指摘した。私たちはおしゃべりしているつもりになっているけど、結局は、自分の部屋でひとりパソコンに向かっているだけだ、と。インターネットは、みんなが集まっているような錯覚を与えてくれたが、実際には、空っぽで満たされることのない幻影を生み出していただけだ。彼らは孤独と怒りを感じるようになっていた。どうして私たちは昔ながらのやり方をしないのだ。現実の世界で、生身の人間同士として会おうとしないのだ？　こうして彼らはキングズクロスのパブで一か月に一度会うようになった。

「私たちの何人かは、生きていることにどんな喜びも感じることができなくなっていました」とレイチェルは言った。「眠りに落ちれば必ず悪夢を見ました。列車のガラスを手でどんどんと叩いて割ろうとする夢、なんとかして煙の充満した車内から抜け出そうとする夢です。私たちはみんな、自分は死ぬんだ、この煙のなかに葬られるのだと思いました。しかも、私たちは誰ひとりとして、そんなことが起こると予想していなかったんです」レイチェルは一瞬、言葉を切ってから、また続けた。「みんな出勤途中だったんですから」

しばらくして、彼らは、月一の飲み会で終わらせたくないと思うようになり、圧力団体になりたいと考えた。諜報機関がちゃんとしていたら、テロを防ぐことができたのではないか？　彼らはその答えを知りたかった。彼らは自分たちのグループをキングズクロス・ユナイテッドと名づけ、レイチェルはブログを書き続けた。

　やがて、奇妙なことが起こり始めた。彼女のサイトに、知らない人々から、彼女には理解できない謎めいたコメントが寄せられ始めたのだ。

「自分のブログへどこからアクセスされているかを調べられるソフトがあるんです。それをインストールしてから数週間して、特定のウェブサイトからものすごくたくさんのアクセスがあることに気づきました。そこで、そのサイトを見てみたんです」

　自分が読んでいるものがいったいなんなのか、レイチェルにはしばらく理解できなかった。誰かが、彼女の書いたフレーズをいくつかとりあげて（たとえば「完全な暗闇」とか、「何も見えないほど真っ暗だった」など）、彼女は爆弾を描写しているのではなく（爆弾であれば火が出たはずで、それなら車両内が明るく照らし出されただろう）、なんらかの電力サージ（電流の急激な上昇）について述べているのだろうと書いていた。これを書いた人物は、電力サージについての真実を告発したレイチェルの「勇気」を賞賛していた。

　レイチェルはさらに読み進んだ。このサイトに集まる人々は明らかに、あの朝、偶然にもロンドンの地下に電力サージが勢いよく駆け巡り、英国政府はこの企業による過失致死をイスラム教の自爆テロ犯の仕業にすることによって隠ぺいしようとしていると信じているらしかった。こうした陰謀説を唱える人々は、大きな広がりを見せている「9・11真相究明運動」に属していた。9・11の前まで、このような陰謀論者たちは、社会の片隅で細々と活動していた。ところがいまでは、彼らが「9・11は内部による犯行《インサイド・ジョブ》だった」と信じている人々だということは有名だった。

彼らはアガサ・クリスティの小説に登場する安楽椅子探偵よろしく、フォーラムを開き、YouTubeのリンクを互いに送り合い、自分たちの説は正しいと確認し合っていた。7・7陰謀説を唱える人々は、そうしたなかで最も過激な呪術的思考〔自然現象や物理現象は、自己の言葉や身振り、思考、願望などによってもたらされるという考え方〕の持ち主だけだった。9・11は明らかに内部の犯行でなく、7・7も明らかに内部の犯行ではないのだが。そしていま、そういう連中がレイチェルのブログを自分たちの説の証拠としていたのだった。

すべてを読み終えたレイチェルは、この人たちはタビストック・スクエアのバス爆破をどう説明するのだろうと思った。ハシブ・フセインが午前9時47分に、マーブルアーチ発ハックニーウィック行き、30番の2階建てバスで自爆したとき、その爆発で2階デッキの屋根が吹っ飛んだ。バスの後部にたまたま立っていた13人の乗客が彼とともに死んだ。近くの英国医師会本部の壁に血液や肉が飛び散っている写真が公開されていた。陰謀説を唱える人はそれをどのように説明するつもりなのか？

レイチェルは彼らの説明を見つけた。バスは実際には爆発しておらず、ただの見せかけで、見事な花火技術、スタントマンと俳優、そして特殊効果用の血液を使った大掛かりな見世物だった、というのだ。

レイチェルが何をするべきかは明白だった。何もしないこと。人々がインターネットで間違ったことをするのは、いまに始まったことではない。しかし、彼女はちょうどテロ攻撃から生き延びたばかりだった。そして、たぶん、たったひとりで部屋にこもってコンピューターを見つめながら、あまりに多くの時間を費《つい》やしすぎていたのだろう。いずれにせよ、彼女は合理的にものを考えられなくなっていた。分別のある行動を取ろうとしていなかった。

「私はバス爆破で親類を失った人々にも会っていました。だから、バスで亡くなった方々を俳優やスタントマンだというのは許せないと思いました。それで私は、全部を読んでから一息入れ、『彼らはわかっていないんだ』と考えました。『実際に、その場にいた生身の人々に会って話せば、すぐに彼らも、それが陳腐なたわごとだと気づき、陰謀説など取り下げるだろう』って。ウェブサイトの管理人はコメントを歓迎していました。それで、私は非常に怒りに満ちたコメントを残しました。『こんなふうに私の言葉を誤った形で引用するとはいったいどういうことですか？電力サージなんかでは、人の脚は引きちぎれたりしません』すると彼はこう返してきました。『あなたは爆弾が自分の車両にあったことさえ知らなかった！　あなたはすぐに話をつくり変えるのだ！』」

レイチェルは怒り狂った。彼女は、彼らに間違いを認めさせることが自分の義務だと感じた。

「でも、その時点では、この人たちがどんな連中なのか、まったくわかっていなかったのです。たびたび感じたのは、彼らには、人に対する思いやりが完全に欠如している、ということでした。たとえば、彼らは車両に救出に入った救急隊員が書いた、最も痛ましい描写をカット&ペーストしたりするんです。救急隊員は、崩壊した壁に血のしみや肉片がついているようすや、人体の一部をよけて歩き、爆弾によってできた床の裂け目をまたいだことなどを書いていました。これは涙なくしては読むことができないものなのに、彼らはこれをサイトに引用して、こんなふうに書くんですよ。『なるほど！　穴は右側にあるようだな』感想はそれだけです」

「彼らが興味を持ったのは穴だけだったんですか？」私は尋ねた。

「ただただ、気味悪いだけですよ」レイチェルは答えた。

〈項目8　冷淡／共感性の欠如〉。ボブのチェックリストに関しては、私は以前とは違う考えを持つようになっていたが、それでもやはり疑わずにいられなかった。いま、私は、チェックリストが間違った人間の手に渡れば、人の心を惑《まど》わせる強力な武器となって、たいへんな被害を与える可能性があると思っていた。しかも自分のことを、間違った人間の部類かもしれないと疑い始めてもいた。しかし、それでも、彼らには〈項目8　冷淡／共感性の欠如——他人の痛みを抽象的な概念としてしか感じ取ることができない〉が当てはまるのではないかと考えずにはいられなかった。

レイチェルは、陰謀論者とかかわれば彼女自身が陰謀の一部になってしまうということに気づくのが遅すぎた。

「彼らはこぞって私について議論し始めました。私についてとてつもなく奇妙な説を考え出したのです。私がこのグループを設立して、このブログを立ち上げたのは、生存者に偽りの公式見解を広め、人々をうまくコントロールするためだ、私は政府に雇われてわざと誤った情報をまき散らしているのだと決めつけました。彼らは私をものすごく疑うようになりました。私が防諜のプロか秘密諜報部員のたぐいだという説が流れました。なかには、私という人物は存在さえしないという人たちもいました。レイチェル・ノースという架空の人物は、チームによる共同作業によって生まれたものであり、イギリス国民をコントロールするための心理作戦の道具として使われ続けているというんです」

この〈レイチェル・ノースは存在しない〉説が生まれたのは、何人かの陰謀論者が、彼女が残したコメントやメッセージの数を数学的に分析して、ひとりの人間の仕業であるはずがないと結論づけたためだった。彼女はひとりではなくチームでなければならなかった。

レイチェルは、あなたたちはみんな幻想を見ているのだし、そういうパラノイア的幻想のなかの登場人物にされるのは気持ちのいいものではない、しかも、私は地下鉄爆破事件に巻き込まれた被害者なのだ、と訴えたが、まったく効果はなかった。自分が実在の人物であることを納得させようとやっきになればなるほど、彼女はやはり実在しないのだと彼らは確信するようになった。

「私は政府の手先ではありません」彼女は書いた。「私はごく普通の人間で、普通の職場で普通の仕事をしています。私は、この説を取り下げて、私が実在しないと非難することをやめていただきたいとお願いしているのです。どうかやめてください」

「レイチェルの偽情報戦術から明らかなように、この詐欺行為をおぜん立てした嘘つきのマスコミや警察が、彼女と結託していることは間違いない」と誰かがそれに返信した。

「女ですらないことに賭ける」別の誰かが賛同した。

事態はだんだんエスカレートしていった。やがて殺人予告が送られてくるようになった。あの爆破事件で、彼女はもう少しで殺されるところだった。そして、同じくもう少しで殺されるところだった人々のためのサポートグループを運営していた。ところが今度は、彼らが彼女に殺人予告を送ってくるのだ。彼らは彼女の両親にまで、「あなたの娘と7月7日の事件にまつわる真実に関する情報」と称するものを送りつけた。田舎で牧師をしているレイチェルの父親は送られてくるそうした手紙に憤慨し、困惑した。

そこでとうとう、レイチェルは彼らと対決することにした。自分がどんな姿をしているかを彼らに見せるつもりだった。生身の姿を。彼女はサイトを読んで、彼らがパブの2階で会合を開くことを知り、友人をひとり伴ってそこへ乗り込んだ。階段を上りながら、獰猛《どうもう》なインターネットオタクたちは、いったいどんな連中なんだろうと不安になった。見るからに恐ろしげな男たちを想像した。ところが、階段を上りきってドアを開け、部屋をのぞき込むと、そこに集まっていたのは、おとなしそうで小柄な、いかにもオタクっぽい風体の男たちだった。居心地悪そうにじっとビールをのぞき込んでいる人もいれば、彼女たちのほうにちらちらとこっそり視線を送る人々もいた。かなりいかしたふたりの女性がどうやら自分たちの運動に参加したらしいと知って、好奇心をそそられ、喜んでいるようだった。

レイチェルと友人は壁際の席に座った。しばらく、何も起こらなかった。やがてドアが開き、ひとりの男が入ってきた。かなり堂々としていて、目立つタイプだった。すぐに彼が誰かわかり、レイチェルは驚いた。

それはデイヴィッド・シェイラーだったのだ。

デイヴィッド・シェイラーは、MI5〔英国諜報部第5部、国内・英連邦担当〕のスパイ（コードネームはG9A/1）だった1997年に、メイル・オン・サンデー紙に秘密情報を漏らしたあと、逃走。同紙によれば、彼が出席した内部会議で、コードネームPT16BというMI6〔英国諜報部第6部、国外諜報担当〕の諜報部員が、リビアの指導者、カダフィ大佐をひそかに暗殺する計画を発表したという。暗殺者の準備はできていると、PT16BはG9A/1に言った。暗殺者たちはリビア・イスラム闘争グループと呼ばれる組織のメンバーだった。彼らはカダフィが車で通る予定になっている場所を知っていて、道路の下に爆弾をしかけることになっていた。しかし、彼らは爆弾を作る設備と食物などを調達する資金を必要としていた。それでMI6に接触してきたのだった。

PT16B（名前はデイヴィッド・ワトソンと判明）がG9A／1（デイヴィッド・シェイラー）を「知っておくべき人のグループ」に入れたのはたったひとつの理由からだった。MI5が何か別の状況で暗殺者たちと接触した場合、彼らの追跡を開始する恐れがあり、MI6はMI5にそれをやってほしくなかったのだ。英国政府はワトソンがシェイラーに話したことを知らないはずだった。これは、きわめて内密に行われるべきことだった。

シェイラーは、どうせすべて出まかせなんだろうと考えた。ワトソンは、ジェームズ・ボンドにあこがれている夢想家で、現実には何も起こらないにちがいない。しかし、数週間後、カダフィの行列の下で爆弾が爆発した。しかし、狙われたのはカダフィの車ではなかった。数人の護衛が死んだが、カダフィ自身は無傷で逃がれた。

シェイラーは憤慨した。彼は秘密の暗殺計画に関与するような政府機関に加担したくなかったので、断固として抵抗することに決めた。友人に電話して、メイル・オン・サンデー紙の記者を紹介してもらった。すべてをその記者に話し、その見返りとして2万ポンドを受け取ると、記事が掲載される日の前日にあたる翌週の土曜日の晩に、ガールフレンド（アニー・マション）とともに素早く逃走した。

彼らはまずオランダへ行き、それからフランスの辺鄙《へんぴ》な場所にある農家へ移動した。テレビも、車もなかった。メイル・オン・サンデー紙からもらった金で食いつなぎ、10か月そこに滞在した。そのあいだに彼は小説を書いた。ある週末、彼らはパリに出かけ、ホテルのロビーに足を踏み入れたとたん、6人のフランスのシークレットサービスに取り囲まれた。

彼はフランスの重警備刑務所で4か月を過ごし、そのあとイギリスの刑務所にもう1か月入ってから、釈放された。彼が勇敢な行動を取ったと信じる人々は、自らの自由を犠牲にして、秘密裏に行われた不法な政府活動をあばいた彼を英雄視した。レイチェル・ノースも離れたところから彼を賞賛した。私もだった。

そして、それから5年後、レイチェルを仰天させたことに、デイヴィッド・シェイラーはこのかなり安っぽいパブの2階の部屋に入ってきたのだった。陰謀論者たちに混ざって、彼はここでいったい何を?

すぐに、答えは明らかになった。シェイラーは彼らの仲間だったのだ。

彼はその晩のメインの講演者だった。元MI5という経歴は彼に威厳を与えた。ほかのメンバーは一心に耳を傾けた。彼は、7・7同時多発テロは、実際には起こっていないと言った。それは偽りだ、と。聴衆はうんうんとうなずいた。世界は見事な嘘に騙されているのだ。レイチェルはもう我慢できなくなった。彼女は立ち上がった。

「私はあの車両に乗っていたのよ!」彼女は声を張り上げた。

ちょうど同じころ、ロンドンの別の場所で、たまたま私は自分の名前をグーグル検索していた。すると、「ジョン・ロンソン　サクラか、それとも馬鹿か？」というタイトルのとても賑《にぎ》わっている長いスレッドを見つけた。それは、私が以前にどこかで書いた「9・11は内部の犯行ではない」という見解に反論するのが目的のスレッドだった。参加者の意見は分かれていた。私のことをサクラ（中枢部の謎の人物から金をもらっている政府の犬）だと思う人もいれば、ただの馬鹿と思っている人もいた。私はとてもむかついて、自分はサクラでも馬鹿でもないというメッセージを残した。すると、ほぼ瞬時に、スレッドのメンバーの何人かが、こいつは明らかに〈第二のレイチェル・ノース〉だから注意しろ、と警告するメッセージを投稿した。

「レイチェル・ノースって誰だ？」私は思った。

彼女の名前をグーグル検索してみた。そういうわけで私と彼女は会うことになったのだった。

私は彼女の家で午後を過ごした。私の家からさほど遠くないところにある、ごく普通の家だった。彼女は爆発の日から、みんながパブで怒鳴り合いを始めた瞬間までのすべてを話してくれた。私にとって、もう終わったことなんです、と彼女は言った。彼らとはもうかかわらないつもりです。狂った人々のレーダーにひっかかるのはもうこりごり。ブログを閉じて、自分を犠牲者だと思うのはやめようと思っています。夕方、私が帰ろうとすると、彼女は最後にこう言った。「私は自分が実在することを知っています」彼女は私を見た。「あの列車に乗っていた人々全員が、私が実在することを知っています。私は血液と煙にまみれ、髪にはガラスの破片をかぶり、手根骨に金属片がささった状態で列車から脱出しました。写真を撮られ、警察に証言しました。病院で傷口を縫ってもらいました。私がそこにいたこと、私が実在することを知っている何十人もの目撃者がいます。そして私は、自分は確かに存在すると主張します」

しばし沈黙があった。

「あなたが確かに実在するということに、まったく疑問はありません」と私は言った。

すると、一瞬、レイチェルはほっとしたように見えた。


私はデイヴィッド・シェイラーにメールした。お会いして、レイチェル・ノースに関する話を聞かせてもらえませんか？

「もちろん、いいとも」と彼は返信をくれた。

私たちは数日後、ロンドン西部のエッジウェア通りからちょっと入ったところにあるカフェで会った。彼は疲れて不健康そうに見え、太りすぎていたが、最も衝撃的だったのは彼のすさまじい早口だった。言うべき単語のすべてをしゃべりきれないとでもいうようだった。初めてバイクを手に入れた少年が、アクセルをふかしすぎで走り出すときのように、機関銃のように言葉が彼の口から飛び出してきた。

会話を始めたばかりのころは、それほど早口ではなかった。早口になったのは、私が昔のことを尋ねたときだった。「どうしてMI5での仕事に就いたのですか？」と水を向けると、彼は微笑んで緊張を緩め、話し始めた。その話に私はすっかり魅了されてしまった。

「仕事を探して、インディペンデント紙を見ていたときのことだ。マスコミ面にあったある広告に目がとまった。それには〈ゴドーは来ない〉と書いてあった。英語とフランス語でその芝居『ゴドーを待ちながら』を勉強したことがあったので私はさらに読み進んだ。どうやら、報道関係の仕事のようだったので、私は履歴書を送った」

　彼の履歴書は悪くはなかったものの、飛び抜けているというほどではなかった。ダンディー大学では学生新聞の編集をしており、卒業後、小さな出版ビジネスを興したが失敗に終わった……。それでも、新人募集コンサルタントとの一次面接に呼ばれた。その面接はごく普通だった。

　しかし、二次面接はまったく普通ではなかった。

「面接はロンドンのトッテナム・コート通りに面した名前のない建物で行われた。建物のなかには何もなかった。受付係がひとりと面接官がひとりいた以外、誰もいなかった。面接官はキャスティング会社から派遣された諜報部員そっくりだった。ピンストライプのスーツを着て背が高く、貴族っぽい感じで、白髪を後ろになでつけていた。そいつに、そのいかれた建物の中で、あれこれ質問されたわけだ」

　デイヴィッドは――私もだが――このトッテナム・コート通りを百万回も歩いたことがあった。とりたてて目立つところなどない。電化製品の量販店の並ぶ、タウン誌でよく見かけるようなありふれた場所だ。そんなところに、目印のないドアがあって、そのドアを開ければ、スパイのパラレルワールドが広がっているなんて、誰が予想するだろう。

「どんな質問をされたんですか?」

「12歳のときに、何か信仰を持っていたかとか、10代にどのように政治的信念を形成したかとか、人生の重大事件はなんだったかとか。それから、人生で何か人の役に立つことをしたと思ったのはどんなときか、とか。通常の就職面接できかれる質問よりもはるかにレベルの高い質問だった。面接官は諜報活動の倫理に関してどう考えるかと尋ねた。『あなたはなぜここにいると思いますか?』と彼は何度もきいた。私は答えたくなかった。馬鹿だと思われたくなかったからだ。しかし、彼はその質問をしつこく繰り返した。ついに私は尋ねた。『MI5なんですか?』と。『もちろんだ』と彼は言った」

そのあとしばらく、デイヴィッドは病的に疑い深くなった。これはすべて、おれを破滅させるために仕組まれた茶番なのか?

「彼が突然、『私たちはおまえを、1マイル離れたところからでも見つけられる。さあ、逃げるがいい!』と言いだすんじゃないかとずっと思っていた」とデイヴィッドは笑った。「『私たちはおまえの人生をめちゃくちゃにしてやる!』とね」

私も笑った。「私もまったく同じような、いかれた妄想にかられることがあるんですよ! 本当ですとも! よくあるんです! 考えたくもないのに、つい妙な考えが頭に侵入してくるんです!」

(ところで、望みもしないのにふと頭に浮かんでくる考え、いわゆる「侵入思考」は、強迫性障害や全般性不安障害などの症状として、DSM-Ⅳの至る所に出てくる。これらの障害は、扁桃体の過剰な活動を特徴とする。私はかつて、これをポジティブなことと捉えていた。ジャーナリストたるもの、かなり強迫的で、妄想的でないとだめなんじゃないか? しかしDSM-Ⅳで「侵入思考」について読んで以来、少し恐ろしくなってきた。何か重大な病気なのではないかと思ったのだ。ところで、読者の誤解を招くといけないので書いておくが、いつも侵入思考があるわけじゃない。ごくたまに、だ。たぶん1週間か10日に一度くらいかな。)

MI5はデイヴィッドを採用した。のちに彼は、あの〈ゴドーは来ない〉の広告で、ほかに何人くらいの応募があったのかと尋ねた。「ひとりもいなかった」と彼らは答えた。彼を除いて。

仕事の初日にわかったのだが、彼はごく普通の職場で働く事務系のスパイになることになっていた。陰謀説が好きな彼の友人たちなら、いかにもうさんくさげな組織であるMI5での生活はさぞかし魅惑的なものだろうと想像するにちがいないが、実際はそれとはかけ離れた環境だった(当時、デイヴィッドは、陰謀論者ではなかった。彼がそうなったのは、うさんくさいエリートたちの世界に幻滅し、そこを抜け出して一般の生活に戻ってからだ)。

「どこからどう見ても、ありふれたオフィスだった」と彼は言った。「未決書類入れと既決書類入れがあって、情報を処理する。違いは、情報の処理を誤ると、人々が死ぬことだった。私は、世界をより安全な場所にし、暴力的犯行を阻止することに喜びを感じていた。それはよい仕事だった」しかし、釈然としないところもあった。「あらゆる種類の人々のファイルがあったのだ。ジョン・レノン、ロニー・スコット、それから、最終的に労働党内閣に入った大部分の政治家たちなどだ。いろいろな愚かしい理由で、人々は共産主義者として告発されていた。学校で共産主義について勉強しているので、何か情報を送ってもらえますかと共産党に手紙を書いた12歳の子どものファイルもあった。その子のファイルには、共産主義シンパの疑いありと書かれていた」

「その子は、MI5が自分のファイルを持っていることを知っているんでしょうか?」と私は尋ねた。

「まさか」

ときどき、外回りの仕事もあったが、頻繁にというほどではなかった。「あるとき、私は無政府主義者のふりをしてデモに参加した。すると、ひとりの男がビラを差し出して、『きみは反選挙同盟について知っているか?』ときいてきた。じつはそれについちゃ、MI5で研究していたんだ。だからつい、『あんたよりずっと詳しいよ』と言ってしまいそうになった」

それから、いまでは有名な話になっている、PT16Bとの秘密の会合のこと、カダフィ暗殺の陰謀のこと、ヨーロッパへ飛んで、数か月間逃亡生活を送ったときのこと、逮捕と投獄へと進み、ついにレイチェル・ノースの話になった。彼はいまだに彼女は実在しないと信じている。

「レイチェル・ノースはMI5が作り上げた人格だ。私にはわかる。いかにも諜報機関がやりそうなことだ」

「でも、あなたは彼女に会ったじゃないですか」

「ああ、私は確かに彼女に会った」彼の声は甲高く、早口になっていた。「彼女という人間は存在するかもしれない。しかし、だからといって彼女の背後に5人の人間がいて、彼女の名前でインターネットにコメントしているという可能性は否定できない」

「やめてくださいよ」

「きみは彼女がいかに大量にコメントを残していたか、その証拠を見るべきだ。ある時点で、彼女がどんなにたくさんコメントを書いていたか知っているか?」

「ええ、確かに、たくさんコメントしていました。それに関しては疑問の余地はありません」

「我々の運動に参加している人々は、たったひとりの人間が送ったにしてはコメントの数が多すぎると結論した」

「でも、ブロガーってのはそういうものなんですよ。彼らは書いて、書いて、書きまくる。私には理解できませんけどね。金ももらってないのにそんなに書くなんて」

「さらに、彼女が7・7事件の状況をじっくりと冷静に説明をすることを拒否しているという事実も、大きな不審を生む原因だ。彼女はなぜ、証拠を通して誰かと辛抱強く話をすることを拒むのだろうか？」

「彼女はあの車両に乗っていたんですよ！　実際にあの車両に乗っていたんだ。彼女があの車両の中にいたときにネットサーフィンしていた誰かが、爆弾なんて存在しなかったと言うのを、彼女に黙って聞いていろと言うんですか？」

私たちは怒りに満ちた顔でにらみ合った。私はその勝負に勝った。しかし、そのとき彼は、もっといい話があるとでもいうようににやりと笑った。そろそろ奥の手を出すときだ、とその笑いは語っていた。

「レイチェル・ノースはパブの2階で開かれた私たちの集会に乗り込んできた。彼女の行動にはあれの徴候が見えた……」彼は少し間をおいてから続けた。「精神病のね」

「あなたはレイチェルが精神病だと思っているんですか？」と私は言った。それは卑劣な攻撃だった。

「私に向けた激しい攻撃性からわかった。彼女は立ち上がると、こちらに向かって走ってきて、私を怒鳴りつけた。そこには狂気が感じられ――」

「しかしそれは、彼女がこんなことは馬鹿げていると考えているからで――」私は口をはさんだ。

デイヴィッドはさらにそれをさえぎった。「彼女は証拠を見ようとしない。ジョン、きみも同じにおいがする。証拠なしに到達した見解は偏見でしかない。7・7事件を引き起こしたのはイスラム教徒だと決めつけるのは——3人はリーズ出身、あとのひとりはエールズベリー出身だそうだが——そういうふうに決めつけるのはね、人種差別なんだよ。ジョン。人種差別だ。人種差別。証拠に基づけば、きみらがあの爆破事件を彼らが起こしたと考えるなら、きみらはイスラム教徒に対する人種差別主義者だということなんだ」

しばし沈黙。

「いい加減にしやがれ」と私は言った。

その晩、私はレイチェルに電話をかけて、デイヴィッド・シェイラーと午後を過ごしたと話した。

「あの人、なんて言ってました？」

「あなたは実在しないか、精神病かのどちらかだと」

「全部、あの馬鹿げた集会のせいだわ。彼らは、私が立ち上がってステージに突進し、熱弁をふるい始めた、みたいなことを言っているけど、本当は違うの。部屋中に叫び声があふれ、噴火しそうだった。みんなが叫び始めた。ええ、私も声を張り上げたけど、それは彼らの声に負けないようにするためだった。彼らは叫び、そして私も叫んで……」

デイヴィッド・シェイラーのインタビューは（「いい加減にしやがれ」を含めて）、それから数週間後の夜、BBCラジオ4で放送された。放送前の数時間、私はパニックを起こしていた。私の扁桃体は過熱状態になっていたと思う。デイヴィッド・シェイラーに「いい加減にしやがれ」と言ってしまった私は、パンドラの箱を開こうとしているのか？　7・7真相究明運動から報復を受けるだろうか？　レイチェルの人生をめちゃめちゃにしようとしたときのように、銃を連射しながら私を追ってくるだろうか？　もう取り返しはつかない。実行に移されてしまったのだ。BBC放送局のどこかで、テープがセットされ、放送の準備が整っているはずだ。

翌朝、数時間のあいだ、私は不安でたまらず、メールの受信トレイを開くことができなかった。しかし、ついに私は受信トレイを開いた。すると、なんとうれしいことに、リスナーからの祝辞でいっぱいだったのだ。みんなの意見をまとめると、私は合理的な考え方を推し進めたということだった。いい気分だった。合理的な考え方を褒められるのはいつも気分がいいものだ。それは私のビッグ・インタビューのひとつになり、大衆の注目を集めた。7・7真相究明運動からの反応は皆無だった。私の扁桃体は平常状態に戻った。こうして日々は過ぎていった。

数か月が経過した。デイヴィッド・シェイラーは至る所に登場していた。BBCラジオ2の『ジェレミー・ヴァイン・ショー』と、BBCファイブ・ライブの『スティーヴン・ノーラン・ショー』に出演し、ニュースステイツマン誌には見開き記事が掲載された。その理由は、彼が奇想天外な新説を打ち出したことだった。

私はシェイラーに、9・11のテロに飛行機はまったくかかわっていないと信じるようになったというのは本当ですか、と尋ねる。［彼のガールフレンドのアニー・］マションは不機嫌だ。彼は「おい、やめろよ。ちょうど話そうとしているところなんだから」と彼女に言う。「そうだ、私は9・11にはまったく飛行機はかかわっていないと信じている」しかし、私たちはみんな、2機の飛行機が世界貿易センターに衝突するのをこの目で見たのだ。彼は「あれが飛行機に似せたホログラムでくるまれたミサイルだったとすれば説明がつく」と言う。「あの映像をコマごとに見てみれば、葉巻形のミサイルが世界貿易センターにぶつかるのが見えるだろう」彼は私があんぐりと口を開けたのに気づいたはずだ。「おかしな話だと思うかもしれないが、これが私が信じていることなのだ」

——ブレンダン・オニール、ニューステイツマン誌、2006年9月11日

デイヴィッド・シェイラーは、9・11真相究明運動のなかでも少数派の過激論者集団「ノー・プレインナー」［no-planer：9・11に飛行機（plane）はかかわっていないと主張する人々の集団］に属していた。ふだんジャーナリストたちは真相究明運動にはあまり面白味がないと考えていて記事にはしないのだが、彼の発言によって、突然、興味をそそられたのだったのだ。

私はデイヴィッドに電話をかけた。

「飛行機が使用されたという証拠はまったくない。いくつかの巧妙な目撃証言以外にはね」彼は言った。

「それから……？」

「そして、明らかに修整が加わった映像」

「しかし、あの映像はライブでしたよ」

「いや、違う。あれは時間遅れで放送されたのだ」

「ガールフレンドやもっと保守的な真相究明運動の人々とトラブルでも？」

デイヴィッドが悲しげにため息をつくのが聞こえた。「ああ。彼らは、ホログラム理論は心の中だけにとどめておけと言うんだ」彼は言葉をいったん切ってから、また続けた。「どうやら、今度の真相究明運動の年次総会では私を除名する動議が出されるらしい」

傷ついているようだったが、彼は気にしていないと言った。「ジェレミー・ヴァインやスティーヴン・ノーランの番組は、何百万人もの人々が視聴している老舗番組だ」

「ジェレミー・ヴァインとスティーヴン・ノーランがあなたを出演させたがったのは、あなたの説があまりにもアホくさいからですよ」

デイヴィッドは反論した。あの説はちっともアホくさくないし、ホログラムに関しては、あんなのはまだ序の口だと言った。ホログラムを使用して、エイリアンの侵略が始まっているように見せかける究極の偽旗作戦〔自作自演工作のこと〕が進行中だというのだ。

「なぜそんなことをしたがるんです？」

「地球全体に戒厳令を敷いて、私たちのすべての権利を奪い取るためだ」

実際、政府が将来、国民を誤った方向に導くためにホログラムを利用するかもしれないというのは、まったくありえない話ではなかった。その数年前のこと、私は「非殺傷兵器」と題された米国の空軍士官学校の漏えい文書をたまたま目にした。それには、米国防総省内で提案されている、あるいは開発段階にある一風変わった新型兵器がずらりと記載されていた。そのなかのひとつのセクションが〈ホログラム〉だった。

死のホログラム

ターゲットとなった個人を恐怖に陥れて殺すホログラム。例／心臓の弱い麻薬王が、すでに死んでいるライバルの幽霊がまくらもとに現れたのを見て、恐怖におののいてショック死する。

予言者ホログラム

敵国の議事堂の上に古代の神のイメージを映し出し、さらに敵の公共の通信手段を掌握して、大規模心理作戦に利用する。

軍隊ホログラム

軍隊の映像を投影して、現実よりも兵力が大きいように見せかける。実際には部隊がいないところに軍勢が存在すると敵に信じさせて、誤った標的への攻撃を誘導する。

「つまり、デイヴィッドは人々が思っているほど狂っちゃいないってことだな」と私は思った。

1年が経過し、1通のメールが届いた。

2007年9月5日

各位

これはきわめて厳粛な通知である。歴史上最も重大な場面を見逃してはならない。闇の時代に、イエスは復活して人類を救う。

記者会見の場所と時間は、国会議事堂とテムズ川に面した芝生、9月6日木曜日1400時。

愛と光とともに　デイヴ・シェイラー

添付のプレスリリースによれば、デイヴィッドは自分が救世主であると発表するつもりだった。

ジャーナリスト諸氏は、偏見を持たずに来られたし。なぜなら、これは、彼らには決定権がまったくない真実であり、彼らは永遠の生命を得る機会を危険にさらしているかもしれないからである。

3年前まで無神論者で技術主義信奉者《テクノクラート》だった私にとって、これはかなり気まずいことである。さらに私は、これがどれくらい狂っているようにきこえるかということも痛いほど認識している。しかし、救世主が「デイヴィッド・シェイラー」と発音されることを示す古来の証拠がある。さらに、私とはかかわりなく現れた最近のしるし（たとえば、私が救世主であることが宣言された2007年7月7日に、救世主の到来を知らせるために天空で土星と水星と金星と太陽が交差したこと）を考え合わせれば、私が人類を救うために選ばれた者であることを天の力が示しているのは不可避の事実である。

　ほかに救世主としてこの世に現れた者に、ツタンカーメン、アーサー王、マーク・アンソニー、レオナルド・ダ・ヴィンチ、アラビアのロレンス、そしてアストロンジス（紀元前1世紀にパレスチナではりつけにされたヘブライ人の羊飼いで革命の指導者）がいる。

デイヴィッド・マイケル・シェイラー

　驚くほどわずかな人しか集まっていなかった。デイヴィッドはゆったりした白いローブをまとい、円の中央に座っていた。スリムになって健康そうに見えた。出席していたジャーナリストは私とスカイニュースの記者のふたりだけだった。ほかの人々は真相究明運動時代の昔なじみのようで、ここにいるのを恥ずかしがっているように見えた。

　スカイニュースの記者は、デイヴィッドにインタビューするために来たと言っていたが、スカイニュースではインタビューを放送する予定はなかった。映像はお蔵入りさせておいて、「将来、何か起こった」ときのために取っておくのだそうだ。

　彼がほのめかした「何か」とは、とてつもなくひどいことだということに疑問の余地はなかった。

　デイヴィッドは集まった人々に、しるしは初めからあったのだと話していた。

「私がインディペンデント紙の広告に応募したことを思い出してほしい。〝ゴドー［Godot］は来ない〟という広告だった。あれは私のために仕掛けられていたのだと信じている。タイトルに

Godという言葉さえ含まれていた」

「MI5はなぜあなただけのために新人募集広告をつくったんでしょうか？」私は質問した。

「人の姿をした救世主を守ることがMI5の仕事なのだ。私はMI5のやり方を知っている。誰かと接触したいとする。すると彼らは電話を盗聴して、その人物が仕事を探していること、そしてどの新聞を読んでいるかを知る。そうやって彼らはその人物だけをターゲットにした広告を出す。非常に興味深いことに、あの広告で雇われたのは私のほかにはいなかったのだ」

私は隣に立っている女性と話し始めた。名前はベリンダ。以前にデイヴィッドに部屋を貸していたのだそうだ。デイヴィッドが演説を続けているあいだに、彼女は私にささやいた。じっと聞いているのはたまらないわ、あまりにも憐れで。彼女は何か言いたいことがあるようだった。

「えーっと、デイヴィッド、私にちょっとしゃべらせて……」彼女が口をはさんだ。

「救世主の話をさえぎるとは何事か！」デイヴィッドが言った。

「わかった」ベリンダはため息をついた。「じゃ、続けて」

「救済者として」デイヴィッドは不機嫌に彼女に言った。「私は人々がどうしたら永遠の生命に到達できるかを説明しようとしているのだ……」

「わかったから、ごめんなさい」ベリンダはつぶやいた。

「……そして、永遠の生命を得たいと思っている人々は、たぶん中断なしで私の話を聞きたいだろう……。ベリンダ、最後に質問に応じるつもりだが、私はいま、重要な話をしようとしているのだ」

「デイヴィッド、それはむしろ悲しい話だと私には思えるの。救世主の考え方、というか預言者の考え方によると、あなたはいくつかの誤りを犯している。まず第一に、あなたは自分の使命について、じっくり時間をかけて熟考していない。公の場に出てくるのが早すぎたわ。第二に、まわりに弟子を集めていない。三番目に、ほかの人が言うべきところを、自分で救世主だと宣言している。本来なら誰か別の人が、『彼こそがその方だ』と言い、あなた、もしくは誰かに頭を下げ始めるものなの。ところが、あなたは自分から出てきてべらべらしゃべっている。つまりね、あなたはあまり救世主らしくふるまってないってことなのよ」

デイヴィッドは、彼が救世主としてどのようにふるまおうと、それを救世主的やり方だと考えるべきだと反論した。

「なんであんたはいきなり、救世主専門家になったんだ?」デイヴィッドは怒鳴った。

「私が知っている誰かさんはものすごい才能に恵まれ、超一流の頭脳を持っていた」ベリンダは言った。「そしてその人はずっとすばらしいことをしてきたのに、急にわけのわからない奥義《おうぎ》の道に脱線して、すべてをぶち壊してしまった。あなたはたわごとを吐き出して、嘲笑《ちょうしょう》をかっている。なんたる恥さらし」

デイヴィッドは冷静に彼女を見つめた。「私は自分が救世主であることを知っている。なぜそれを受け入れることができないかは、あんた自身が答えを見つけるしかない」

デイヴィッドはこの記者会見で、緊急にメッセージを発する必要があるとさかんにまくしたてたが、それから数週間、まったくといっていいほど反響はなかった。1度か2度、インタビューはあったが、ホログラム説のときとは比べ物にならないほど少なかった。私はデイヴィッド・シ

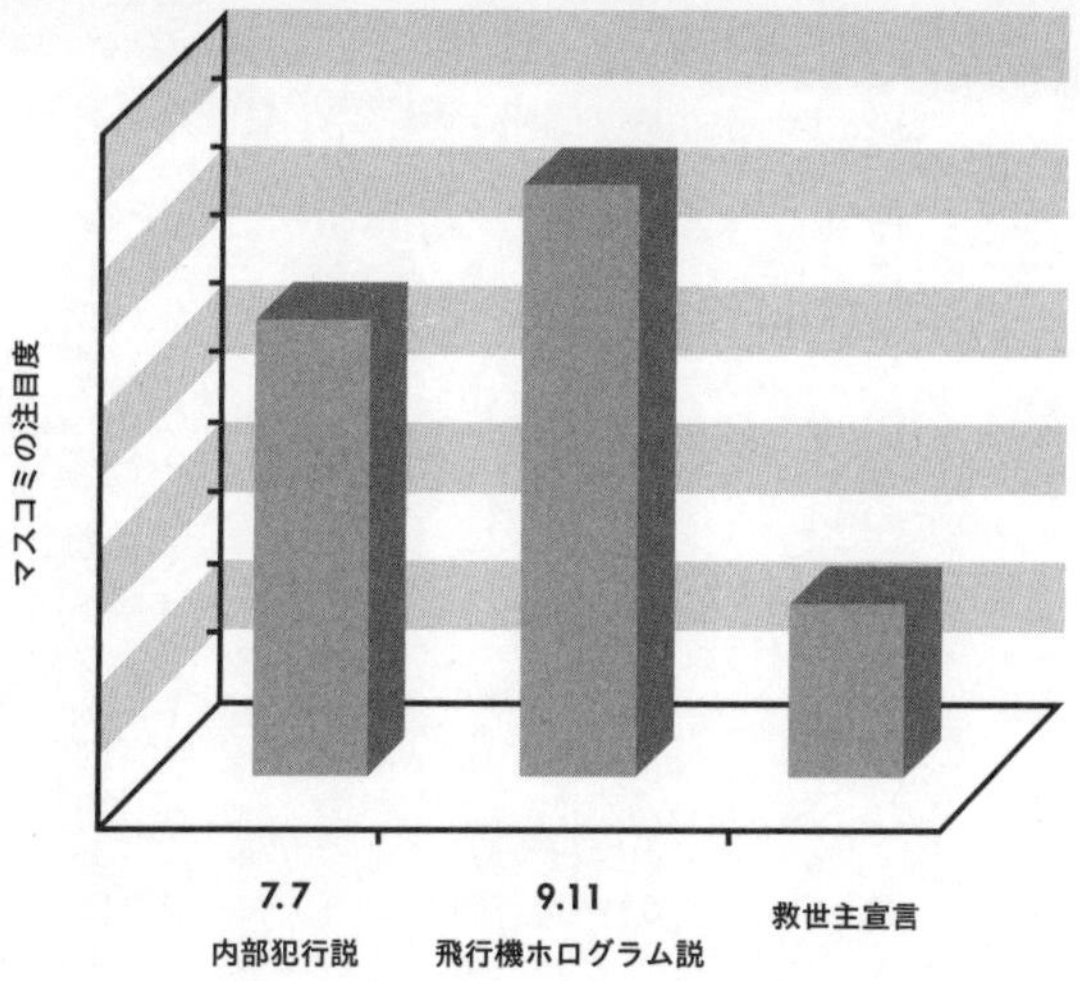

シェイラーの狂気のグラフ

エイラーの狂気をグラフ化してみた。

デイヴィッドの場合、「7・7テロはなかった」という主張は、適切な狂気としてはちょっと弱かったようだ。飛行機ホログラム説はまさに理想的な狂気である。そして救世主宣言となると、それはもう不適切な種類の狂気ということになってしまう。しかし、なぜ？　一方は適切な狂気、もう一方は不適切な狂気。なぜそうなるのか？　ほとんどのジャーナリストは、自分たちのせいじゃないというだろう。ホログラム説は、救世主宣言という明らかに悪性な肺がんに進行していく途中の無害な咳《せき》のようなものだったのだと自己弁護するだろう。それにホログラム説は根も葉もないものではなく、いくばくかの真実が含まれていた。しかし私は、これはそれほど単純なことではないと思っている。どちらの説も精神病のはっきりとした症状に思われた。しかし、公共の電波に乗るチケットをもらえたのは片方だけだったのだ。

その後2年間、デイヴィッドは完全に世間の目に触れないところにいた。唯一彼が表に姿を見せたのは、2009年8月、不法占拠されていた家に警察の手が入ったときだった。それはサリーにある、ナショナルトラストが管理する農家だった。強制立ち退きのようすを撮影したカメラ付き携帯電話の不鮮明な映像がインターネットに流れた。そのほとんどが、警官にベッドから引きずり出された不法占拠者たちが「おれたちはおまえたちとは契約していない」と大声で怒鳴っている映像だった。しかし、その騒動のさなか、カメラが一瞬横に向けられ、ゴージャスに着飾った服装倒錯者を映し出した。彼女はのちに、デイリーメール紙に、ドロレスと名乗った。ウィッグとメイクで化けてはいたが、それがデイヴィッド・シェイラーであることはわかった。

DSM-Ⅳを参照したところ、驚いたことに、服装倒錯、すなわち服装倒錯的フェティシズムというのは精神障害のひとつに挙げられていた。

通常、服装倒錯的フェティシズムの男性は女性の衣服を集めていて、ときおりそれらを身に着けて女装する……多くの、あるいはほとんどの症例で、性的興奮が起こる……［もっとも、］時間が経つうちに性的興奮が減少または消失すると、女装の動機が変わることもある。そのような場合には、女装は不安やうつを緩和する働きをしたり、平和で穏やかな気持ちをもたらしたりする。

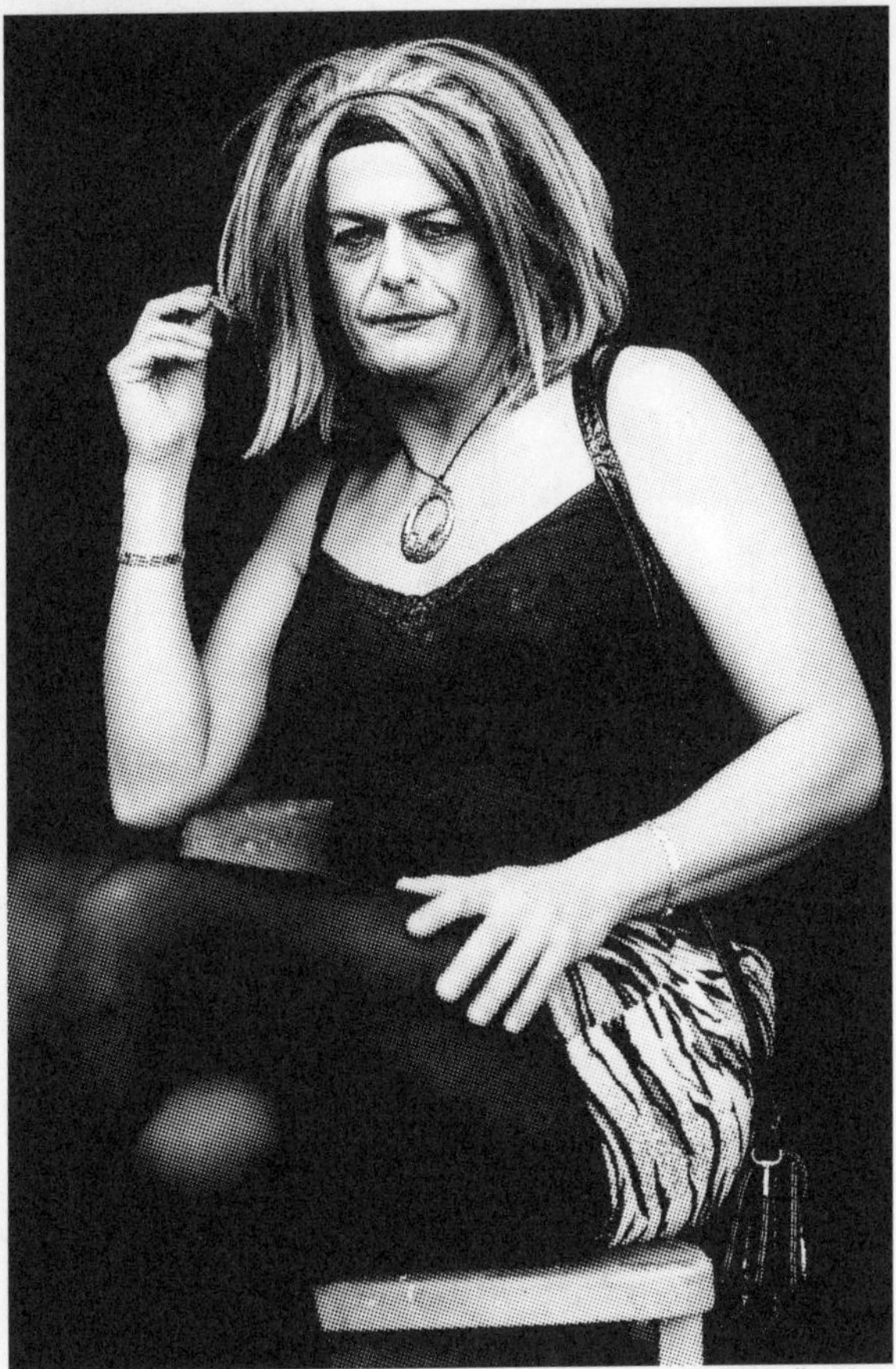
ドロレスと名乗るデイヴィッド・シェイラー
©Teri Pengilley 2009

それから1年が経った。その間に私は、『存在か無』の謎解きをして、ブロードムーアでサイエントロジストとともにトニーに会い、サイコパスが世界を支配しているというボブ・ヘアの理論を証明する試みをし（結果はまちまちだったが）、自分がサイコパスを発見できるようになったと思い込んだがために、そのパワーに夢中になってしまったという事実を不快にも意識するようになったのだった。実際、いまの私は、この20年というもの、自分には狂気を嗅ぎわける能力があると過信していい気になっていたのだと思っている。とどのつまり、私たちジャーナリストというのは、そういうタイプの生き物なのだ。私があれほど自信満々にサイコパスを見つけ出すことに入れ込んでいたのはそのせいだった。20年間、それで飯を食ってきた。正常という名の薄暗闇のなかできらりと輝く狂気のダイヤモンドを見つけるのがうまかったのだ。ジャーナリズムにも、心理学にも、そして狂気を見つけ出す技にも、どこかサイコパス的なところがある。シャーロット・スコットに会ったあと、私はその種のことは、テレビのリアリティ番組の関係者に限った話だ、私はそれよりも上のレベルにいるんだと自分を慰めた。しかし、デイヴィッド・シェイラーのストーリーによって、それは真実ではないことが証明された。政治関連のジャーナリズムだって大差はない。私は狂気が支配する業界についての本を書いているつもりだったが、じつは自分もその業界の一部だと自覚しただけだった。

デイヴィッドのホログラム理論はあれだけマスコミの関心を引いたのに、救世主宣言のほうはほぼ無視されたのはなぜか。私の心は何度もその謎へと戻った。なぜ片方は適切な種類の狂気で、他方は違うのか？　それを解く公式はあるのか？　その公式によると、私たちジャーナリストや聴衆は、どちらと判定されるのか？

私は彼にメールした。最後にもう一度お話をうかがえませんか？　彼はすぐに返信をくれた。

ジョン
電子メールを受け取った。もちろんいいとも。
現在、電話は通じていない。私はデボンにいる。そこへ会いに来なさい。
聞きたいことはなんでも質問するがいい。

デイヴィッド

彼はうまく窮地を脱したかに見えた。それは小さな村のすてきな田舎屋だった。裏のポーチに置かれたバスタブからは、ダートムーアの広がりが見渡せた。家にはホームシアターとサウナがあった。デイヴィッドは、白いジャンパーに革のズボンという男のかっこうをしていて、健康で幸せそうに見えた。

「まったく金を使わず暮らしている」彼は私にコーヒーをいれてくれながら言った。「だが、生活の質はかなりいい。神に面倒を見てもらっているんだ」

しかし、彼が窮地を脱したわけではないことが、すぐ明らかになった。数か月間だけこの田舎屋に暮らしているだけで、実際には貧窮していた。運のいい晩はロンドン西部キューのエコビレッジで、タールを塗った防水布の下で眠った。運の悪い晩は、ギルフォードのような町の公園でごろ寝した。

一番生活が安定していたのはその約1年前、短いあいだ、新しいガールフレンドとつき合っていたときだった。アニー・マションが去って以来初めてできた彼女だった。

「私が避難所で救世主の話をしていると、彼女が私に近づいてきて、自分はキリストの花嫁だと言ったのだ。神にきいてみたところ、彼女は神の化身のひとりとわかったのでつき合い始めた」

デイヴィッドは間をおいた。「かなり妙な関係だったよ」

「あなたには本当に驚かされますね」

「私たちには最後に壮絶な口げんかをした。彼女には、彼女を崇《あが》める取り巻きがいてね、その取り巻きたちにドロレスのかっこうをしてもかまわないかときいたのだ。するとそいつらはかまわないと言った。ところが実際に女装すると、みんなでいやな顔をした。がみがみ文句を言い始め、いろいろケチをつけるようになった。悪趣味だとか、キモイとか、変態だとか。私のガールフレンドに対する敬意などゼロだ。最初のうちは引き止められていたのだが、しばらくして、放り出された」


私たちは屋根裏部屋に上がった。デイヴィッドはこの数週間、ここできかんしゃトーマスの羽布団をかけて寝ていた。ＣＣＨＲのＤＶＤ（ブライアンのサイエントロジー教会の反精神医学支部が制作した映画のＤＶＤ）が、彼のパソコンの横に積まれていた。ＤＶＤのタイトルはたとえば『メイキング・ア・キリング――向精神病薬投与の知られざるストーリー』といったものだった。サイエントロジストの連中は頭がおかしいのかもしれないが、このＤＶＤには、実際、目を開かせられるんだ、とデイヴィッドは言った。

きかんしゃトーマスのふとんを見て、急にものすごくせつなくなった。狂気が入り込むまえの穏やかで安らかな子ども時代を思わせたからだ。しかし、現実には、小児期に精神障害と診断される子どもの率は最近、急上昇しており、流行病のレベルに達している。たとえば、私の幼少時代、自閉症と診断される子どもは2千人にひとり未満だった。いまは、100人にひとり以上だ。ニューヨーク州北部のコクサッキー刑務所にトト・コンスタンを訪ねたとき、道沿いで見た広告看板には、「20秒にひとりの子どもが自閉症と診断されている」と書かれていた。小児双極性障害も同様だった。以前には、この病気と診断されることはまったくなかった。ところがいま、アメリカでは流行病となっている。

マスコミが突然あなたに興味を示さなくなったので驚きましたか、と尋ねるとデイヴィッドはうなずいた。

「聖書によると、私ははりつけの後、3日間、地獄で過ごすことになっていた。私は2007年9月にはりつけにされた」

「イエスとして世間に登場したときですか?」

「その通り。聖書の単位がいい加減なのはよく知られている。だから、地獄で3日間とあるのは、実際には3年間なんだと思う」

「地獄で過ごした3年について教えてください」

「私はまだ地獄にいる」

「地獄は何を意味するのでしょう?」

「地獄とは教師となることだ。教師となって神から授かったメッセージを人々に広めようとしても、自分はイエスだと宣言したために——神がそう言えとおっしゃったからなのだが——誰からも注目されない苦しみに耐えることだ」彼は間をおいた。「神は私を試していらっしゃる。神は私がステージの上や、ラジオやテレビでそういったことができるのをご存じだ。得意とすることをやることを許されないのは、私の試練の一部なのだ。たとえば、謙遜の心を私に教えるために与えられた試練なのだ」デイヴィッドはひとりでうなずいた。「そうだ、神は私を試していらっしゃる。そして、60億人から違うと言われても、自分はキリストであると信じ続けることができるかどうかこそが試練なのだ」

「神と最後に話したのはいつですか？」

「きみが来る少し前に私たちは短い会話を交わした」テーブルの上にヘブライ語の本が置いてあった。「神は、その本を開いて、ひらめきを得よ、とおっしゃった。私は正しい言葉を話すためのページを見つけた」

私は本を手に取った。でたらめに開いてみると、見開き2ページにわたって表が印刷されており、四角い枠内にはいくつかのヘブライ語の単語が書かれていた。

「それは72の神の名前の表だ」デイヴィッドが言った。「ほら、ここ……」

彼は適当にいくつかを指差した。

「それは〈変人デイヴィッド・シェイラー〉と翻訳される」

さらにまたいくつか指差す。

「これは〈正しきチャブ、デイヴィッド・シェイラー〉［チャブとは野球帽などのストリートファッションを身に着けたイギリスの低所得層の不良少年］と翻訳される」

「正しきチャブ、デイヴィッド・シェイラー？」私はきき返した。

「神はそれを指差しながら、大笑いされていた。神といっしょに笑ったのはそのときが初めてだった」

私は72個の囲みのある表を見下ろした。「あなたはパターンがまったくないところに、パターンを見つけているんですね」

「パターンを見つけるのは諜報機関のやることだ」デイヴィッドはぶっきらぼうに言い返した。「それは研究者のやることだ。それはジャーナリストのやることだ。パターン探し。わからないのか？　それはあんたがしていることだ！」

再び、もはや人気トーク番組のゲストに呼ばれなくなったことにデイヴィッドがどんなに落胆しているかという話に戻った。それは不可解だし、じつに遺憾《いかん》だと彼は言った。

「このごろでは、多くの人が自分は狂ってしまうのではないかとおびえている。だから、私のような人間がラジオでしゃべっているのを聞くと安心するのだ。彼らと同じく、9・11や7・7に関してクレイジーな意見を持っているが、狂っているわけじゃなく、楽しそうに見える誰かがね。私は誰にでも挑戦するつもりだ。私に会いに来て、私のことを狂っていると思って帰るというなら、やってみろってね」

デボンからロンドンへ車で帰る途中、私は気づいた。そうだ、デイヴィッドの言っていたことは正しかった。多くの人が自分は狂ってしまうのではないかとおびえている。夜更けに何杯か酒を飲みながら、彼らはそれを認める。私の友人のひとりかふたりは、狂ったってかまいやしないと言う。知り合いのある女性は、神経衰弱になって精神病院に入院できたらどんなにいいかとひそかに考えたりするの、そうすれば現代生活の緊張から逃れることができるでしょ、と白状する。入院すれば、朝寝坊して、ナースに世話してもらえるのよ。

しかし、友人たちの大部分はそんなのはいやだと言う。そう考えるだけで恐ろしくなる、と。彼らはただ正常でありたいと思っている。私も彼らのひとりだ。妻が電話に出ないだけで、死んでしまったのではないかと悪い想像を巡らしてあせりまくり、ライアンエアの飛行機のなかで閉所恐怖症みたいになって思わず鋭い叫び声を上げ、サイコパスに殺されるかもしれないと異常におびえるような、普通の人間でずっといたい。そして、夜には『ワイフ・スワップ』や『カム・アンド・ダイン・ウィズ・ミー』や『スーパーナニー』、それから『Xファクター』や『ビッグ・ブラザー』の再放送を見て過ごしたい。最近のテレビは心が病んだ人々を嘲《あざけ》るような番組ばかりだ。

番組製作者が公営住宅に出向く番組はたくさんある。そうした住宅に住む人の90％はきちんとした生活をしている人々で、子どもに学校へ行く支度をさせ、税金を払い、職に就いている。しかし、残りの10％はまともじゃない。そして製作者たちはこう言うのだ。「そういう人たちを取材して番組を作るんですよ」

俳優のエディ・マーサン談（2010年5月2日日曜日、インディペンデント紙ジョナサン・ロムニーによるインタビュー）

実際、ゴールデンタイムの番組には、適切な狂い方をしている人々がたくさん出演している。私はいま、適切さを見分ける公式を見つけた。適度に狂っている人とは、私たちがそうなりたくないと恐れている状態よりもほんの少しだけ狂っていて、しかもそれがはた目にもはっきりわかる人だ。私たちは心配症かもしれないが、「彼ら」ほど異常に心配症じゃない。私たちは偏執的かもしれないが、「彼ら」ほど異常に偏執的じゃない。私たちは彼らを見て笑い、彼らほど狂っていないと知って安心する。

デイヴィッド・シェイラーの悲劇は、彼の狂気が、場外ホームランのように、我々のテリトリーを超えたところへ行ってしまったことだ。その結果、なんの役にも立たないものになってしまった。あまりにもあからさまな売り込みは願い下げだが、それとなく巧妙なやり方で売り込まれるとつい乗ってしまうものなのだ。

しかし、関係しているのは、狂気だけではない。社会への適合という面もまた重要なのだ。私はメアリ・バーンズのことを思い出した。R・D・レインのキングスレー・ホールの地下にいた、体中に自分の排泄物《はいせつ》を塗りたくっていた女性だ。やがて彼女は、そうする代わりにキャンバスに絵の具を塗りたくり始め、著名な芸術家になった。1960年代から1970年代にかけてロンドンでは、彼女の絵は心の奥底にひそむ狂気を垣間見せる深遠な作品として称賛された。しかし、シャーロット・スコットや、私をはじめとするジャーナリストたちは、世界中を歩き回ってテレビ向けに適正な狂気を持つ人々を探し、彼らを称賛しようとしていたわけではなかった。私たちは、狂った人々を見つけると、そういうふうになってはいけないという見本として、大衆の目にさらしていた。たぶん、正常でいようとすることは非常に難しいのだろう。だからこそ、誰もが自分が狂ってしまうのではないかと恐れているのだ。

デボンから戻って数日後、ボブ・ヘアが電話をかけてきた。

9 ちょっとばかり望みが高すぎるんじゃないか

Aiming A Bit High

THE PSYCHOPATH TEST

ボブはスウェーデンからバンクーバーへ向かう途中、乗継ぎのために土曜日の晩をヒースローで過ごしていた。彼は自分の考案したPCL‐Rチェックリストの使用法を人々に教えるために、地球の上を東に西に旅しながら人生を送っている。「どうだい、ホテルで一杯やらないか?」とボブが誘ってくれた。

ボブが滞在しているホテルに到着したとき、ロビーに彼の姿はなかった。レイト・チェックインのためにフロントデスクの前に並んでいるぐったり疲れた感じの出張中のビジネスマンの列は長かった。館内電話は見当たらなかった。そのとき、はっとひらめいた。コンシェルジュのデスクには誰もいない。そして電話はそこにあった。ゼロをダイヤルして、直接フロントデスクに電話をかければ(フロントに電話してきた人は、列に並んでいる人よりも優先される。目の前に立っている人間よりも、電話をかけてくる謎の相手のほうに引きつけられてしまうのが人間の習性だ）、ボブの部屋に案内してもらえるよう頼むことができるだろう。

しかし、電話の受話器を取り上げたところで、コンシェルジュがこちらに向かって速足でやってくるのが見えた。

「電話を下に置きなさい！」と彼は怒鳴った。

「1秒だけでいいんですよ！」私は朗《ほが》らかに言った。

彼は私の手から受話器を奪い取ると、がしゃんと電話機に戻した。


ボブが現れた。私はコンシェルジュの前で、わざとらしく大げさに彼との再会を喜ぶジェスチャーを見せた。

「ボブ！」私は言った。

重要な用件で夜遅くホテルで会うことになっていた、ふたりの礼儀正しい出張中のビジネスマン――コンシェルジュの目にはそう映ったはずだ。

「3階のVIP用のバーに行こうか？」ボブが言った。

「ええ」私はコンシェルジュをちらっと見た。「VIP用のバーに」

私たちはいっしょにロビーを横切った。

「いま何があったか話しても、あなたは絶対信じないでしょうよ」私は興奮気味のささやき声で言った。

「どうしたんだね？」

「コンシェルジュに手荒な扱いを受けたんですよ」

「どんな風に？」

「彼のデスクの電話から、あなたに電話しようとしてたんです。それを見た彼は、私の手から受話器をもぎ取り、電話機に叩きつけたんですよ。まったくいわれのない扱いで、実際かなりショッキングでした。彼はなぜそんなことをしたんでしょう？」

「ふむ、彼もあれだな」

私はボブを見た。

「サイコパス？」と私はきいた。

私は目を細めて、コンシェルジュのほうを見やった。彼はバッグを運んで、客がエレベーターに乗り込むのを助けていた。

「そうなんですか？」

「多くのサイコパスは門番になる。コンシェルジュやら警備員やら、自分の領域の監視人になりたがるのだ」

「やっぱりね。どうも彼には思いやりが足りない気がしたんですよ。行動のコントロールも下手そうだし」

「本にこのことを書いたらどうだね」

「そうするつもりです」

それから、私は再びボブをじっと見た。

ちょっと、短絡的すぎないだろうか、と私は考えた。もしかしたら、今日はあの男にとって、長くてつらい1日だったのかもしれない。客に電話を使わせてはいけないとボスに命令されていたのかも。ボブも私もなぜそういうふうには考えなかったんだろうか？

私たちはエレベーターでVIPフロアに上った。

真夜中に近い時間だった。私たちはウィスキーをオンザロックで飲んだ。VIPバーのカードキーを持っている出張旅行者たちは、ノートパソコンのキーを叩いたり、ぼんやり夜景をながめたりしている。私は少し酔っていた。

「あなたが人々に与えるパワーはたいしたものです」と私は言った。「サイコパスを見つけるパワーのことですが」ボブは肩をすくめた。「しかし、あなたが、そのパワーに夢中になってしまった人々——パワー狂とでも言ったらいいでしょうか——をたくさん作ってしまったのだとしたらどうでしょう？　無理にでもサイコパスを見つけ出す、サイコパス版魔女狩り司令官みたいな人々を？」

沈黙が流れた。

「じつは、PCL－Rが誤用されていることが気がかりなのだ」ボブはため息をついて、飲み物の中の氷をかき回した。

「誰が誤用しているんですか？」

「この国で言えば、DSPDプログラム」

「友人のトニーがいるところです。ブロードムーアのDSPDユニット」

「30点を診断基準値だとすると、評価するのは誰だ？　誰がテストを行うのか？　実際、イギリスでは多くの配慮がなされている。しかし、米国には暴力的性犯罪者の民事的収容プログラムというのがあってね、性犯罪者を〝民間施設に収容する〟ことができるわけだ。つまり永久に……」

ボブが言っていたのは、カリフォルニア州モンテレービーチの近くにある、320エーカーのこぎれいな施設、コーリンガのような精神病院のことだ。広大な病院の敷地（120万平方フィート）内には、体育館、音楽や芸術の部屋、野球場、そしてきれいに刈り込まれた芝生がある。カリフォルニアにいる10万人の幼児性愛者のうちの1500人はそこに収容され、快適に暮らしている。ただし、ほとんど確実に、彼らの人生の最後の日までそこに閉じ込められる（2005年に開院して以来、これまで退院できたのは13人だけだ）。この1500人の男たちは、刑務所から釈放された日に、おまえたちは「再犯」するに決まっているから、自由にする代わりにコーリンガに送ると言われたのだった。

「PCL－Rは、それに使われているのだ」とボブは言った。「私はプログラム管理者の何人かを訓練しようとした。彼らは、退屈そうに両手の親指をひねり回したり、目をくるりと回したり、いたずら書きをしたり、爪を切ったりしていた。そういう連中があれを使用しているのだ」

コーリンガの精神科医（マイケル・フリーア）は、2007年にロサンゼルスタイムズ紙にこう語った。コーリンガの「個人」たち（そこでは入院患者はこう呼ばれている）の3分の1以上が、「暴力的犯罪者」と誤診されているが、実際には、退院させても公衆への脅威はまったく引き起こさない。

「彼らは刑期を終えると、突然また、基本的には無期限に州立病院に入れられる」とフリーアは同紙に語った。「退院するためには、自分がもはや社会にとって危険な存在ではないと証明しなければならないのだが、これがじつにハードルが高い。だから、彼らが非常に動揺するのも根拠があることなのだ」

VIPバーではボブ・ヘアが話し続けていた。「まったく驚くばかりだ。専門家だの、司法精神医学者だの、犯罪プロファイラーだのといった連中が、きみの持っている受講証明書程度のものを引っ提げて世界中を旅しているのだからね。こうした人々は仮釈放や死刑事件の審理、あるいは連続殺人事件捜査本部などでも影響を及ぼしている可能性がある」ボブはチェックリストを何かとても純粋なものと見ていたのだと思う（そのような純粋さを持ちうるのは科学だけだ）。ところがリストを利用する人間は、それを奇妙な偏見と性癖の壮大な寄せ集めと見ていたのだ。

その夜、ボブと別れてから、私は近年の歴史で最も大きな災難をもたらしたサイコパス狩り事件にかかわった人物を探し出そうと決心した。彼の名前はポール・ブリトン。一時は有名な犯罪プロファイラーだったが、ここ数年、以前ほど目立たなくなり、どちらかというと隠遁《いんとん》しているようにすら見えた。プロファイラーとして最も悪名高い不祥事を起こしてからずっとその状態が続いていた。

それから数日間、私は至る所に彼宛てのメッセージを残したが、あまり希望は持っていなかった。ところが、夜遅くに電話が鳴った。番号非通知の電話だった。

「もしもし」と相手が言った。「私の名前はポール・ブリトンです。あなたが私に連絡を取ろうとしていることは知っていたのだが……」彼の声は、ためらいがちで控えめだった。

「犯罪プロファイラー時代のお話を聞かせていただけないでしょうか？」

彼が当時を思い出してため息をつくのが聞こえた。「惨殺された不運な人の臓腑にまみれて人生を過ごすのは、いいものではありませんよ」

（実際には、ポール・ブリトンが、惨殺された不運な人の臓腑にまみれて人生を過ごしたことは、もしあったとしても、まれだった。犯罪プロファイラーが事件現場を訪れることはない。彼が接触した臓腑は、警察の証拠写真に写っているものと、精神異常の性的殺人者の心理分析中に想像したものだけだ）。

「それでもとにかく、あの頃の話をお聞かせいただけませんか？」

「レスター駅の横に新しく建ったプレミアインがある。そこで木曜日の午前11時に」

・・・

ポール・ブリトンは、テレビドラマ『心理探偵フィッツ』の主人公である優秀な犯罪プロファイラー、フィッツが着るような長い黒のコートを着てプレミアインに現れた。しかし、私がそんなことを考えたのもたぶん、ブリトンこそがフィッツのモデルだとずっと思われてきたからだ。私たちはコーヒーを注文して、空いているテーブルを見つけた。

私は用心深く話し始めた。まず、ボブ・ヘアのチェックリストのことはご存じですかときいた。ブリトンは「彼はすばらしい仕事をした。あれは本当に有益な手段だ」と言った。そのあとしばらく話題が途切れ、彼は座り直してから口を開いた。「どういういきさつで私が始めたかを、ちよっとあなたにお話ししようかと思うがどうだろう。かまわんですかね? 私がくどくど同じ話を繰り返し始めたら言ってください。まったく気にしませんから。どうです……?」

「ええ、ええ、お願いします」

「すべては1984年に始まりました。この世で最も優れた刑事のひとりで、デイヴィッド・ベイカーという名の男が私のオフィスを訪ねてきましてね……」


1984年。ポール・ブリトンが臨床心理学者として働いていたNHS病院の近くの路地で、若い女性の遺体が発見された。犬の散歩中に刺されたのだった。容疑者はひとりもいなかった。当時、イギリスでは犯罪プロファイリングのたぐいはほとんど行われていなかったが、捜査を担当したデイヴィッド・ベイカー刑事は、直感を働かせて、ブリトンの意見を求めた。

「実のところ、デイヴィッドはイギリスの心理学的プロファイリングの父とも言える人です。なぜなら、彼が私のところにやってきて、質問したことから始まったのですから。言いたいことがわかりますか? デイヴィッドが来て質問しなかったなら、私がかかわることはなかったでしょう」

彼は私を見た。彼が私に「でも、やはり、イギリスの心理学的プロファイリングの父はあなたでしょう」と言わせたがっているのは明らかだった。

彼は、あのひどい事件のせいで忘れられているが、自分はすばらしい仕事をしてきたのだと強調したかったのだと思う。

「でも、やはり、イギリスの心理学的プロファイリングの父と言えば、あなたのことでしょう」

私は礼儀正しく言った。

ブリトンは、デイヴィッド・ベイカーにじっと見つめられながら、「ほとんど無意識のうちに、自分に問いかけ始め」た（と、のちにベストセラーになった回想録『ザ・ジグソーマン――英国犯罪心理分析学者の回想』にブリトンは書いている）。「彼はいつ彼女を縛り上げたのか？　どれくらいの時間、彼女の意識はあったのか？　彼女は短時間で絶命したのか？」

彼はしばらく考えてからベイカーにこう言った。殺人者は性的サイコパスで、年齢は10代半ばから20代前半の性的に未成熟な若者で、おそらく両親の家で暮らしているナイフの扱いに慣れた肉体労働者。暴力的なポルノ雑誌類をたくさん収集しているだろう。「あとで、それが全部当たっていたことが判明し、警察は非常に迅速に容疑者を逮捕することができました。ボストックという名前だったと思います」

まさにブリトンのプロファイリングどおりの人物だったポール・ボストックは、殺人の罪を認め、ブリトンは時の人となった。新聞で紹介される機会が増え、内務省は、新たに立ち上げた犯罪者プロファイリング研究部門で手腕を振るってほしいと彼を招き、ITV［イギリスの民放テレビ局］の『マーダー・イン・マインド』というテレビシリーズへの出演を依頼した。テレビの有名人になるのは気が重かったのだが、番組側から、心理学的プロファイリングの最先端の仕事ぶりを視聴者に見せたいという説明があり、また「あなたがこれまでなさってきたことは見事な結果を出している」と説得されたために承諾したのだと彼は言った。

数か月が経ち、ブリトンはさらに多くの殺人を犯したサイコパス性犯罪者を正確にプロファイリングした。ほとんどが、20代初めから半ばの青年で、両親の家に住んでいるか、一人暮らしをしており、暴力的なポルノ雑誌類を多数収集していた。

「ある批判がありましてね……」と私は切り出した。

「何に関する批判だね？」とブリトンは予想外に鋭い口調で言った。

その瞬間まで彼は控え目で、意気地のない感じさえしていたので、口調が突然変わったことは意外だった。

「えーっと、つまりですね、あなたのプロファイリングは、ほとんど全部が同じタイプでした」

「ああ、そういうことか、それはあの出来事以後のことだ」彼は肩をすくめた。

そして実際、彼は――『ザ・ジグソーマン』によれば――典型的なタイプではない犯罪者のプロファイリングも数例成功させていた。たとえば、ハインズの赤ちゃん製品にかみそりの刃を入れた恐喝犯は、どうやら彼の予測どおりに、元警察官であると判明した。

このころが彼の絶頂期だった。しかし、彼のプロファイリングが間違っているかもしれないという、根拠のない奇妙な噂が流れ始めたのもまさしくこのころだった。たとえば、伝えられているところによれば、1989年、10代の少女がリーズの警察署にやってきて、私はこの社会のお偉方たちの〈繁殖用雌馬〉にされていると訴えた。そのお偉方のなかには警察署長と、貴族院議員でもある法務長官も含まれていた。

「繁殖用雌馬とはいったいなんのことだね？」困惑した警察官は少女に尋ねた。

彼女はこう説明した。自分はリーズの学生地区にあるアパートに定期的に連れていかれ（そこは地下室で、星形五角形《ペンタグラム》が床に描かれていた）、そこで警察署長とその仲間のサタニック〔悪魔崇拝〕・フリーメーソンたちに妊娠させられ、そのあと、胎児は彼女の体内から取り出され、祭壇で生贄《いけにえ》にされた。

警察官はどう考えたらいいかわからなかった。これは彼女の妄想なのか、それとも本当に繁殖用雌馬にされていたのか？　自分のボスである警察署長はサタニックの長老なのか、あるいは虚偽の証言の被害者なのか？　そこで、彼はブリトンに彼女の証言の真偽を判断してもらうことにした。彼は彼女が本当のことを言っていると主張した。警察は費用をかけて捜査したが、何も発見できなかった。祭壇も見つからず、集会が開かれた形跡もなく、〈繁殖用雌馬〉活動があったという証拠もなかった。捜査は静かに打ち切られた。

「繁殖用雌馬？」この噂に関して彼に尋ねると、ブリトンは眉根を寄せた。

「聞き覚えはありませんか？　少女は、そのサタニック・カルトの連中は警察の上層部の人間で、彼女を妊娠させて、胎児を取り出して、生贄として悪魔にささげたと言ったんです」

「私は長年、悪魔崇拝活動にかかわる犯罪をいくつも手掛けてきました。そういうのは珍しい事件というわけではないのです。とにかく、私はその件に関しては記憶にありません」

もし繁殖用雌馬事件の捜査が本当に行われていたとして、彼が覚えていなくても仕方のないことだ。1980年代後半から1990年代前半にかけて、彼はめまぐるしい忙しさのなかにいた。マスコミへの登場のほか、性的動機による未解決の殺人事件について意見を求める警察官たちが列をなしていた。彼は勝利に酔っていた。だが、そのあと、すべてが崩れ去ったのだった。

1992年7月15日、23歳の女性、レイチェル・ニッケルが殺害され、ウィンブルドン・コモンという公園で発見された。彼女は3歳の息子アレックスの目の前で、49回刺されていた。警察は、このような事件の通例に従い、ブリトンに犯罪者プロファイリングを依頼した。

彼はのちに『ザ・ジグソーマン』にこう書いている。「私は天井に白い星が飛ぶのが見えるほど目をこすった。あまりにも長く集中を続けていたため、再び目の焦点を合わせるのは難しかった」それから彼はこう発表した。殺人者は性的なサイコパスであり、独身者で、ウィンブルドン・コモンから歩ける距離にある両親の家またはワンルームの部屋に住んでいて、暴力的なポルノを収集している肉体労働者だと。

あとから見れば、警察が誤ってコリン・スタッグを殺人犯と信じた理由も少しは理解できる。運命のいたずらにより、コリンは現場から走って逃げるところを目撃された男の似顔絵にそっくりだったのだ。その似顔絵は、本物の殺人者ロバート・ナッパーにもよく似ていたことがあとでわかった。さらに、コリンは手にぴったり合った手袋のように、ブリトンのプロファイリングに適合しており、実際、本物の犯人のロバート・ナッパーよりもよく適合していたのだった。

たとえば、コリンはウィンブルドン・コモンから歩ける距離のワンルームに住んでいたのに対し、ナッパーは17マイル離れたロンドンの反対側にあるプラムステッドに住んでいた（いま、ロバート・ナッパーはブロードムーアのDSPDユニットでトニーの房からドアを3つ隔てた房にいる。トニーによれば、彼は油断のならない変人なので、同じ病棟の患者たちからはあまりよく思われていないそうだ）。

スタッグは以前に、ウィンブルドン・コモンで裸で日光浴をしていたことと、ルート誌の交際相手募集ページで知り合ったジュリーという名の女性へみだらな手紙を送ったことで警察から注意を受けていた。彼の部屋のドアには「キリスト教徒は近づくな。異教徒在住」と書かれた札がかかっており、部屋の中にはポルノ雑誌とオカルト関連本がたくさんあった。

しかし、彼になんらかの性的異常性があるという証拠はまったくなかった。彼の回想録『誰がレイチェルを殺したか？』によれば、「私は自分を、完全にノーマルな人間だと考えている……女性とつきあいたいと願っているごく普通の精力旺盛な男だと……私が心から切望していたのは、信頼に基づいた確かな関係を築き、最終的には結婚して子どもを持つことだった」

ところが彼は、レイチェルが殺害された日に、毎日の習慣どおりウィンブルドン・コモンで犬を散歩させていたと警察に話してしまったのである。

こいつこそが、我々が探している殺人犯ではないかと強い疑いを持った警察は、スタッグから自供を引き出す、あるいは彼を捜査対象から排除できる方法はないかとブリトンに尋ねた。そしてそのとき、ブリトンに名案がひらめいたのである。

彼は覆面警官をスタッグと接触させ、友だちになるふりをしたらどうかと提案した。警察は覆面女性警官に「リジー・ジェームズ」と名乗らせ、ルート誌の恋人募集欄のジュリーの友人と称し、スタッグに手紙を書かせた。

リジーは、あたしはお上品ぶったジュリーと違って、あなたのいやらしい手紙が忘れられなかったの、とコリンに書き送った。さらに誘っていることを強くほのめかすために、こう加えた。

「あたしの音楽の趣味って変わっていて、お気に入りはルー・リードの『ワイルド・サイドを歩け』よ」

この予期せぬすばらしい事態の変化にびっくりしたコリンはすぐに返事を書いた。「おれは痛いほど孤独なんだ」と彼は書き、自分の性的妄想をきみに書き送ったらすごく不愉快に思うか、とリジーに尋ねた。

リジーはとってもうれしいわと答えた。「あなたの妄想には限界がないってわかってる。あなたはあたしと同じくらい自由で、セックスが好きなんでしょうね」

そこで、コリンは返事を書き、ふたりのラブメーキングの妄想をこと細かく書き綴った。ある晴れた日、ふたりは公園で「愛している、心から愛している」とささやきながら優しく愛し合う。そして最後にコリンがそっとリジーの頬を伝う涙を拭《ぬぐ》ってやる、というところで幻想は終わっていた。

警察は色めきたった。コリンは場所を公園と特定したのだ。

しかし、ポール・ブリトンは注意が必要だと助言した。もし彼の幻想がそれほど愛情に満ちたものでなければ、というよりもっと悪質だったならば、明らかにもっとよかっただろう。そこで、リジーは次の手紙でさらに要求をエスカレートさせ、ためらってはだめ、と書いた。「だってあたしの妄想には限界がなくて、あたしのイマジネーションは暴走するの。ときどき心配になっちゃうくらい。だから、あなたもあたしと同じく異常な夢を見るのなら素敵だろうなって……あなたに自分が全能で圧倒的な存在だと感じてほしい。そうしたらあたしは、あなたの力の前に完全にひれ伏して、無抵抗に辱められるの」

「おまえは、本物の男にファックしてもらわなきゃだめなんだ」とコリンは果敢に返事を書いた。「おまえに苦痛の叫びをあげさせてやる」――だがすぐに、自分は本当は暴力的な人間じゃないと弁明した。こういうことを書くのは、きみがこういうエロチックな幻想を読みたがるんじゃないかと思ったからだ、と。「もしきみに不快感を与えたなら、どうやって謝ったらいいかわからない」実際、彼はこんな手紙を書き送った。「もしぼくのアパートにきみが来てくれたらすごくうれしい。そうしたら、得意料理のボロネーゼライスとホームメイド・ラズベリー・ムースをつくってあげるよ」

それにもかかわらず、ポール・ブリトンはコリンの手紙に「明瞭なサディズムの要素」があることに気づいたのだ。

そして、おとり捜査は続けられた。リジーは、彼をものすごくセクシーだと思っていることを強くほのめかす手紙を何通も続けてコリンに送った。コリンの返事からは、自分の幸運を信じられないでいる気持ちが伝わってくる。これは間違いなく、それまでの人生で最もすばらしい出来事だった。ただひとつ彼の地平線にかかる雲は、会ってセックスしないかと誘ってみたりして、次のステップに進もうとすると、必ず彼女は黙り込み、一歩退く、というどうにも矛盾した事実だった。彼は当惑したが、それが女性の謎めいたところなんだろうと思っていた。

ブリトンの指示により、リジーはコリンにヒントを落とし始めた。私には「暗い秘密」がある。それは私が過去にやった、とても「悪く」て「すばらしく」て「燦然《さんぜん》と光り輝く」何かなの。私の心を「一番興奮させる」ものなのよ。

コリンは彼女の暗い秘密を聞きたいと返事を書いた。じつは、おれにも秘密があるんだ。警察は間違っておれがレイチェル・ニッケルの犯人だと思い込んだけど、それは「おれがひとりでいるのが好きで、古代の自然信仰を持っているからなのさ」。

リジーは彼がむしろ本当に殺人犯だったらよかったのにと返事を書いた。「そのほうが私にとっては楽なの。だって私はあなたに言わなきゃならないことがあるんだもの」それは彼女の「暗い秘密」だった。ハイドパークでピクニックしましょうよ。そのときに私の秘密を打ち明けるわ。コリンは返事を出した。ピクニックに行って、きみの暗い秘密を聞くのはぞくぞくするほど楽しみだけど、おれはレイチェル・ニッケルをぜったいに殺していないということは、ちゃんと言っておかなくちゃならないよね。それでも、彼は不器用にこうつけ加えた。セックスするときに、後ろからきみにつっこんでさ、「5分ごとに性の快楽に浸りながら」、きみの首をベルトで後ろにぐいっと引っ張るってのはどうかな。

大勢の覆面警察官に一挙一動を監視されているなか、ハイドパークでリジーがついにコリンに告げた「暗い秘密」とは、ティーンエイジャーのころ、悪魔崇拝者と呼ばれる「特別な人たち」とつきあいがあった、というものだった。彼らは彼女の目の前で「赤ん坊の喉《のど》をかき切った。それから赤ん坊の血はカップに注がれ、みんなで回し飲みをした。ものすごくしびれたわ」。彼らは赤ん坊の血を飲んだあと、その子の母親を殺した。「彼女は素っ裸で横たわらされ、何本ものナイフが取り出された。そして、その男がナイフのひとつをあたしに手渡し、女の喉を切れと言ったの。あたしは言われたとおりにした。それから、ものすごく盛大な乱交パーティが開かれ、あたしはずっと彼といっしょだった。ええ、彼はいままで最高だったわ」

リジーはコリンを見て言った。そういうことをしてくれる男じゃなきゃ、心から愛することはできないの。

「ちょっと望みが高すぎると思うな」とコリンは答えた。

その後数週間、リジーは粘り強く続けた。「［殺人者のことを］考えると、すっごーく興奮しちゃう。あれをやった人のことを思うだけでムラムラしてくるの……ああいうことをした男が欲しい……あなたがあのウィンブルドン・コモンの犯人だったら、あなたがあの殺人者であったらどんなにいいか」

「ほんとにごめん。でも、おれはやってないんだ」コリンは悲しそうに答えた。

それでも彼は律儀にナイフやら血やらが出てくる暴力的な性的妄想をエスカレートさせて手紙を送り続けた。リジーがポール・ブリトンにそうした手紙を渡すと、ブリトンはそれをじっくり検討してから、重々しく警察にこう述べた。「彼は人口のなかにごくわずかな割合しかいない並はずれて異常な性的傾向を持つ人間だ。レイチェルが殺害された時点で、ウィンブルドン・コモンにそのような男がふたりもいた確率は極めて低い」

リジーは最後にもう一度、彼から自供を引き出す試みをした。彼らはハイドパークで会った。サーペンタイン池のほとりでサンドイッチを食べながら、彼女は切なげに言った。「彼のことを心の中で思い描くの。彼のことを考えただけでぞくぞくしてくるわ。もしかすると、あなたが、あの人なのかも。あたし、あの人が彼女にしたようなことを、あなたにしてもらいたいの」

のちにコリンは、「リジーは精神的におかしいんじゃないかな」と思い始めたと自分の本に書いている。

「今日はこれで終わりにしようか」彼はむなしく彼女に言った。

それを聞くと彼女は立ち上がり、ため息をつきながら、何人もの警官が乗っている黄色のバンの横を通って足早に歩き去った。

数日後、コリンはレイチェル・ニッケル殺害の容疑で逮捕され、それから14か月間拘留された。その間に本物の殺人犯、ロバート・ナッパーは彼の自宅に近いロンドン東部のプラムステッドで、サマンサ・ビセットと4歳になる娘のジャズミンを殺害した。

「サマンサの遺体は目をそむけたくなるほど切り刻まれていた」ポール・ブリトンはプレミアインで私に語った。「事件の現場に行かされた警察のカメラマンは、ナッパーが遺体をくるんだ羽布団を開き、写真を撮影した……」ブリトンはここでいったん言葉を切り、コーヒーをかき混ぜてから、深刻な視線を私に向けた。「そして、それ以後、職場に戻ることはなかった」

このブリトンの目はこう語っていた。これが我々が生きている世界なのだ。その恐ろしき全貌を、きみのような無知な市民が本当の意味で理解することはありえないだろう。

最終的にコリン・スタッグ事件は中央刑事裁判所へ持ち込まれた。裁判官は一目見ただけで訴えを棄却し、女性を使って容疑者を罠にはめるやり方は「最もたちの悪い欺瞞《ぎまん》的行為」であり、「心理学プロファイリングをどんな状況においても、犯人を示す証拠として認めることは、相当な危険を暗示するものである」と述べた。

そしてこれによって、ブリトン本人の評判および彼のプロファイリングの評判は地に落ちたのである。

その後、この事件に関係した人には、いいことはまったく起こらなかった。リジー・ジェームズを演じた女性警察官は、2001年4月に、この事件によって受けた心的トラウマとストレスに対して12万5千ポンドの補償金を受け取ったとBBCが報じたあと、消息を絶っている。コリン・スタッグは、2008年に70万6千ポンドの補償金を受け取ったが、それは16年間にわたり、殺人の罪をうまく逃れたという噂に耐えつつ、あらゆる仕事で就職を断られたあとのことだった。ポール・ブリトンは英国心理学協会から告発されたが、彼の弁護士が、時間の経過を考慮すると公平な審問が行われるとは思いがたいと反論したため、訴えは取り下げられた。ブリトンは犯罪者プロファイリングの世界で相手にされなくなった。

プレミアインで私は「コリン・スタッグについてうかがいたいのですが」と言った。するとブリトンは指を立ててから、静かにカバンの中を探り、1枚の紙を私に差し出した。自分が目にしているものが何かを理解するのに少し時間がかかった。しばらくしてようやく私は理解した。それは、この質問をされたときに備えて、彼があらかじめ用意しておいた声明文だった。ニッケルの捜査の最初の段階で、彼はロンドン警視庁に「プラムステッドの強姦殺人犯（のちに、ロバート・ナッパーと判明した）がニッケル事件の犯人だ」と言った、と声明文には書かれていた。ところが、警察は耳を貸そうとしなかった。

私は紙から顔を上げた。

「本当に彼らにそう言ったのですか？」

ブリトンはうなずいた。「『きみたちが捕まえようとしているのは同じ犯罪者だ。私はプラムステッドで彼に会っていたし、レイチェル・ニッケルの件でも彼に会った』と私は彼らに言いました。すると彼らは『我々の分析では明確だ。ふたつの事件につながりはない』とゆずりませんでした。それなら、けっこう。彼らはロンドン警察だ。こういうことは知り尽くしているはずだ。一方、私は完璧ではない。私の分析が彼らの分析より優れていると思うのは傲慢すぎるだろう。彼らは正しい。そういうことなのだ。私は学ばなければならなかった。受け入れなければならなかった。これを勉強の機会と考えろ。ところが真実はどうだ。残念ですよ」

「何か証拠はありますか？『これは掛け値なしの真実だ』と喜んで断言してくれる人はいますか？」

「何人か証言できる人間はいるが、証言したがらないでしょう」

「彼らの既得権を守るために？」

「彼らの年金、立場、利益を守るために。しかし、私はふたりの人からの電話をもらいました。『私は現場にいた。そして何が起こったかを知っている。あなたは正しい。私が黙っているのを許してほしい。たぶん年金を受け取ったら、話す気持ちになるかもしれない』とね」

「まだ誰も年金を受け取っていないんですね？」

「人は自分の生活を守らなくてはならない。彼らを責めることはできませんよ。みんなたいへんなのだ……」

「はあ」

彼は私を見て言った。「私の説明でよければ、あなたの取材を助けることが……」

それから30分間、ブリトンは根気よく〈美人局《つつもたせ》〉作戦の出来事をひとつひとつ解説し、どの段階でも自分は何も間違ったことをしていないことを示した。一貫した彼のルールは、「どの要素も、最初にそれを口にするのは容疑者（コリン・スタッグ）でなくてはならない」というものだった。「一度話題に出たあとは、それをまた持ち出してもよい。だが、決してこちらが先に言ってはならない。もし先に言い出せば、自分の希望を叶えていることになる、わかりますか？」

私はぽかんと口を開けていた。なんと言えばいいかわからず戸惑っていた。

「しかし、リジーの過去の儀式殺人の件は？」

「なんと……いやはや……いったい何を言い出すかと思えば」彼は静かに言ったが、ぎろりとにらんだ目には敵意がこもっていた。

「彼女は、似たようなことをしたことがある男しか愛せないと言ったんですよね」

「もしいっしょに出かけようとしている相手にそう言われたとしたら、あなたはどうしますか？」とブリトンはきいた。少し間をおいてから、また同じ言葉を繰り返した。「あなたはどうしますか？」

「でも、彼は明らかに童貞を卒業したくて必死だったんですよ」

「その質問には答えようがない」とブリトンは言った。

あの〈美人局〉作戦がどれほど歪《ゆが》んだものだったかを、ブリトンは本当のところ理解していないようだった。それにはさすがに困惑させられたが、私にとって同じくらい驚きだったのは、ジャーナリストやノンフィクションテレビ番組制作者、そしておそらく心理学者や警察や弁護士もこの作戦と同じような衝動を持つことがあるということに気づいたことだった。これはそうした衝動の極端な形にすぎないのだ。彼らはコリン・スタッグの人格の最もいかれた側面をつなぎ合わせて、完全に歪んだ狂人コリン・スタッグを創り上げた。彼らほど行きすぎたことをするのは、激しくいかれたジャーナリストだけだろうが、少々ならほとんど誰もが同じことをしているのだ。

ブリトンは私をにらみつけた。そして自分の立場を繰り返し強調した。あの作戦のあいだ、いかなる時点においても、一線を越えなかった、と。

「あなたが『並はずれて異常な性的傾向を持つ男がふたりも、ウィンブルドン・コモンに同時にいた確率は極めて低い』と言ったときも、越えていないというのですか？」

「いいかね、思い出したまえ。ロバート・ナッパーはそこにいたが、コリン・スタッグはいなかったのだ。したがって……」

「その朝、コリン・スタッグはそこにいました」

「しかし、同時には公園にいなかった！」

彼は勝ち誇った目で私を見た。

「コリン・スタッグは並はずれて異常な性的傾向を持つと思いますか？」

「あいにく、コリン・スタッグを知らないのでね」

冷ややかな沈黙が流れた。

「これで質問は終わりかね？」と彼は言った。

私たちは勘定書きを受け取った。

The Avoidable Death of Rebecca Riley

THE PSYCHOPATH TEST

10 防ぎえたレベッカ・ライリーの死

4月のさわやかな晩、私はイースト・グリンステッドにあるL・ロン・ハバードの古い邸宅で開かれたサイエントロジー教会主催の礼服着用の晩餐会に招待された。私たちは、どこまでも広がるイギリスの田園風景を一望できるハバード邸のテラスでシャンパンを飲んでから、大広間へと移動した。私は上座の、ローリングストーンズの元マネージャー、トニー・カルダーの隣の席へ案内された。

その夜は奇妙な式典で始まった。寄付を3万ポンド以上増やしたサイエントロジストは壇上に招かれ、クリスタルの小像を授与された。彼らはにっこりほほえみながら、神々しい雲を描いたパノラマの前に立ち、総勢500人の聴衆は立ち上がって彼らに拍手を送る。まわりにはドライアイスの煙がたちこめ、神秘的な雰囲気をつくり出していた。

そのあとレディ・マーガレット・マクネイア（サイエントロジーの反精神医学部門、CCHRイギリス支部長）がかなりショッキングな内容の長いスピーチを行い、これから出版が予定されているDSMの改訂版（DSM-V）に含めることが提案されている新しい精神障害について詳しく述べた。

「みなさんはいままでに、怒ってクラクションを鳴らしたことはありますか？　ならば、あなたは間欠性爆発性障害の患者なのです！」

「よおっ！」聴衆は大声ではやしたてた。「おめでとう！」

実際には、間欠性爆発性障害は「怒りの極端な表現により特徴づけられる行動障害で、しばしば状況にそぐわない制御不可能な激怒に発展する」と説明されている。

「お次はインターネット依存症です！」と彼女は続けた。聴衆はどっと笑い、ヤジを飛ばした。

実際には、インターネット依存症はDSM-V委員会によってすでに採用を拒否されている。提案したのはポートランドとオレゴンを拠点とするジェラルド・ブロックという精神科医だった。「インターネット依存症は一般にみられる障害で、DSM-Vに加えるに値すると思われる」と彼はアメリカン・ジャーナル・オブ・サイキアトリー誌2008年3月号に書いている。「好ましくない影響として、口論、虚言、成績不振、社会的孤立、疲労などがある」

しかし、DSM-V委員会は意見を異《こと》にした。彼らは、長時間にわたるインターネット使用は抑うつ状態のひとつの症状と考えられるかもしれないが、独立した疾患とは言えないと述べた。DSM-Vの付録で、それについて言及することには同意したが、付録が精神障害の墓場であることは誰もが知っていた。

（サイエントロジストには言いたくないことだったが、私はひそかにインターネット依存症を疾患に分類することに賛成だった。というのも、私のことをサクラなのか馬鹿なのかとネット上で議論した人々が精神病と断定されたらいい気味だと思うからだ。）

レディ・マーガレットは、言語道断にもDSMへの追加が提案された精神障害をさらにいくつか挙げた。

「配偶者と争ったことはありますか？　だとしたらあなたは関係障害にかかっているのです！」

「そうだ、そうだ！」と聴衆は叫んだ。

「少しばかり怠惰なところがありますか？　だとしたらあなたは認知的テンポ緩慢障害です！」

さらにむちゃ食い障害とか、受動攻撃性パーソナリティ障害、心的外傷後憤慨障害なんてのもあった。

聴衆の多くが成功した地元の実業家で、共同体の中心人物だった。妻と言い争ったり、怒ってクラクションを鳴らしたりできる自由は、彼らが心から大切にしたい自由なのだという気がした。

どう考えたらよいかわからなかった。世の中には、症状の現れ方が奇妙な病人がたくさんいる。そうした病人を、自分たちのイデオロギーではそれは病気ではないからという理由によって、基本的に正気と決めつけてしまうレディ・マーガレットや、サイエントロジストをはじめとする反精神医学主義者のやり方は不適切に思われる。診断基準に疑問を呈することと、実際にとても苦しんでいる病人たちの珍しい症状を馬鹿にすることの境界はどこにあるのだろうか？　CCHRはかつて、ただ「鼻をほじっていた」という理由で子どもに薬物療法をしようとした両親を非難するプレスリリースを発表したことがあった。

> 精神科医たちは、鼻ほじりから利他主義、宝くじや〈アクションドール〉で遊ぶことまで、すべてに精神病のラベルを貼ってきた。綴字障害や算数障害やカフェイン離脱といったＤＳＭに記載されている精神障害は、がんや糖尿病などの病気と同じくれっきとした病気であるという誤った考えを売り込んでいるのである。
>
> ——ジャン・イーストゲイト（国際市民の人権擁護の会《CCHR》）、２００２年６月18日

じつは、この親たちは子どもがただ鼻をほじったから薬物療法を受けさせたわけではなかった。顔の骨が露出するまで子どもが鼻をほじったから薬物療法を受けさせたのだった。

しかし、レディ・マーガレットのリストが続いていくうちに、どうしてこんなことになってしまったのだろうかと考えずにはいられなくなった。彼女の言っていることももっともだという気がしてきた。近ごろ、人間の複雑な行動は、どんどん精神障害というラベルを貼られるようになってきているのではないか。どうしてこんなふうになってしまったのか？　それは重要なことだったのか？　何か影響はあったのか？

最初の質問への答えは驚くほど簡単だった。１９７０年代にひとりの男がやったことがすべての始まりだった。その男の名を、ロバート・スピッツァーという。

「記憶にあるかぎり幼いころからずっと、私はいつも人々を分類していたものだった」

ニュージャージー州プリンストンの緑の多い郊外にある大きくて広々とした家で、ロバート・スピッツァーは家政婦と私といっしょに座り、幼年期にニューヨーク北部へキャンプ旅行に行ったときの思い出を語っていた。80歳をすぎた彼はパーキンソン病を患っていたが、いまだとても鋭く、カリスマ性があった。

「私はテントの中に座って外を見ながら、女性キャンパーたちを観察してメモを取っていた。彼女たちについての私の感想といったものだな。特徴とか、どの人が魅力的か、とか」彼は微笑んだ。「いつも、分類するのが好きだった。それは今でも変わらんよ」

このキャンプ旅行は張りつめた家庭生活から彼を一時的に開放してくれた。「すべては年がら年中精神科に通っている母親のせいだった。母はとても不幸な人だった。精神分析してもらうのが趣味のようなもので、いろいろな分析医を渡り歩いていた」

そして彼女がよくなることは決してなかった。彼女は不幸せに生き、不幸せに死んだ。スピッツァーはそれを見ていた。精神分析医は役立たずで、ただ母をひどく動揺させるだけだった。彼らは母のために何ひとつしなかった。

彼は成長して、コロンビア大学で精神科医となったが、精神分析に対する嫌悪は消えていなかった。そして1973年、すべてを変える機会が到来した。

デイヴィッド・ローゼンハンはペンシルベニアのスワースモア大学やプリンストン大学に籍をおいていた心理学者だった。スピッツァーと同じく、精神分析医たちのエセ科学的象牙の塔の世界にあきあきしていた。そこでローゼンハンは、分析医たちがいかに偶像化され、役に立たずであるかを証明するために、ある実験を考え出した。彼はそれまで精神医学的問題を抱えたことのない7人の友人を選び出した。そして、それぞれが偽名とニセの職業を決めて、いっせいにアメリカ中に散らばり、精神科の病院を受診した。ローゼンハンはのちにこう書いている。

それらの病院は東海岸と西海岸の5つの州に位置していた。古くてみすぼらしい病院もあったし、かなり新しい病院もあった。患者ひとりに対するスタッフの割合が適切なところもあれば、スタッフがかなり不足しているところもあった。ひとつだけどこからの援助も受けていない個人経営の病院があったが、それ以外のすべての病院は州か国から（1か所だけは大学から）の資金によって運営されていた。

実験開始時にみんなで決めたように、全員が当直の精神科医に、頭の中で「空虚」とか「がらんどう」とか「どすん」などと言う声が聞こえると訴えた。それはつくことが許されているたったひとつの嘘だった。それ以外のことでは、彼らは完全に正常にふるまわなければならなかった。8人すべてが精神障害と診断され、入院させられた。7人は統合失調症に、残りのひとりは躁うつ病にかかっていると言われた。

ローゼンハンは2、3日で実験は終わるだろうと予想していた。だから家族にもそう話していた。心配しなくていいよ、一両日中には帰るから。ところが病院は彼を2か月間退院させなかった。

実際、病院側は彼ら8人のいずれの退院もすぐには許可しなかった。入院した瞬間から、全員が完全に正常な行動を取っていたにもかかわらず、平均19日間入院させられたのだった。スタッフに、気分はどうですか、と尋ねられれば、気分はいいですと答えた。8人とも強力な抗精神病薬を投与された。

それぞれがこう言われた。あなたは自身の力でここを出なければならない、自分が正気だということをスタッフに納得させなくてはならないのですよ。

自分は正気だと言うだけではだめなのだった。

一度統合失調症のラベルを貼られたら、たとえ偽の患者であってもそのラベルは貼りつけられたままなのだ。

——デイヴィッド・ローゼンハン「On Being Sane In Insane Places」サイエンス誌、1973年1月19日号

退院の方法はただひとつ。自分は精神異常であると認めて、回復するふりをすることだけだった。

ローゼンハンが実験についての報告をしたときには大騒ぎになった。病院をぺてんにはめたと非難された。彼と友人たちは精神病のふりをしたのだ！　偽の症状を訴えた患者を誤診したから

といって精神科医を責めることはできない！　もっと偽患者を送り込んでみろ、今度はぜったいに化けの皮をはいでやると、ローゼンハンに挑戦状をたたきつけた病院もあった。ローゼンハンは、ではやりましょう、と受けて立った。そして1か月後、病院は41人の偽患者を発見したと誇らしげに発表した。するとローゼンハンは、ひとりも偽患者を送っていないと明かしたのだった。

ローゼンハン実験はアメリカの精神医学界にとって大きな打撃となった。ロバート・スピッツアーは喜んだ。

「そのみっともないことといったら」と彼は私に言った。「精神医学は鼻をへし折られてしまったのだよ。以後、正規の医学として認められなくなった。なにしろ診断には信頼がおけないし、それをローゼンハンがはっきりと証明してしまったのだから」

スピッツアーは、代わりにボブ・ヘアのような心理学者に敬意を払うようになった。ボブは、精神分析は避けて、チェックリストというもっと科学的な手段を使った。チェックリストとはすなわち、顕在化行動（観察可能な行動）を感情を混じえずに一覧にしたものだ。精神医学にもそれに類するものを導入するなんらかの方法がありさえすれば。

そんなとき彼は、ある仕事の話を耳にした。ＤＳＭと呼ばれるほとんど知られていないらせん綴じの小冊子の新版を編集する仕事だった。

「ＤＳＭの初版はたった65ページしかなかったのだ！」とスピッツアーは笑った。「主に州立病院が統計報告をするときに使用されていた。研究者は誰も興味を持っていなかった」

彼はたまたまＤＳＭの関係者を何人か知っていた。ゲイの活動家たちが、同性愛を精神障害の項目から外させるための運動をしていたとき、彼もそれに少々かかわっていたのだった。スピッツァーは活動家の側について仲介役を務め、同性愛者は精神異常ではないとＤＳＭ側に認めさせた。この功績により彼はみんなから敬意を払われるようになり、彼がＤＳＭ－Ⅲの編集に関心を示したときには、当然のごとく歓迎された。

「いずれにせよ、その仕事につきたがっている競争相手などいなかった。たいして重要視されていなかったのだ」

ただし、誰も知らなかったことだが、スピッツァーには計画があった。彼は精神医学から人間の判断をできるだけ排除しようと考えていたのだ。


その後の6年間、１９７４年から１９８０年にかけて、スピッツァーはコロンビア大学の小さい会議室でＤＳＭ－Ⅲ編集会議を何度も開いた。どうやら会議は無秩序状態だったらしい。ニューヨーカー誌のアリックス・シュピーゲルがのちに報告したように、スピッツァーが招いた精神科医たちは声を張り上げて口論していたようだ。最も声の大きい者の意見が通りやすい傾向があった。議事録を取る人は誰もいなかった。

「もちろん、議事録など取らなかったさ。タイプライターなぞ持ってくる者はめったにいなかったからね」とスピッツァーは言った。

誰かが新しい精神障害となりうるものの名前とその明白な特徴を列記したチェックリストを大声で言えば、賛成か反対かの不協和音が起こり、スピッツァーがよしとすれば（彼はほとんどいつもよしとした）、病名はその場で古いタイプライターに打ち込まれ、確定事項となるのだった。

それは成功間違いなしのプランに思われた。彼は精神医学から、無意識のまわりを嗅ぎまわるすべての愚かな探偵行為を根絶するつもりだった。ばかばかしい議論はもうなしだ。人間の判断では彼の母親は救えなかった。代わりに、精神医学は科学に近いものになるだろう。どの精神科医も、彼らが作成している手引き（DSM－Ⅲ）を手に取り、患者の明白な症状がチェックリストと一致すれば、診断をくだすことができる。

このようにして、これまでに耳にしたことがある、あるいはそう診断されたことがある、事実上すべての精神病が創り出された。その無秩序状態の会議室の中で、ロバート・スピッツァーの主導によって。スピッツァーは、ボブ・ヘアのようなチェックリストのパイオニアたちからヒントを得たのだった。

「いくつか例を教えていただけますか」

「そうだな……」スピッツァーはものすごくたくさんあってどれから話したらいいかわからないとでも言いたげに腕を空中に泳がせた。「心的外傷後ストレス症候群、境界性パーソナリティ障害、注意欠陥障害……」

さらに自閉症、神経性無食欲症（拒食症）、過食症、パニック障害、などなど。どの真新しい障害にも、チェックリストがついていた。

たとえば、DSM－Ⅳに載っている双極性障害のためのチェックリストは次のようなものだ。

躁病エピソードの評価基準

● 気分が異常かつ持続的に高揚し、開放的で、またはいらだたしい、いつもとは異なった期間

が、少なくとも1週間持続する

●自尊心の肥大、または誇大

●睡眠欲求の減少（例：3時間眠っただけでよく休めたと感じる）

●普段よりも多弁であるか、喋り続けようとする心迫

●まずい結果になる可能性が高い快楽的活動に熱中すること（例：制御のきかない買いあさり、性的無分別、またはばかげた商売への投資などに専念すること）

メランコリー型の特徴を伴うもの

●すべての、またはほとんどすべての活動における喜びの消失

●普段快適である刺激に対する反応の消失（何かよいことが起こった場合にも、一時的にさえ、よりよい気分とならない）

――『DSM-Ⅳ-TR 精神疾患の診断・統計マニュアル』新訂版、医学書院、2003年より引用

関係する問題として、学校のずる休み、学業不振、仕事の失敗、離婚、一過性の反社会的行動などがある。

「精神障害として提案されたもののなかで、あなたが却下なさったものはありましたか？」

スピッツァーはしばらく考えた。

「あった」彼はようやく口を開いた。「ひとつ思い出したよ。非定型小児症候群だ」

短い沈黙があった。

「非定型小児症候群ですか?」

「問題はその病気をどう特徴づけたらいいかわからなかったことだ。そこで私は『ところで症状はなんだ?』と質問した。するとそれを提案した男が『お答えするのは難しいですね。なにせ子どもってのは非常に非定型的ですから』と答えた」彼はここでちょっと間をおいた。「それから、マゾヒズム的パーソナリティ障害も入れるつもりだったが、たくさんのフェミニストに激しく反対されたものだから」

「なぜです?」

「彼らは、それは犠牲者にラベルを貼ることだと考えたのだ」

「それでどうなったんですか?」

「自己敗北型パーソナリティ障害に改称して、付録にそれを入れた」

常々、DSMでサイコパスのことがまったく言及されていないのが不思議でたまらなかった。それがなんと、スピッツァーの話によれば、ボブ・ヘアとリー・ロビンズという社会学者のあいだに対立があったためなのだという。リーは、共感性といったパーソナリティ特性を正確に測定することは精神科医には不可能だと考えていた。彼女はそういうものはDSMチェックリストからはずし、明白な症状だけに着目するべきだと提案した。ボブは猛烈に反対したが、DSM委員会はリー・ロビンズの側につき、サイコパスは外されて、反社会性パーソナリティ障害が採用された。

「ボブ・ヘアは、おそらく私たちにかなり腹を立てているだろう」とスピッツァーは言った。

「きっとそうでしょうね。彼は、あなた方が彼の功績を讃えもせず、勝手に彼の評価基準を使っていると感じていることでしょう」

(私はその後、ついにボブ・ヘアに名誉が与えられることになるかもしれないという話を聞いた。DSM-V運営委員会のメンバーのひとり、デイヴィッド・シャッハから聞いたところによると、反社会性パーソナリティ障害という名称は非常に聞こえが悪いため、変更することが検討されており、それをヘア症候群と呼んだらどうかと誰かが提案したのだそうだ。彼らは現在それを検討している。)

1980年、コロンビアでの6年間にわたる議論ののち、スピッツァーはようやくこれを世に出す時期が来たと感じた。しかしその前にまず、この新しいチェックリストを実地試験してみたいと考えた。だが、項目はものすごい数になっていた。DSM-Iはわずか65ページの小冊子だった。DSM-IIは少し長く134ページだった。ところが、DSM-III(スピッツァーのDSM)は494ページにもなっていた。彼はチェックリストを質問票の形に変えて、アメリカ中に研究者を派遣して、無作為に何十万人もの人々にどう感じるかを尋ねさせた。ほとんど全員が、いやな気分になったという結果が出た。そして、新しいチェックリストによれば、質問に答えた人の50%以上が精神障害を持っていることになった。

DSM-IIIはセンセーションを巻き起こした。改訂版を含めると販売部数は百万部を超えた。一般人による購入が専門家による購入をはるかに上回った。精神科医の数よりもずっと多くの本が売れたのだ。西洋社会の人々はこぞってチェックリストを使って自己診断を始めた。多くの人にとってこれは天からの贈り物だった。自分のどこがおかしいのかがわかり、やっと自らの苦しみに病名がついたのだ。それはまさに精神医学における革命だった。製薬会社にとってはゴールドラッシュであった。なにしろ、一夜にして新しい病気が何百も現われて、数百万人の新しい患者のために治療薬を開発できるようになったのだから。

「製薬会社はＤＳＭの登場を非常に喜んでいた」とスピッツァーは言った。そしてそれはまた彼を喜ばせたのだった。「私は親たちから、『薬を与えるまでは、あの子といっしょに暮すのは不可能でした。あのころは夜も昼もありませんでした』といった話を聞くのがうれしかった。それはＤＳＭをつくった者たちにとっての朗報だった」

しかし、それから、何かがおかしくなり始めた。

ゲリー・マイヤー（そう、オークリッジで〈ドリームグループ〉と〈集団詠唱《マスチャント》〉を考案し、最終的には、同時に26人のサイコパスにＬＳＤを与えたためにクビになったあの精神科医）は、最近、いくつかの製薬会社のセールスパーソンから昼食に招待された。彼は現在、ウィスコンシン州マディソンにあるふたつの厳重警備の刑務所で働いている。そして、彼の働いている科はちょうど製薬会社との関係を絶つという決定をくだしたばかりだった。そこで、数名のセールスパーソンが、その理由を探り出すために彼を昼食に招待したというわけだった。

「ふたりの美人と感じのいい男がひとりだった」昼食が終わったあと、ゲリーは私に教えてくれた。

「彼らはどんなことを言ってたんですか？」

「インターネットで私を検索すれば、私が書いたインディアンのエフィジーマウンド［古墳のように土を盛った先史時代の遺跡。空から見ると動物などの形をしている］についてのエッセーがヒットするだろう。私の趣味なんだよ。それで、ふたりの美女は食事中ずっと、エフィジーマウンドについて質問をしていた。私にエフィジーの形をテーブルクロスに描かせたりしてね」

「そして、それからどうなったんです？」

「それから彼らは本題に入った。私がどうして彼らの薬を使用しないのかときくんだ。それで私は言ってやった。『あんたたちは敵だ。あんたたちは精神医学を乗っ取ってしまった。患者を治療したいんじゃなく、自分の会社の製品を販売したいだけだろう』ってね。彼らは私に猛攻撃をしかけてきた。私は踏ん張ったよ。やがて勘定書きが来た。そして帰ろうとしたときだ、ふたりの美女のうちより魅力的なほうがこう言った。『そうだわ！　バイアグラのサンプルはいかがかしら？』」

ゲリーは黙り込んだ。それから憤然と言い放った。「あれじゃあまるで街頭の押し売りだ」

ゲリーは、チェックリストにはまったく反感も持っていないという。「よいチェックリストは役に立つ。だが、いまや世の中はチェックリストであふれかえっている。パレード誌でも読めるんだ」

そして、過剰なチェックリストに節操のない薬のセールスマンが組み合わさったら最悪だ、とゲリーは言った。

トレーシー・アングラーダという女性が書いた『ブランドンと双極性障害のクマ』という子どもの絵本がある。本の主人公の小さなブランドンは、ほんのわずかな刺激で突然かっとなる。また、愚かなことをしたり移り気だったりすることもある。母親は息子と彼のクマを医師のところに連れていく。すると医師は、ブランドン、きみは双極性障害だ、と言う。ブランドンは、先生、ぼくは治るんですかと尋ねる。すると医師は、治るとも、と答える。いまは、双極性障害の子どもたちを助けるいい薬がある。きみもいまから飲み始めるといい。お母さんが飲みなさいと言ったときにはいつでも薬を飲むんだよ、と医師はブランドンに約束させた。

ブランドンが実際の子どもだったならば、彼はほぼ確実に双極性障害と誤診されただろう。

「米国では多くの病気で過剰診断がなされているが、小児双極性障害は、その影響を考慮すれば、最も憂慮すべき最新の例であると言えるだろう」

イアン・グッディヤーはケンブリッジ大学の小児・青少年精神医学の教授である。彼は小児双極性障害という病気が存在するとは考えていない。米国以外で診療している神経科医と小児精神科医のほとんどすべてと、米国の医師の多くも彼と同じ意見だ。

「この考え方の主唱者たちが述べている小児双極性障害の流行といったような現象は、疫学研究ではまったく発見されていない」と彼は言った。「双極性障害というのは青年期後期から現れる病気だ。実際、この病気にかかっている7歳未満の子どもに遭遇することは、非常に非常にまれなことだ」

アメリカでは現在、莫大な数の7歳未満の子どもが双極性障害と診断されている事実を考えると、これはまったく奇妙な話だ。

「そういう子どもたちは確かに病気かもしれないし、なかには非常に重症で、大きな問題を抱えている子もいるだろう。だが、彼らは双極性障害ではない」とイアン・グッディヤーは言った。

ロバート・スピッツァーがDSM-Ⅲの編集者を辞任したとき、アレン・フランセスという精神科医が彼の後釜に入った。フランセスも、できるだけ多くの新しい精神障害とそれに対応するチェックリストを受け入れるというスピッツァーの伝統を引き継いだ。DSM-Ⅳは886ページに膨らんだ。

ドクター・フランセスとは、彼がニューヨークからフロリダへ向かう途中に電話で話すことができた。彼は、編集委員会はいくつかのひどい誤りを犯したと感じていると言った。

「精神医学で誤った流行病をつくるのは非常に簡単だ。そして、現在、流行しているとされる3つの病気については、不注意にも私たちがその原因をつくってしまったのだ」

「その3つとは？」

「自閉症、注意欠陥障害、そして小児双極性障害だ」

「どうしてそういうことになってしまったんですか？」

「自閉症については主に、はるかに軽症なアスペルガー障害を加えてしまったことが原因だ。そのため、子どもの自閉症は、2千人にひとり以下から、100人にひとり以上と、発症率が跳ね上がってしまった。少し風変わりだったり、ほかの子と違うというだけで、多くの子どもがいきなり自閉症のラベルを貼られるようになってしまった」

私はコクサッキー刑務所へのドライブを思い出した。オルバニーの近くで、「20秒にひとりの子どもが自閉症と診断されている」と書かれた看板を通りすぎたっけ。

親たちの中には、この突然の驚異的な自閉症の増加がMMRワクチンに関係しているという間違った説を信じるようになった人もいた。アンドリュー・ウェイクフィールドのような医師、そしてジェニー・マッカーシーやジム・キャリーのような有名人がその説を後押しした。親たちは子どもにワクチンを接種させなくなった。そのため、はしかにかかって死ぬ子どもも出た。

・・・

しかし、この騒動も小児双極性障害の前では色あせて見える。

「アメリカでこのように小児双極性障害が診断されるようになったことは、私たちの意図に反していた」とフランセスは言った。「極端に短気で、ふさぎ込むことがあり、癇癪《かんしゃく》持ちの子どもは双極性障害と呼ばれる。製薬会社と擁護団体がこの流行の広がりに計りしれない影響力を持っている」

『ブランドンと双極性障害のクマ』の作者、トレーシー・アングラーダはBPチルドレンと呼ばれる小児双極性障害擁護団体の代表を務めている。彼女はメールで、私の仕事の成功を心から祈るけれど、インタビューには応じないと言ってきた。しかし、完成した原稿を送ってくれるならば、喜んで批評するつもりだと彼女はつけ加えた。

「精神医学の診断はどんどん正常の境界に近づいてきている」とアレン・フランセスは言う。

「その境界付近には非常にたくさんの人がいる。最も混雑している境界は正常との境界だ」

「なぜですか」

「あらゆる意味で社会が適合を求めるからだ。だんだんと異質であることが耐えがたくなってきている。だから、ラベルを貼られるほうが楽だと感じる人もいるのだろう。それによって希望や方向性といった感覚が得られるからだ。『以前には、笑われて、いじめられ、誰からも好かれなかった私が、いまやインターネットで双極性障害に苦しむ仲間たちと話ができる。もう孤独を感じなくていいんです』というわけだ」彼は少し間をおいた。「一昔前までは、素行障害やパーソナリティ障害や反抗挑戦性障害といった、もっとひどいラベルを貼られていた子もいたかもしれない。小児双極性障害というのは、自分たちのせいで反抗的な子どもができてしまったのではないかと考えている親たちの罪の意識をうまく和らげてくれるのだ」

「だとしたら、いいことづくしじゃないですか。小児双極性障害と診断するのはいいことなのかもしれませんよ」

「いや、絶対によくない。そしてそれには非常に正当な理由があるのだ」

ブライナ・ヒーバートは、ロバート・スピッツァーの家から200マイル離れたロードアイランドのバーリントンに住んでいる。「私もそんなエネルギー過剰な子どもでした。いまだったら、私もラベルを貼られただろうかって？　おそらく。あらゆる種類のクレイジーなことをしてましたから。後方宙返りしながら階段を下りたり……」

しかし、彼女が子どもだった時代にはまだＤＳＭ－Ⅲは発行されておらず、そうしたふるまいは、子どもだから仕方がない、と片づけられた。

ところが、彼女の子どもの場合、すべてが変わっていた。私は彼らといっしょに広々とした中流階級の家の中に座っていた。14歳のマットはギブソンのエレキギター、エピフォンで『スモーク・オン・ザ・ウォーター』を弾きながら歩き回っている。ハナは、自分が食べた残り物が腐っていたんじゃないかと気にしていた。ジェシカはまだ学校から帰っていなかった。私にはすべてがまったく普通に見えた。しかし、マットは薬を飲んでいた。私がブライナを訪問したのは、彼女も友人のトレーシー・アングラーダと同じく、心の病気を題材にした児童書『私の双極性障害、ローラーコースター、心の本』を出版していたからだった。

「子どもたちはいつも、エネルギーがあふれていました」とブライナは言った。「難しい子どもたちでした。疝痛《せんつう》があったし、いつもじっとしていられなかった。６か月にはもう這い這いをし、10か月で歩き始めました。子どもたちを学校に迎えに行くと、先生に言われたものです。『ハナは今日、ライステーブル［テーブル型の室内用砂場に砂の代わりに米を入れた遊具］から直接、お米を食べていました。ライステーブルからお米を取って口いっぱいにほおばっていたんですよ！』」

ブライナは笑って、顔を赤らめた。彼女自身、いまもエネルギーにあふれた人で、早口でしゃべる。言葉も考えも彼女からほとばしり出てくるようだ。

「オムツはダクトテープで貼りつけなくてはなりませんでした。眠っているあいだに取ってしまうんですもの。それがね、すごく上手なんですよ。マット！　薬を飲んでちょうだいね」

　薬はキッチンのテーブルに並べられていた。彼はすぐに薬を飲んだ。

　赤ん坊のマットに家族がつけたあだ名は〈躁うつ病くん〉だった。

「機嫌がくるくる変わったからです。食事用のベビーチェアに座ってご機嫌だったと思えば、2秒後には部屋の向こう側にものを投げつけていました。あの子が泣いたり、怒ったりしても、誰もその理由がわからない。3歳になると、さらに手がつけられなくなりました。ほかの子どもたちは最初のうちは仲良くしてくれるんですが、しだいにあの子を怖がるようになりました。だって、あの子が次に何をするのか、予測がつかなかったから。ほかの子を叩いても、悪いとも思いませんでした。ヴァンパイアに取りつかれて、小さく切った紙をヴァンパイアの牙のように歯のあいだにはさみ、歩き回っていました。シュー、シューっと威嚇《いかく》するような声を出しながら。表の通りまで出ていくんですよ！　通りがかりの人にヴァンパイアのふりをしたまま近づいていったり。ちょっと気味が悪かったですね」

「心配になりましたか？」

「ええ。車に乗るでしょ、そうするとあの子はダウンタウンのビルが見えると言い出すんです。でも、ダウンタウンは30マイルも離れてる！『ライオンキング』の劇をしたときは、シンバになりきっていました。彼は躁病でした。うつになることはあまりありませんでした。あってもごくたまにです。ぼくは生きてたってしょうがないんだと言ってましたが、自殺傾向はありませんでした。癇癪を起すこともよくあって、それがものすごく長く続くんです。ある日、昼食の前にプレッツェルを食べたいとだだをこねました。私は昼食を作っていたので、だめよ、プレッツェルはあげません、と言ったんです。そしたら、あの子は肉切り包丁をつかんで、私を脅したんです。私は叫びました。それを下に置きなさい、いい、いい、と」

「何歳だったんですか？」

「4歳」

「そして、彼はそれを下に置きましたか？」

「ええ」

「そういうことは一度だけ？」

「そこまでひどいのは、それ一度きりです。ああ、ジェシカの頭を殴って、お腹を蹴ったことがあったわ」

「あいつがぼくの頭を殴ったんだ」部屋の向こうからマットが大声で言った。

ブライナはかっとなったように見えたが、なんとか心を落ち着かせた。

あの子を病院に連れていって検査を受けさせたのは、その肉切り包丁の件があってからなんです、と彼女は言った。


たまたま、地元の病院であるマサチューセッツ総合病院の小児科の医長は小児双極性障害の第一人者、ジョセフ・ビーダーマンだった。

小児精神病の薬物治療に関する科学はまだ非常に初期の段階であり、ビーダーマンの影響力はすさまじい。彼が発表の際にある薬の名前をあげただけで、1年か2年以内に何万人もの子どもがその薬を、あるいはその薬とほかの薬を併用して飲むようになるだろう。こういうことが、どんな種類の臨床試験も行われず起こる。治験の代わりに、アメリカの7千人の小児精神科医のあいだの口コミに基づいて決定がなされるのだ。

——サンフランシスコ・クロニクル紙、2008年7月13日

2008年11月、ビーダーマンは利益相反の嫌疑をかけられて起訴された。彼が率いる小児科が、抗精神病薬リスパダールの製造元であるジョンソン&ジョンソンから資金提供を受け、リスパダールを小児患者に頻繁に処方していたことが明らかになったのだった。病院側は、小児科がジョンソン&ジョンソンの製品の販売促進に加担していたことを否定したが、ニューヨークタイムズ紙はビーダーマンが「ジョンソン&ジョンソンの商業目的を後押しする」よう試みると約束した内部文書の抜粋を発表した。

ビーダーマンは「子どもが目を開けた瞬間」から双極性障害は始まる可能性があると述べていた。

彼は、自分に対する申し立てを否定した。

「検査のあいだ、マットは拡声装置をつけたり消したり、ライトをつけたり消したり、テーブルの下に隠れたりその上に乗ったりと落ち着きなく動き回っていました。チェックリストのすべて

の項目について調べられました。マットは、回転翼がついている大きな飛ぶ鳥が、妹の頭を切り落とした夢を一度見たことがあると言いました。自分自身が幽霊に飲み込まれる夢も見たと言いました。夢の話が出ると急に、先生たちは本気で注意を向け始めました」

しばらくして、ビーダーマンの同僚のひとりが「マットは、双極性障害のＤＳＭ評価基準を満たすと我々は確信します」と言った。

それは10年前のことだった。そしてそれ以来ずっと、マットは治療を受け続けている。妹のジェシカも、ビーダーマンの科の医師たちによって双極性障害と診断された。

「私たちは数えきれないほど薬を飲んできました」とブライナは言った。「最初の薬で症状はすごく改善したのですが、1か月で5キロ近く太ってしまいました。ええ、体重増加の副作用があるんです。チックが出たり、怒りっぽくなったり、ぼんやりしたりとかも。2、3年は効きましたが、急に効果がなくなりました、**マット！**」

マットは私たちのすぐ近くに来て『スモーク・オン・ザ・ウォーター』を弾いていた。

「マット、ほかの場所で弾いてくれる？　ねえ、何か別のことをしたらどう？　あっちへ行ってて」

ブライナは自分の子どもたちが双極性障害だと信じているようだった。だから私のような部外者が、ある日の午後、突然、家に押しかけて、あなたのお子さんたちはみんなまったく正常ですよなどと口を出すのはお門違いだ。それは信じられないほど厚かましく、無礼なふるまいだろう。

さらに、その晩遅く、私はＤＳＭのパイオニアで有名な小児精神科医であるデイヴィッド・シャッファー（彼は最近、ヴォーグ誌の編集者アンナ・ウィンターと離婚した）とニューヨークで会ったのだが、そのとき彼はこんなことを言っていた。「双極性障害と誤診されている子どもたちは、非常に反抗的で、手がつけられないほど荒れている場合があり、とても正常な子どもとは言えない。おとなしくさせておくのは非常に難しく、家族を震え上がらせ、家庭崩壊の原因になることもある。幸福な人生を何年間も奪い取る、恐るべきパワーを持つ子どもたちなのだ。だが、彼らは双極性障害ではない」

「では、何なんです？」

「注意欠陥障害《ADD》かな」と彼は言った。「ＡＤＤの子どもといると、しばしば、『ああ、なんてことだ、この子たちは、まさしく躁病の大人そっくりじゃないか』と思う。ＡＤＤの子どもはたいてい短気だ。躁状態なことも多い。しかし、彼らは大人になって躁病になることはない。そして、躁病の大人たちが子どものころＡＤＤだったということもない。だがこういう子どもたちは双極性障害のラベルを貼られる。それは、死ぬまではがすことができない、特大のラベルだ。女の子の場合、さまざまな卵巣の異常を引き起こしかねない薬を飲み続けることになり、代謝のバランスが大きく崩れる。遺伝的なものだと言われることもある。するとその子は将来、信頼がおけず、予測不可能で、ひどいうつ状態になったり自殺傾向があったりする大人になるだろうと人から見られ……」

ブライナは保育園で働いている。「最近、男の子がひとり——里子なんですが——うちの園に入ってきました。親の虐待とネグレクトのせいで家から引き離されたんです。その子に性的な行為が見られたことと、気分の変化が激しかったせいで、誰かがこの子は双極性障害だと言い出しました。双極性障害チェックリストでもそうだと判定されました。そこで、かなり強力な薬物を投与したところ、行動は抑制されましたが、太ってよだれをたらすようになってしまいました。薬が効いたとみんなは言いました」

けれどやがて、少年が双極性障害ではないことが明らかになった、とブライナは言った。彼の性的行為やむら気は、性的虐待を受けていたせいで起こっていたのだった。しかし、みんなはチェックリストにとらわれすぎていた。男の子にみられた明白な徴候は、チェックリストに記載されている特徴と一致していたからだ。これはある保育園で起こったひとりの子どもの話だ。しかし、これと同じように、過去数年間に百万人ものアメリカの子どもたちが、双極性障害と診断されてきたのだった。

「青年期に達したとき、双極性障害と診断された子どもたちがまだ同じ診断を受けているかどうかを調べた研究はあるのですか？」と私はブライナに尋ねた。

「ええ。一部の子はそのままよ。ほかの子は成長とともに治る」

「成長とともに治る？　双極性障害は一生ものの病気だと考えられていませんでしたか？　ということはつまり、そもそもその子たちは初めから双極性障害じゃなかったってことでは？」

ブライナは鋭い目で私を見た。「私の夫は、大人になって喘息《ぜんそく》と食物アレルギーが治ったの」

「あなたのなさったことが偶発的に、一部のごく当たり前のふるまいに精神障害のラベルを貼ってしまう現象を招いたという可能性はないでしょうか」とロバート・スピッツァーに尋ねると、彼は黙り込んでしまった。私は彼の答えを待った。しかし沈黙は3分間続いた。それからようやく彼は「わからん」と言った。

「それについて考えたことはありますか？」

「考えたことはあまりない。たぶん、考えるべきなのだろうが。しかし、DSM-Ⅲに記載されているカテゴリーのうち、じつは正常な行動を説明しているにすぎないものがいくつくらいあるのか考える気にはなれない」

「どうして、考えたくないのでしょう？」

「それをやったら次には、どれくらいの誤りがあるのかと考えることになるからだ」

また長い沈黙が訪れた。

「いくつか、間違いがあるかもしれん」と彼は言った。

2006年12月13日の夜、マサチューセッツ州ボストンで、レベッカ・ライリーは風邪を引き、苦しくて眠れなかった。そこで彼女は母親の部屋へ行った。母親は娘を部屋の中に入れて、風邪薬といつも飲んでいる双極性障害の薬を与え、ベッドの横の床の上に寝なさいと言った。翌朝、母親が娘を起こそうとすると、娘は死んでいた。

検死の結果、死因は双極性障害治療のためにレベッカに処方されていた抗精神病薬を両親が過量に与えたためと判明した。それらの薬はどれも小児への使用は承認されていなかった。両親は娘に手を焼くと、静かにさせるために習慣的にその薬を飲ませていた。両親はレベッカを殺害したとして有罪判決を下された。

レベッカは双極性障害と診断され、一日あたり10錠の薬を投与されていた。担当医のカヨコ・キフジはタフツ医療センターに勤務するまじめな精神科医で、ジョセフ・ビーダーマンの小児双極性障害の研究に心酔していた。レベッカはDSMチェックリストで高得点を取ったが、そのときはまだ3歳で、一般的な3歳児と同じく、文をちゃんとつなぎ合わせることもできなかった。

有罪判決の直前、レベッカの母親キャロリンはCBSのインタビューで、ケイティー・カーリックの質問に答えている。

ケイティー・カーリック「あなたはレベッカが本当に双極性障害だったと思いますか？」

キャロリン・ライリー「たぶん違うと思います」

ケイティー・カーリック「いま、あなたは、お嬢さんの問題はなんだったと思っていますか？」

キャロリン・ライリー「わかりません。年齢のわりに興奮しやすかっただけなのかもしれません」

11 グッド・ラック

デボラ・タルミが、コスタ・コーヒーショップで、あのミステリアスで奇妙な薄い本をテーブルの向こうからすっと滑らせてから2年が経っていた。ブロードムーアのトニーから電話がかかってきた。ここ数か月、彼からは音沙汰がなかった。

「ジョン！」興奮したような声でトニーは言った。その声は長く空っぽの廊下に反響しているかのように聞こえた。

彼から電話をもらって、うれしいことはうれしかったのだが、どれくらい喜んだらいいのかよくわからなかった。トニーとは誰だったのか？ 彼はトト・コンスタンだったのか？ この人物こそがボブ・ヘアの典型的サイコパスだと思わせた男。魅力的かつ危険で、異常なほどぴたりとチェックリストに合致する男。それともトニーはアル・ダンラップだったのか？ あとから思えば、私はアルを無理やりチェックリストにあてはめてしまった気がする。確かに彼自身、その項目の多くは自分にあてはまると言っていたが、そういった事柄はアメリカンドリーム、つまり起業家精神のあらわれだと見なしていた。それともトニーはデイヴィッド・シェイラーなのか？彼の狂気は明白だが、それは他人にとっていたって無害な種類の狂気であり、彼は狂気を売り物にする人々のおもちゃにされていた。あるいは、レベッカ・ライリーやコリン・スタッグなのか？ 周囲の人の希望には合わないタイプだったがために、誤って精神異常と判断された被害者？ 彼らは扱いにくいところがあっただけなのだ。正常さが少し足りなかっただけなのだ。

「退院の審査があるんだ」とトニーは言った。「あんたに来てもらいたいと思ってさ。おれのゲストとして」

「そうかい」私はいかにも、それは本当によかった、と思っているような調子で言った。

ＣＣＨＲのサイエントロジスト、ブライアンから、トニーのさまざまな審査については聞いていた。トニーは何年にもわたり、粘り強く退院の申請を続けてきた。そしてブロードムーアの危険な重度パーソナリティ障害《DSPD》ユニットに閉じ込められてから、すでに14年が経っていた。だが、彼の楽観主義は擦り切れることがなかった。味方についてくれそうな人は誰でも仲間に引き入れようとした。精神科医、サイエントロジスト、私、その他誰でも。しかし、結果はいつも同じだった。努力が実ることはなかった。

「どこで審査があるんだい？」

「ここだよ」とトニーは答えた。「その廊下の先さ」

DSPDユニットに入ったジャーナリストはこれまでほとんどいなかったので（トニーとの面会はいつも大食堂のウェルネスセンターで行われた）、私はなかを見たいと思っていた。ブロードムーアの主任臨床医、メイドン教授によれば、そこはボブ・ヘアのサイコパス・チェックリストがなかったならば、存在しなかっただろう場所だった。トニーがそこに入院させられているのは、彼がチェックリストで高得点を上げたからで、300人あまりのDSPD患者のすべてが同じ理由でそこに入れられていた。そのなかには、ウィンブルドン・コモンでレイチェル・ニッケルを殺したロバート・ナッパーや、〈ヨークシャーの切り裂き魔〉ピーター・サトクリフのような有名な犯罪者も含まれる。イギリスには5か所のDSPDユニットがあり、4か所は男性患者が、そしてもう1か所、ダラムの施設は女性患者が収容されている。ダラムの施設はプリムローズ［サクラソウ］と、そしてトニーの施設はパドックと呼ばれていた。

公式にはこれらの施設では、サイコパスを認知行動療法により治療し（性犯罪者には抗性欲薬による化学的去勢も併用）、将来、安全で生産的な人間として社会に復帰させることを視野に入れて、サイコパス的性格をどのように管理したらいいかをサイコパスたちに教えることになっていた。しかし、サイコパスは一生ここに閉じ込めておけというのが一般に広まっている考え方だった。

「そんなのは欺瞞《ぎまん》ですよ」2年前、初めていっしょにランチを食べたとき、ブライアンは言った。「囚人たちに——いや違った、すみません、患者たちでした。彼らに認知行動療法を施すだなんてね。ランチの時間に、ナースと患者が会話するのを治療と呼ぶなら確かにそうでしょう。患者が受け答えすれば、治療を受けていることになる。彼らは治療されているってわけだ。ヘアのチエックリストで高得点を取ったが最後、永久にあそこに監禁されてしまうかもしれないのです」

DSPDができるきっかけとなったのは、1996年の夏の日に起こった事件だった。リン・ラッセルとふたりの娘、メガンとジョシー、そして犬のルーシーは、田舎道を歩いていた。母子は、男が車の中から自分たちを見ているのに気づいた。男は車から降りてきて、金をよこせと言った。手にはハンマーを握っていた。

リンは「お金は持っていません。家に戻って、取ってきましょうか」と言った。男性は「いや」と言うと、彼女たちを殴り始めた。生き残ったのはジョシーひとりだった。殺人者の名前はマイケル・ストーンといい、彼はよく知られたサイコパスで、前科があった。しかし法律では、懲役刑を超えて施設に収容しておけるのは、治療可能と考えられる精神病患者のみと定められていた。サイコパスは治療不可能と考えられていたため、マイケル・ストーンを釈放するしかなかった。

ラッセル殺害事件でストーンが有罪判決を受けたあと、政府はサイコパスのための治療センターの設置を決めた(「〝治療〟センター」とブライアンは、治療を指の引用符で囲いながら言った)。その後間もなく、DSPDユニットが建設された。実際、その後の10年間に、そこから出られた者はほとんどいなかった。いったんDSPDに患者として入院させられたら、出口はまったくないように思えた。

「そうだ、ところでね」と、トニーは電話で私に言った。「あんたに頼みたいと思っていたことがあるんだ。お願いがあるんだよ」

「どんな？」

「おれのことを本に書くときに、名前を出してよ。本名をさ。トニーとか、馬鹿げた仮名にするのはやめてほしいんだ。本名を使ってくれ」


パドック・センターは落ち着いたグリーンに塗られた、清潔で個性がなくて現代的な、要塞のような建物だった。安全なユニットの中にある安全なユニット。照明はぎらぎらまぶしいくらいに明るくしてあり、影の部分ができるどんな可能性も排除されていた。壁はパステルイエロー。あまりにも目立たない色で、壁があることさえ気づかないくらいだ。ここで確かに色として認識される色は、非常ボタンの鮮やかな赤くらいのものだった。ボタンは一定の間隔で壁に並んでいた。長く大きなため息のようなセントラルヒーティングの音が響いている。

警備員が、がらんとした長い廊下——オープンしたばかりのトラベルインの廊下みたいだった——の非常ボタンの下に置かれたプラスチック製の椅子を私に勧めた。

「心配いりませんよ」何も尋ねていないのに彼は言った。「患者はこのエリアに立ち入ることはできません」

「どこに患者たちはいるんですか？」

彼は廊下の先を顎《あご》で示した。展望室のようなものが見えた。さらにその向こう、厚い透明ガラスを隔てたところに、ふたつの大きくて清潔な、これといって特徴のないオープンプランの病棟があった。病棟の中では何人かの男たちが歩き回っていた。サイコパスたちはチョコレートを食べたり、起伏する丘陵を窓から眺めたりしている。さほど遠くないところに、雪を透かして、ウィンザー城やアスコット競馬場、レゴランドが見えるのだろう。

1時間がゆっくり経過した。ナースや警備員がやってきて挨拶し、あなたはどなたですかと私に尋ねた。私はトニーの友人だと答えた。

「ほう、トニーの」とひとりのナースが言った。「トニーなら知ってますよ」

「トニーのことをどう思いますか？」

「トニーに対しては強い思いがあるが、その気持ちをあなたに話すのは適切ではありません」

「トニーに対するあなたの気持ちは、非常に肯定的ですか、それとも非常に否定的ですか？」

「言わないでおきます」とでもいうように彼は私を見つめた。

さらに時間が経った。廊下にいるのは私たち4人だけだ。私、ナース、そしてふたりの警備員。誰も言葉を発しない。

「この建物に入れて光栄です」私は沈黙を破った。

「えっ？」全員が声をそろえて言い、困惑した顔で私を見た。

「だって、ここはミステリアスですからね」私はちょっと間をおいた。「外部の者はなかに入ることができない」

「よければ、いくつか予備のベッドがありますよ」とナースは言った。

急に、あたりが騒がしくなった。人々が出入りし始めた。弁護士、ナース、精神科医、治安判事などがあわただしく動き回る。こそこそと集まってしゃべったり、出ていって激しい口調で電話をかけたり、何人かで個室に入っていったり。

「いつもこんなにあわただしいんですか？」と警備員にきく。

「いいえ」彼は驚いているように見えた。椅子に座ったまま背筋を伸ばした。「尋常じゃないです。何かあったんでしょう」

「何かトニーに関係があることでしょうか？」

「わかりません」彼はミーアキャットのように左右の廊下に視線を走らせる。しかし、どんなに大事件が起こっていようとも、彼に助けを求める者はいなかった。そこで彼はだらしなく姿勢を崩した。

ひとりの男が通りかかり、自己紹介した。「アンソニー・メイドンです」

「ああ、こんにちは」と私は言った。トニーの主治医で、DSPDユニットの医長であるメイドンとはこの2年間、ときどきメールのやりとりをしてきたが、実際に会ったのはこれが初めてだった。想像したより若くて、ややだらしなく、感じがよさそうに見えた。

「今朝はまるでジェットコースターですよ」と彼は言った。

「トニーのせいですか？」

「すべてが明らかになるかもしれないし、ことによると明らかにならないかもしれない。事態の進み具合によります」と言い残して、彼は足早に去ろうとした。

「そうだ」私は彼を呼び止めた。「トニーが、私の本のなかで名前を使ってほしいって言うんですよ。実名を」

彼は立ち止まった。「ほう」

「しかし、彼が将来、ついにここを出られることになったら、そして将来の雇い主が私の本を読んでいたらどうでしょう？　彼にとって不利にならないでしょうか？　彼が人生の半分をブロードムーアのＤＳＰＤユニットで費やしたことを世間の人々に知られてしまったら？」

「いかにも」とアンソニー・メイドンは言った。

私は声をひそめた。「少々心配なんですがね、彼が本名を使ってほしいと言ったのは、ヘアのチェックリストの〈項目2　自己価値に対する誇大な感覚〉のせいじゃないでしょうか」

彼は、やっとあなたもおわかりになったんですね、と言いたげに顔を輝かせた。

「まさに、そのとおりですよ」と彼は言った。

身なりのいい年配の男性が立ち止った。彼はツイードのスーツを着て、蝶ネクタイを締めていた。「で、あんたは誰かね？」と私にきいた。

「ジャーナリストです。トニーのことを本に書いているんです」

「ふむ、彼は非常に興味深い症例だ。私は審査を担当する治安判事のひとりだ」

「私も、彼は興味深いと思っています。メイドン教授はいつも不思議がっているんです。私が〈ストックウェル・ストラングラー〉とかそういった連中ではなく、トニーのことを書きたいと思う理由がわからないらしい。しかし、彼は興味深いですよね？」私はいったん言葉を切ってから言った。「すごくつかみどころがない！」

判事はじっと私を見つめた。彼の表情が突然、暗くなった。「あんたはサイエントロジストなのか？」

CCHRのメンバーは頻繁にこのような審査に姿を現していた。

「違いますよ！」と私は言った。「違います、違います！　違いますったら！　とんでもない。ぜったいに違います。でも、私を最初にブロードムーアへ連れてきてくれたのはサイエントロジストだったんです。そのなかのひとりは、今日も来る予定だと思います。ブライアンという人です」

「サイエントロジストはおかしな連中だ」

「そうですね。でも、彼らは私をいろいろ助けてくれて、しかも、変なことは何ひとつ要求されていません。代償を求めず、ただ感じよく、親切にしてくれるんです。ええ、わかってます。私も驚いているんですよ。しかし、ほかに言いようがありません」私は肩をすくめた。「それが真実なんですから」

（じつは、最近、彼らは代償としてあることを頼んできた。BBC放送が彼らを攻撃するドキュメンタリー番組を計画していた。そこで彼らは私にメールで、反論ビデオに出演してくれないかと依頼してきた。知り合ってから2年間、彼らが私にとっていかに役立ったかを証言してほしいというのだ。私は断った。彼らは「わかりました、ならばけっこうです」とあっさり引き下がった。）

ブライアンはあわてたようすで、息を切らしながら到着した。

「何かありましたか?」と彼は私にきいた。

「ただ、理由はわからないけど、みんながあわただしくしているだけですよ」と私は答えた。

「何かが起こっているらしいけど、誰も教えてくれないんです」

「ふむ」と言うとブライアンは目を細めた。

すると突然、まぶしい色と、海老茶色のシャツと、カランと鳴る音が部屋の中に入ってきた。

カラン、カラン。

「やあ、やあ!」警備員が言った。「お出ましだ!」

トニーは別人のようだった。最初に会ったときには、髪は短く、刈り込んであった。いまは長く伸びて艶がなかった。体重も増えていた。金属製の松葉杖をついて足をひきずっている。

「脚をどうしたんだ?」ブライアンが彼に尋ねた。

「くじいちゃったんだよ」とトニーは言った。そしてきょろきょろとあたりを見回してから、訴えかけるような顔で私とブライアンにささやいた。「じつは、看守たちに殴られたんだ」

「なんだって?」私は驚いてささやき返した。

怒りがブライアンの顔に広がった。鋭い視線を周囲に走らせ、この問題を緊急に訴えられる相手を探した。

「冗談だよ」トニーはにやりと笑った。「サッカーをやって、怪我《けが》したんだ」

時間になった。私たちは審査室に入った。審査はたった5分で終わった。そのうちの1分は、この部屋のなかで起こったことの詳細（誰が何を言ったとか）を発表すれば、投獄されることになります、と治安判事が私に対する警告を述べることに費やされた。だから私はそういうことはしないつもりだ。とにかく結論は、トニーは自由の身になったということだった。

彼はバスにはねられたような顔をしていた。廊下に出ると、彼の弁護士、ブライアン、そしてトニーが仲間に引き入れたこの施設とは関係のない何人かの精神科医が彼を囲んで祝っていた。手続きには3か月かかるだろう。警備がゆるいユニットへ一時的に転院することになるのか、直接外の世界に出られるのかはわからないが、ここから出られることは間違いなかった。彼は微笑んで、足をひきずりながら私のところにやってくると、書類の束を差し出した。

それは、彼を評価するために招かれたさまざまな精神科医が審査のために書いた報告書だった。報告書はトニーについて私が知らなかったことを教えてくれた。彼の母親はアルコール依存症で、しょっちゅう彼を叩いたり蹴ったりしては、家から追い出していた。そういうときには数日ほど家に帰れず、ホームレスとなっていたが、しばらくすると母親は彼を呼び戻した。母親のボーイフレンドの大半は麻薬常用者か犯罪者だった。トニーは給食係の女性をナイフで威《おど》したために退学となり、それから寄宿学校や特別支援学校に入れられたが、ホームシックになって母親恋しさに逃げ出した。

私はときどき思う。ブロードムーアのサイコパスとウォール街のサイコパスの違いは安定した金持ちの家に生まれる運があったかどうかなのではないかと。

トニーはいくつかの書類にサインするために事務弁護士といっしょに横の部屋に入っていった。私はさらに書類を読み進めた。

ブロードムーア症例メモからの抜粋

2009年9月27日

状態良好。

2009年9月25日

明るい気分。

2009年9月17日

気分と行動は落ち着いている。午後中、スタッフや同病棟の患者たちといっしょに過ごす。

2009年9月5日

彼は、X-boxでつくったキャラクターをスタッフに見せた。そのキャラクターは肌の色の黒い女性で、わざと醜くつくられていて顔はゾンビそっくりだった。彼はそのキャラクターにスタッフのメンバーの名前をつけていた。スタッフは、それは悪質で不適切な行為だと彼に話し、何度かキャラクターの名前を変えるように勧告した。しかし彼は拒否して、ただの冗談と思ってくれよ、と言った。このようなキャラクターを創出したことは、ただの冗談ではなく、彼女に対する彼の嫌悪と軽蔑のあらわれと思われる。

ところで、私の息子のジョエルも、最近、同じようなことをやっていた。私にそっくりの顔をしたモンスターのアバターをつくっていたのだ。私もそれをただの冗談ではなく、親父に対する嫌悪と軽蔑のあらわれだと感じた。いや、いや、それは嘘。私はただの冗談だと思った。

2009年8月25日
今日はバレーボールをした。そのあと、患者仲間とスタッフと適切に対話する。

そして、結論が書かれていた。

意見
問題はもっぱら危険性についてである。彼の知能は低くない。彼は初めからずっと正気の状態を続けていた。もし彼が退院して、さらなる罪を犯した場合、彼は非常に長い最低服役期間つきのIPP（公衆保護のための不定期刑）を受けるだろう。それに関してはまったく疑問の余地はなく、そのことは彼に話しておかなければならないが、私は話す機会を逸してしまった。
私は無条件放免を推奨する。彼の精神障害の性質や程度において、これ以上の精神病院での加療は適切ではないと考える。彼の健康と安全のために、あるいは他者の保護のために、彼を入院させておく必要はないと思われる。彼が危険であるとは考えられない。

　書類から顔を上げると、トニーが言った。「ジョン、つまりそういうことなんだよ。誰もがみんな、ちょっとサイコパス的なのさ。あんたもそうだし、おれもだ」そして、いったん言葉を切ってから言った。「ま、おれがそうだってことは間違いない」

「これからどうするんだ？」

「ベルギーにでも行くかな。好きな女がいるんだ。だけど彼女は結婚してる。離婚させないとね」

「きみはサイコパスがなんて言われているか知ってるんだろう？」

「おれたちは人を操るのがうまいんだ！」とトニーは言った。

　先ほどトニーに対して強い意見があると謎めいた発言をしたナースがやってきた。

「で？」と私はきいた。

「正しい決定です」と彼は言った。「みんな、彼を退院させるべきだと思っています。彼はいいやつだ。ひどい罪を犯したのだから、長い間収監されていたのも当然だが、そのせいで人生のなかの長い月日をブロードムーアで無駄に過ごしてしまった。そうであるべきではなかったのに」

「みんなそんなふうに感じているんですか？　メイドン教授さえも？」

　私は教授のほうを見た。失望しているか、心配しているのではないかと思ったが、実際には喜んでいるように見えた。私は彼のほうに歩いていった。

「私は、ボブ・ヘアの講習会に参加して以来、サイコパスってのはモンスターなんだと思ってきました」と私は言った。「彼らはサイコパスだ。それが彼らを定義する言葉だ。それが彼らなのだ、と」私はちょっと間をおいた。「しかし、トニーは、セミ・サイコパスといった感じなんじゃないでしょうか？　グレイゾーンというか？　今回のトニーの件から、正常と狂気の中間あたりにいる人々の一番異常な部分だけを見て診断を下すのは、必ずしも正しいことではないと言えるんじゃないでしょうか？」

「同感だね」と彼は答えた。「個人的には、ボブ・ヘアが、サイコパスのことを、あたかも彼らが異なった種《しゅ》であるかのように話すやり方が好きではない」

トニーはひとりでたたずみ、壁を見つめていた。

「彼は確かに、いくつかのサイコパスの特性で非常に高い得点を取る。決して責任を取ろうとしないし、すべて他人のせいにする。だが、ほかの特性のレベルはそれほど高くない。彼は他人を犠牲にする捕食的な重犯罪者ではない。だから、状況によっては人に危害を加えたりもするが、他人に深刻な被害を与えるような罪を犯そうと企んだりはしない。それに私は、どんな人もひとつの診断ラベルに当てはめてしまうことはできないとも思う。そのラベルを超えたところを見れば、トニーには多くの好ましい性質がある」

私はトニーのほうを見た。一瞬、彼が泣いているのかと思った。しかし、そうではなかった。彼はただそこに立っていただけだった。

「あなたはボブ・ヘアの研究に対するこういった批判を受け入れないかもしれないが」メイドン教授は話し続けていた。「ある人が衝動的だったり、無責任だったり、または何かの目的で冷酷な計画を立てたりするなら、その人はヘアのチェックリストで高得点を上げる可能性がある。つまり、非常に異なるタイプの人が同じ得点を取ることもあるわけだ」彼は間をおいた。「だが、トニーの人好きのする性質については慎重になる必要がある。激しく性格が破綻《はたん》している人の多くが、カリスマ的であったり、人を引きつける魅力を持っていたりするからね」

「彼にどんなことが起こると思いますか？」と私は尋ねた。

「彼の運命は彼自身の手にある」と教授は肩をすくめた。


ところが、トニーの運命は彼自身の手にはないことがわかった。彼は確かに、2010年4月1日にブロードムーアを出たのだが、2か月後の6月に電話をくれてこう言った。「フライパンからは出れたけど、火の中に落ちちゃったよ。ジョン、おれはベドラムに送られてしまったんだ。それでもって、やつらはどうやらおれを退院させる気がないみたいなんだよ」

ベドラムは正式名を王立ベスレム病院といい、身の毛もよだつ恐ろしい歴史をもつ精神病院だ。ベドラムは無秩序や地獄の同義語として使われることもある。

「フライパンからは出れたけど、火の中に落ちちゃったと言ったけど、それは嘘偽りなしの真実なんだ」トニーは続けた。「このあいだの晩なんか、誰かが本当に病棟に火をつけようとしたんだぜ」

「毎日、どんなふうに過ごしているんだい？」

「何もせずに、ただ馬鹿みたいに座ってるのさ。テイクアウトの食事でデブになりつつある」

「新しい隣人はどうなふう？〈ストックウェル・ストラングラー〉や強姦魔〈ティプトー・スルー・

ザ・チューリップ〉みたいにおっかないのはいないんだろ？」

「もっとずっとたちが悪い。ここには本物の精神病患者が何人もいるんだ」

「たとえば？」

「トニー・フェレーラ。検索してみてよ。ひっでえやつだってことがわかるから。やつはヤクの密売所を住処にしてて、ある日、外を歩いているときにある女を見かけた。やつは女をレイプして、ナイフで刺して、火をつけたんだ。そいつがここにいる。それからマーク・ギンゲル。2件の強姦とほかにもなんやかや……」

「そうした連中のなかに、つきあっても大丈夫そうなやつもいるのかい？」

「いない」

「怖いか？」

「すごくね。こういう連中が怖くないなら、そっちのほうがどうかしてる」

「ところでね、きみに話したいと思っていたことがあったんだ。トト・コンスタンと会ったときのことだ。彼は昔、ハイチの殺し屋軍団を率いていた。で、いまは抵当詐欺で刑務所にいる。彼と面会したときに、彼はさかんに人に好かれたくてたまらないと言い続けていた。彼は自分のことを人がどう思うかをすごく気にしていた。それで私は『あまりサイコパス的じゃないな』と思ったんだ」

「そうだね。ただ憐れって感じだ」

「それでとうとう私は彼に言った。『それほど人に好かれたがるのは、弱点とは言えませんか』ってね。すると彼は言った。『違う！　人に好かれれば、あんたはそいつを操って、どんなことでもやらせることができるようになるんだ』

「まいったな！　そいつは典型的なサイコパスだ」

彼はちょっと間をおいてから言った。「ぼくはそんなこと、考えたこともなかった！　神に誓って、心に浮かびさえしなかったよ」

この本を書き上げて、出版社に送った2010年8月後半の時点では、トニーはまだなかにいた。

狂気を扱うビジネスは、狂った部分だけが強調されたトニーのような人々であふれているのだと思う。トニーのように、ボブのチェックリストで高得点を取ったせいでDSPDユニットに監禁されている人たちもいる。また、退屈でありふれた正気の部分が巧《たく》みに編集でカットされ、そうなりたくない見本として午後9時のテレビ番組に登場させられる人々もいる。本当に深く心を病んだ人々が数多くいることは明らかだ。しかし、狂気と正気の境目あたりにいるだけなのに、精神異常という行きすぎたラベルを貼られてしまった人々もいる。そして彼らは、彼らを金儲けに利用しようとする連中に、おいしい狂気と見なされ、餌食にされてしまうのだ。

ボブ・ヘアがヒースロー空港に立ち寄るというので、私たちは最後にもう一度会った。

「ブロードムーアで面会していた青年ですが——」私はコーヒーをかき混ぜながら言った。「トニーというんですがね、彼はつい最近、あそこを出たんです」

ボブは「おやおや」と言った。

私は彼を見た。

「まあ、ベスレム病院に移っただけなんですけどね。でも、じきに表に出られると私は確信しています」私は少し間をおいてから続けた。「彼の主治医はあなたに批判的でした。あなたはサイコパスのことを、まるで違う種であるかのように話すと言っていました」

「すべての研究の結果から、彼らが異なる種ではないことが示されている。彼らが異なる種を形成するという証拠はまったくない。だから、彼は文献から誤った情報を得ているのだ。最新の文献をあたるべきだな。サイコパス的要素の程度がどれくらいかといった話なのだよ。彼はそれを理解しておかなければならない。程度の話なのだ」

「程度の話だというのは明確ですね。あなたのチェックリストではゼロから最高40までの得点をつけますから。しかし彼が言いたかったのは、あなたがサイコパスについて語るときの話し方なんです」

「ああ、そんなことはわかっている」ボブは冷たく言った。

「彼が気にしていたのはそこなんです」

「そんなのは便宜的なものにすぎん。血圧の高い人の話すときには、私たちはただ高血圧と言うじゃないか。それは用語にすぎない。その男はそこのところがわかっていない。〈サイコパス〉と言うのは、〈高血圧〉と言うのと同じなのだ。たとえばだね、いちいち『PCL－Rチェックリストの得点が特定の基準を超えた人』と言ってもいいが、煩《わずら》わしいだろう。だから私は彼らをサイコパスと呼ぶ。これが私の意味するところのサイコパスだよ。つまりPCL－Rで高得点の範囲内にいるということだ。どのくらいの高さが適切なのかは私にもはっきりとはわからん。研究には30あたりが都合がいいが、それが絶対というわけではない」

ボブは冷静に私を見て言った。「これに関してははっきりしている」しばしの沈黙があり、それから彼は再び口を開いた。「もっとも、心の底で、彼らは違っているかもしれないと思っている。だが、私たちはまだそれを証明していないのだ」

「ブロードムーアの青年はセミ・サイコパスだと思うんです」と私は言った。

ボブは肩をすくめた。彼はトニーを知らなかった。

「彼はサイコパス的な要素で判断されるべきなんでしょうか、それとも正気な部分で判断されるべきなんでしょうか？」

「そういうたぐいのことを言う連中は、とても左翼的な、左に傾いている学者なのだよ。いや、私は決して軽蔑的な意味でこの言葉を使っているわけではない。彼らはラベルを貼るのが嫌いなのだ。人々に違いがあるという話が好きではないんだよ」彼は間をおいた。「人は私が軽蔑的観点からサイコパスを定義しているという。だが、ほかにどうすればいいというのかね？　よいところを挙げる？　たとえば、彼は話がうまい、キスが上手だ、踊りの名手だ、テーブルマナーがいい、などと言うことはできる。だが、同時に、彼は問題を起こし、人を殺す。さて、私はどこを強調したらいいのだね？」

ボブは笑い、私も笑った。

「犠牲者に、よいところに目を向けてくださいと言ってごらん。彼女は『できません。私の目は腫《は》れあがっているので』と答えるだろう」

もちろん、行きすぎたラベルづけがあるのは認める、とボブは言った。しかし、それは製薬会社の仕業だ。「彼らがサイコパスの薬を開発したらどうなるか、見物《みもの》だな。診断基準スコアはぐんと下がり、25とか20に……」

「サイコパス探しを始めるようになって、ちょっとばかり自分のパワーに取りつかれたようになっていたと思うんです」と私は言った。「あなたの講習を受けてから、少々パワーに取りつかれてました」

「知識はパワーだ」とボブは言った。

それから鋭い目で射るように私を見た。「私がなぜパワーに取りつかれなかったのか、不思議だね」

数週間後、小包が届いた。スウェーデンのイェーテボリの消印が押されていた。上面の隅に「あの出来事から今日で21年が経過した――いま、それは私たちにかかっている！」という手書きの文字があった。

私はそれをしばらく見つめてから、紙を破いて開けた。

なかには『存在か無』が1冊入っていた。手の中で本をひっくり返し、その奇妙で清潔な美しさに感心した。13ページ目の単語が切り取られた穴、不可解な単語、パターン、絵。そして21ページにわたる白紙のページ。

『存在か無』の受取人になったことは大きな驚きだったが、まったく予期していなかったわけではなかった。ペッターがその数日前にメールで、「まもなくあなたのところへ何かが郵送されてくる、そのなかにはあなたへのメッセージがあり、すぐにはそのメッセージの意味を理解できないかもしれないが、それは重要なものであるから、あなたは辛抱強く考えなければならず、おそらく仲間に相談するべきだろう」と知らせてきたのだった。

「ステージ1を実行する方法を考え出すのに私は18年をかけた」と彼は書いてきた。「だから、辛抱強くなりたまえ。やがてあなたは、どう進むべきか理解するだろう。明後日以降、私はこれ以上あなたとやりとりすることができなくなる。残念なことだが、そうせざるをえないのだ」

「明後日以降、あなたにメールしても返事はもらえないのですか」と私は返信した。

「そちらからメールをくれるのはかまわないが、私は返信できない。とにかく、そうせざるをえないのだ」

そういうわけで、そのたった1日の猶予のあいだに、私はできるだけ多くの質問を矢継ぎ早に送りつけた。まず、なぜあの本は、1ページおきに白紙だったのかから始めた。

「これまで誰もこれについてコメントしたことがないことに驚いているが、それはともかくとして、もちろんこれは偶然でない」と彼は答えた。「文書が印刷されたページが21、空白のページが21、合わせて42ページ。つまり『存在か無』ということだ。これはかなりわかりやすいだろうと思ったのだが」

「13ページ目では、文字を慎重に切り抜いてあります。そういった非常に手の込んだ作業を、あなたはひとりでやったのですか、それとも誰かに手伝ってもらったのですか？」

「切り抜き作業、ステッカー貼り、『ホフスタッター教授への手紙』はみんな自分ひとりでやった。かなり退屈な仕事だった」

「受取人はどうですか？　彼らはなぜ選ばれたのですか？　どういうパターンだったんで

すか？」

彼はすぐには返信をくれなかった。私は受信トレイをじっと見つめた。すると、返事が来た。

「少しは謎を残しておいたほうがいいだろう」

そして、それを最後に彼はまた引きこもってしまったようだった。まるで自分がうっかり率直に答えてしまったことに驚いたかのように。

「これ以上あなたに言えることはない」と彼は書いてきた。「このメッセージを受け取ったら、ただ心の声に従いなさい。進む方向は、おのずとわかるだろう。出来事が自ら展開していくのを見守りなさい。いま、選ばれし者はあなたであり、私ではない！　あなたは善き人だ。私はそれがなんであれ、あなたが正しいことをすると確信している」

家のどこかでテレビがついていた。リンジー・ローハンは『スタイルでブリトニーにかなわない』という番組をやっていた。

「いま、選ばれし者はあなたであり、私ではない！　あなたは善き人だ。私はそれがなんであれ、あなたが正しいことをすると確信している」

私は思わず彼に謝罪のメールを書いた。彼に初めて会ったとき、イェーテボリの彼の自宅に押しかけたあのとき、私は彼を妄念に取りつかれた、ただのエキセントリックな男と片づけてしまった。そう決めつけてしまったのだ。しかし、いまならわかる。彼のエキセントリックな面やその妄念が、彼に『存在か無』を生み出させ、非常に好奇心をそそられる方法で世界中にばらまかせたのだと。この世に生まれた人全員が、きわだって幸福に、あるいはきわだって正常に生きていけると決まっているわけではないだろう。そして実際、私たちの不幸や、私たちの奇妙さや、不安や強迫観念といった私たちのパーソナリティのなかで最もかっこわるい側面が、私たちにかなり興味深い行動を取らせるということはよくあるのだ。

彼は私のメールに返信をくれた。「私は少し取りつかれたようなところがあるかもしれない——それは認めなければならないが……」

そして、彼は約束したとおり、メールによるやりとりを一切やめた。

手の中で本をひっくり返してみた。するとなかから何かが落ちた。それは宛名に私の名前が書かれた封筒で、小さなイルカのステッカーが貼ってあった。

思いがけず興奮して、私は封筒を開いた。

なかにはカードが入っていた。蝶と青いアイリスが描かれた絵。私はカードを開いた。なかには手書きのメッセージがあった。たった2語……。

グッド・ラック

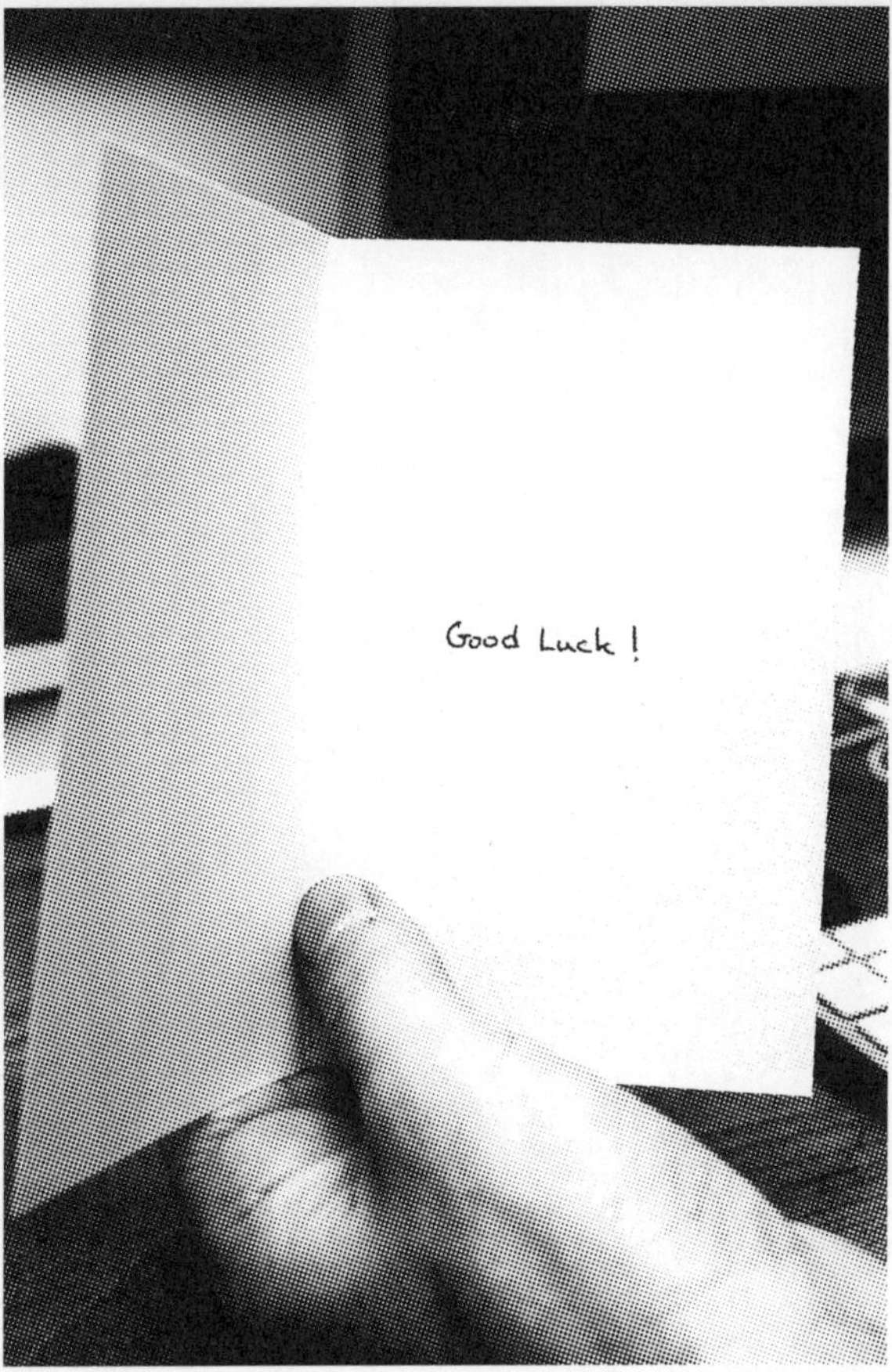
Good Luck!

私の原稿を最初に読むのは、かなりストレスのたまる経験だと思う。というのも、私は相手に原稿を渡すと、挑戦的な態度と絶望感がまざりあったものを発散しつつ、じっと黙って読み終わるのを待つ癖があるからだ。だから、妻のエレイン、ウィリアム・ファインズ、エマ・ケネディ、デレク・ジョーンズ、そして出版エージェントであるAPワットのクリスティン・グロヴァーには最大の感謝を捧げる。

「ナイト・オブ・ザ・リビングデッド」の章には、4、5ページつまらない個所があって、それをだれかに指摘してもらう必要があった。ベン・ゴールドエイカーは、喜んで（ちょっと喜びすぎていたようにも思うが）その仕事をひきうけてくれた。アダム・カーティスとレベッカ・ワトソン、そして私の編集者たち、リバーヘッドのジェフ・クロスキ、ピカドールのポール・バッガリー、そしてカミラ・エルワーシーとクリス・ドイルは、すばらしく聡明な相談役になってくれた。

調査を手伝い、イェーテボリへの旅の手配をしてくれたルーシー・グリーンウェルにもたいへん感謝している。

私は「狂気を見せかけた男」の初期の原稿を、シカゴ公共放送の番組『このアメリカ生活（This American Life)』のために録音した。いつものように、サラ・ケニッグとイラ・グラスとジュリー・スナイダーに感謝する。

ハリー・ベイリーと〈深い睡眠療法〉に関する調査は、Robert M. Kaplan, *Medical Murder: Disturbing Cases of Doctors who Kill*, Allen and Unwin, 2009 によっている。

L・ロン・ハバードの生涯と死に関する情報は、サイエントロジーのビデオと、1997年にジル・ロビンソンと3BMフィルムズが監督・制作したチャンネル4のドキュメンタリー『秘密の生活——L・ロン・ハバード（Secret Lives: L. Ron Hubbard)』から得た。

いろいろな資料をつなぎ合わせてエリオット・バーカーとオークリッジの物語を書き上げるのは楽しかった。ドクター・バーカーの長期にわたる冒険旅行について調べる際に参考にした資料は以下のとおり。

Adrian Laing, *R. D. Laing: A Life*, Sutton publishing, 1994–2006
Ian Nicholson, "Baring the Soul: Paul Bindrim, Abraham Maslow and 'Nude Psychotherapy,'" *Journal of the History of the Behavioral Sciences* 43(4) Fall, Wiley Periodicals, Inc., 2007
Jane Howard, Please Touch, McGraw-Hill, 1970〔J・ハワード『可能性をひらく——グループのなかの自己変革』伊東博訳、ダイヤモンド社、1972〕

オークリッジの実験については、以下を参考にした。

Marnie E. Rice, Grant T. Harris, and Catherine A. Cormier, *An Evaluation of a Maximum Security Therapeutic Community for Psychopaths and Other Mentally Disordered Offenders*, Plenum Publishing, 1992
Richard Weisman, "Reflections on the Oak Ridge Experiment with Mentally Disordered Offenders, 1965–

1968," *International Journal of Law and Psychiatry*, Vol. 18, 1995

Elliott T. Barker, M.D. and Alan J. McLaughlin, *The Total Encounter Capsule*, Can. Psychiatr. Assoc., 1977

Robert F. Neilson, *Total Encounters: The Life and Times of the Mental Health Centre at Penetanguishene*, McMaster University Press, 2000

オークリッジのキャサリン・コーミアとパット・レイド、そしてジョエル・ロチョンに感謝する。

ボブ・ヘアの章は、私が行なった彼のインタビューを下敷きとし、さらに以下の彼の著書も参考にした。

Robert D. Hare, *Without Conscience: The Disturbing World of the Psychopaths Among Us*, The Guildford Press, 1999［ロバート・D・ヘア『診断名サイコパス――身近にひそむ異常人格者たち』小林宏明訳、早川文庫、2000］

Paul Babiak and Robert D. Hare, *Snakes in Suits: When Psychopaths Go to Work*, Harper, 2007［ポール・バビアク、ロバート・D・ヘア『社内の「知的確信犯」を探し出せ』真喜志順子訳、ファーストプレス、2007］

ニコール・キッドマンへのボブ・ヘアのアドバイスについての逸話は2001年のロバート・ハーツによる記事『私たちのなかにいるサイコパス（Psychopaths Among Us)』によった。

ジャック・アボットとノーマン・メイラーの話は Michiko Kakutani, "The Strange Case of the Writer and the Criminal," *New York Times Book Review*, September 20, 1981 と Jack Henry Abbott, *In The Belly of the Beast*, Vintage, 1991（ノーマン・メイラーによる序文つき）を資料として用いた。

エマニュエル・〈トト〉・コンスタンのバックグラウンドについては David Grann, "Giving

'The Devil' His Due," *Atlantic*, June 2001を参考にした。
「ナイト・オブ・ザ・リビングデッド」の章では、ベン・ブレアとアラン・ヘイリングに協力してもらった。また、ジョン・バーンの著書 *Chainsaw: The Notorious Career of Al Dunlap in the Era of Profit at Any Price*, Harper Business, 1999〔『悪徳経営者――首切りと企業解体で巨万の富を手にした男』酒井泰介訳、日経BP社、2000〕と、ビジネスウィーク誌とファストカンパニー誌に掲載された、彼のアル・ダンラップに関するの記事も参考にした。
アル・ダンラップの容赦ないリストラ戦術とサンビーム社の株価暴騰について調べる際、マイケル・シャーマー、ジョエル・ディモック、ポール・ザック、アリ・アリクに出会い、経済にうとい私は彼らに恐ろしく馬鹿げた質問を浴びせたが、彼らは表だって私を笑ったりはしなかった。彼ら全員に礼を述べる。
BBCラジオ4の私の番組『ジョン・ロンソン・オン……』のプロデューサー、ローラ・パーフィットとサイモン・ジェイコブズにはデイヴィッド・シャイラーの話で助けてもらい、ガーディアン・ウィークエンド誌のメローペ・ミルズとリーズ・スペンサーにはポール・ブリトンの取材で助けてもらった。ポール・ブリトンがコリン・スタッグの件で大失態を演じた話については、以下の興味深い本を参考にした。
Keith Pedder, *The Rachel Files*, Blake Publishing, 2002
Paul Britton, *The Jigsaw Man*, Corgi Books, 1998〔ポール・ブリトン『ザ・ジグソーマン――英国犯罪心理分析学者の回想』森 英明訳、集英社、2001〕
Colin Stagg and David Kessler, *Who Really Killed Rachel?*, Greenzone Publishing, 1999

DSM-Ⅳと「防ぎえたレベッカ・ライリーの死」の章に関する調査で、私は以下の素晴らしい4つの資料を見つけた。

Alix Spiegel, "Dictionary of Disorder: How one man revolutionized psychiatry," *the New Yorker*, January 3, 2005

Adam Curtis, *The Trap*, BBC Television

L. J. Davis, "The Encyclopedia of Insanity – A Psychiatric Handbook Lists a Madness for Everyone," *Harpers Magazine*, February 1997

David Healy and Joanna Le Noury, "Pediatric Bipolar Disorder: An object of study in the creation of an illness," *The International Journal of Risk and Safety in Medicine*, Volume 19, 2007

私に美しい言葉を与えてくれたアリステア・スティーヴンソンに感謝する。その言葉は、論争好きで精神医学を信じないがために、異常な精神的症状を持つ人々の本物の苦しみが見えなくなっている空論家たちに対する私の気持ちを要約してくれた。

ジョン・ロンソン　Jon Ronson
ロンドン在住。イギリスのタイムアウト誌、ガーディアン紙などでコラムニストとして活躍後、テレビドキュメンタリーを多数制作、高い評価を受ける。ネオナチやKKKなど、世界の過激な思想の持ち主にインタビューした『彼ら──過激論者をめぐる冒険（*Them: Adventures with Extremists*）』で作家デビュー。アメリカに実在した「超能力で敵を制圧し、敵地をスパイする特殊部隊」に取材し、驚きの真実を明らかにした著書『実録・アメリカ超能力部隊』（文春文庫）が2009年に映画化された（映画邦題「ヤギと男と男と壁と」）。

訳者　**古川奈々子（ふるかわ　ななこ）**
東京都生まれ。東京医科歯科大学歯学部卒。主な翻訳書は、ジェイムズ・シュリーヴ『ザ・ゲノム・ビジネス』（角川書店）、レイ・モイニハン、アラン・カッセルズ『怖くて飲めない──薬を売るために病気は作られる』、ローラ・スタック『定時に帰る仕事術』（以上、ヴィレッジブックス）、グレゴリー・コクラン、ヘンリー・ハーペンディング『一万年の進化爆発』（日経BP社）、レナード・L・ベリー、ケント・D・セルトマン『メイヨー・クリニック──奇跡のサービスマネジメント』（日本経済新聞出版社）など多数。

photo credits

p.15　Steve Alexander - www.temporarytemples.co.uk.

p.31上　Barney Poole 2011.

p.253　Copyright © Teri Pengilley 2009.

p.337　Barney Poole 2011.

サイコパスを探せ!
「狂気」をめぐる冒険

2012年6月20日　初版第1刷発行

著者　ジョン・ロンソン

訳者　古川奈々子

装丁　吉岡秀典（セプテンバーカウボーイ）

編集担当　赤井茂樹、大槻美和（朝日出版社第二編集部）

発行者　原 雅久

発行所　株式会社 朝日出版社

〒101-0065 東京都千代田区西神田 3-3-5
電話 03-3263-3321／ファックス 03-5226-9599
http://www.asahipress.com/

印刷・製本　図書印刷株式会社

ISBN978-4-255-00661-1 C0098